U0214561

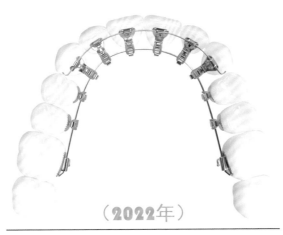

（2022年）

口腔正畸
舌侧活动翼矫治技术病例集

Case Collection of Active-wing
Lingual Orthodontic Technology

主　编：陈启锋

副主编：陈少华　卢卫华

编　委：陈启锋　陈少华　李　强

　　　　卢卫华　冼逢珠　詹永福

海峡出版发行集团　福建科学技术出版社
THE STRAITS PUBLISHING & DISTRIBUTING GROUP　FUJIAN SCIENCE & TECHNOLOGY PUBLISHING HOUSE

图书在版编目（CIP）数据

口腔正畸舌侧活动翼矫治技术病例集：2022 年 /
陈启锋主编 . —福州：福建科学技术出版社，2023.9
ISBN 978-7-5335-6889-4

Ⅰ . ①口… Ⅱ . ①陈… Ⅲ . ①口腔正畸学 – 病案
Ⅳ . ① R783.5

中国版本图书馆 CIP 数据核字（2022）第 257880 号

书　　名　口腔正畸舌侧活动翼矫治技术病例集（2022 年）
主　　编　陈启锋
出版发行　福建科学技术出版社
社　　址　福州市东水路 76 号（邮编 350001）
网　　址　www.fjstp.com
经　　销　福建新华发行（集团）有限责任公司
印　　刷　福建省地质印刷厂
开　　本　889 毫米 ×1194 毫米　1/16
印　　张　22
字　　数　502 千字
版　　次　2023 年 9 月第 1 版
印　　次　2023 年 9 月第 1 次印刷
书　　号　ISBN 978-7-5335-6889-4
定　　价　238.00 元

前言 | FOREWORD

　　舌侧活动翼矫治技术是笔者1999年研发并应用于临床，最早于2005年开始向口腔正畸方面的医生讲授该技术，培养了一大批优秀的掌握该技术的医生。近10年来，舌侧活动翼矫治技术被运用于临床，已为2万多名患有各类错殆畸形的患者提供诊疗，并获得较好的临床矫治效果，也为该技术的发展积累了丰富的临床经验。本书的病例完成人都是第一批跟我学习该技术的医生。

　　经过20多年研发，舌侧活动翼矫治技术的发展主要体现在两个方面：一是对舌侧前牙托槽形态结构及槽沟相关数据的改进；二是对舌侧活动翼矫治程序的完善。舌侧活动翼矫治程序经历了无明确程序的早期，标准化矫治程序的初期，简化式程序的中期，以及使用"135矫治程序"的现阶段，4个阶段。每一次程序的改变，都是一次对舌侧活动翼矫治技术理解的提升。由于正畸疗程较长，在矫治程序交替的过程中的容易造成同一病例混用不同程序的情况。因此，本书的病例真实记录了不同阶段矫治程序的发展与运用。希望通过这些病例，有助于大家进一步学习和理解舌侧活动翼矫治技术。因此，本书是一册宝贵的病例集，它记录了舌侧活动翼矫治技术通过临床科研不断自我革新的过程。

　　本书收集了27例舌侧活动翼矫治技术临床病例，其病例涵盖：安氏Ⅰ类、安氏Ⅱ类与安氏Ⅲ类错殆畸形，包括牙列拥挤、双颌前突、深覆殆、深覆盖、开殆、反殆等临床常见病种，有助于读者较全面地理解舌侧活动翼矫治技术的相关操作要点，进一步体会到该技术的矫治理念与力学特点。

　　当然这只是一本病例集，记录的是临床真实的治疗过程与结果，以及使用该技术的口腔正畸医生在临床应用中的阶段性体会。本书的出版一定程度上弥补了现有舌侧活动翼矫治技术文献资料上的不足，特别是临床病例汇编类图书较少的情况。这些临床经验的总结为该技术的发展奠定了基础，也为想掌握该技术的医生提供了借鉴。

值得一提的是，本书并不完善，因为活动翼矫治技术还在持续地发展，大家对错𬌗畸形的理解也一直在完善中。本书是本回忆录，重点在于记录这一时期该技术的真实情况。温故而知新，多年后回看本书一定会发现诸多的不足，但这不影响本书的临床真实性及带给大家的思考。"三人行，必有我师焉。择其善者而从之，其不善者而改之。"我希望读者能多发现书中不完善之处，运用自己的智慧避免临床上类似的问题的发生。每一次的总结与改进，都能推动舌侧活动翼矫治技术进一步完善。

最后，感谢参与本书编写的各位作者，他们是陈少华、卢卫华、詹永福、冼逢珠、李强，感谢他们无私地提供了临床病例资料供大家学习。同时，也感谢所有热爱舌侧活动翼矫治技术的口腔正畸同仁能读完本书并一起为该技术的发展而努力奋斗。

陈启锋

2023 年 5 月

目录 | CONTENTS

病例 1 拔除 14、24、34、44 矫治成人深覆盖病例 ………………………… 2

一、病例简介 ……………… 2
二、治疗设计 ……………… 2
三、矫治过程 ……………… 3
四、矫治后随访 …………12
五、矫治前后对比 ………12
六、小结 …………………15

病例 2 拔除 14、24、34、44 及多生牙矫治青少年牙列拥挤前突病例 …… 16

一、病例简介 ……………16
二、治疗设计 ……………16
三、矫治过程 ……………16
四、矫治前后对比 ………24
五、小结 …………………27

病例 3　矫治青少年牙列拥挤病例 ·· **28**

　　一、病例简介 ························· 28
　　二、治疗设计 ························· 28
　　三、矫治过程 ························· 28
　　四、矫治前后对比 ···················36
　　五、小结 ·····························39

病例 4　拔除 14、24、35、45 矫治成人双颌前突病例 ························ **40**

　　一、病例简介 ························· 40
　　二、治疗设计 ························· 40
　　三、矫治过程 ························· 41
　　四、矫治前后对比 ···················48
　　五、小结 ·····························51

病例 5　拔除 14、24、34、44 矫治成人双颌前突病例（一） ················ **52**

　　一、病例简介 ························52
　　二、治疗设计 ························52
　　三、矫治过程 ························52
　　四、矫治前后对比 ···················60
　　五、小结 ·····························63

病例 6　拔除 14、24、34、44 矫治成人双颌前突病例（二） ················ **64**

　　一、病例简介 ························· 64
　　二、治疗设计 ························· 64
　　三、矫治过程 ························65
　　四、矫治前后对比 ···················72
　　五、小结 ·····························75

病例 7　拔除 17、14、24、26、36、44 矫治成人双颌前突病例 ············· **76**

　　一、病例简介 ························· 76
　　二、治疗设计 ························· 76
　　三、矫治过程 ························· 77
　　四、矫治前后对比 ···················86
　　五、小结 ·····························89

病例 8　拔除 14、24、34、44 矫治成人双颌前突伴拥挤病例 ·················· 90

　　一、病例简介 ···············90
　　二、治疗设计 ···············90
　　三、矫治过程 ···············91
　　四、矫治前后对比 ···········98
　　五、小结 ·················101

病例 9　拔除 14、24、34、44 矫治成人双颌前突伴深覆𬌗病例 ············ 102

　　一、病例简介 ···············102
　　二、治疗设计 ···············102
　　三、矫治过程 ···············102
　　四、矫治前后对比 ···········110
　　五、小结 ·················113

病例 10　拔除 14、24、35、45 矫治成人 II 类骨型高角开𬌗病例 ············ 114

　　一、病例简介 ···············114
　　二、治疗设计 ···············114
　　三、矫治过程 ···············114
　　四、矫治前后对比 ···········124
　　五、小结 ·················127

病例 11　拔除 14、24、34、44 矫治双颌前突病例（三） ·················· 128

　　一、病例简介 ···············128
　　二、治疗设计 ···············128
　　三、矫治过程 ···············129
　　四、矫治前后对比 ···········136
　　五、小结 ·················139

病例 12　拔除 14、24、35、45 矫治恒牙早期双牙弓前突病例 ·············· 140

　　一、病例简介 ···············140
　　二、治疗设计 ···············140
　　三、矫治过程 ···············140
　　四、矫治后随访 ···········150
　　五、矫治前后对比 ···········150
　　六、小结 ·················153

病例 13　矫治成人深覆殆伴 36 缺失病例 ··· 154

　　一、病例简介 ································· 154
　　二、治疗设计 ································· 154
　　三、矫治过程 ································· 155
　　四、矫治前后对比 ····························· 162
　　五、小结 ··································· 165

病例 14　非拔牙矫治成人牙列拥挤病例 ··· 166

　　一、病例简介 ································· 166
　　二、治疗设计 ································· 166
　　三、矫治过程 ································· 166
　　四、矫治前后对比 ····························· 174
　　五、小结 ··································· 177

病例 15　拔除 14、24、34、44 矫治青少年双颌前突病例 ·············· 178

　　一、病例简介 ································· 178
　　二、治疗设计 ································· 178
　　三、矫治过程 ································· 179
　　四、矫治前后对比 ····························· 186
　　五、小结 ··································· 189

病例 16　拔除 14、24、75、85 矫治青少年双颌前突病例 ·············· 190

　　一、病例简介 ································· 190
　　二、治疗设计 ································· 190
　　三、矫治过程 ································· 190
　　四、矫治前后对比 ····························· 198
　　五、小结 ··································· 201

病例 17　拔除 14、24、34、45 矫治青少年双颌前突病例 ·············· 202

　　一、病例简介 ································· 202
　　二、治疗设计 ································· 202
　　三、矫治过程 ································· 202
　　四、矫治前后对比 ····························· 210
　　五、小结 ··································· 213

病例 18 　拔除 55、65、75、44 矫治青少年 II 类骨型深覆盖病例 ············· 214

　　　一、病例简介 ···································· 214
　　　二、治疗设计 ···································· 214
　　　三、矫治过程 ···································· 215
　　　四、矫治前后对比 ································ 222
　　　五、小结 ······································ 225

病例 19 　拔除 14、24 矫治成人高角型深覆盖病例 ···················· 226

　　　一、病例简介 ···································· 226
　　　二、治疗设计 ···································· 226
　　　三、矫治过程 ···································· 227
　　　四、矫治前后对比 ································ 234
　　　五、小结 ······································ 237

病例 20 　拔除 14、24 矫治成人均角型深覆盖病例 ···················· 238

　　　一、病例简介 ···································· 238
　　　二、治疗设计 ···································· 238
　　　三、矫治过程 ···································· 238
　　　四、矫治前后对比 ································ 246
　　　五、小结 ······································ 249

病例 21 　拔除 36、46 矫治成人骨性反𬌗伴上牙弓狭窄病例 ·············· 250

　　　一、病例简介 ···································· 250
　　　二、治疗设计 ···································· 250
　　　三、矫治过程 ···································· 250
　　　四、矫治前后对比 ································ 260
　　　五、小结 ······································ 263

病例 22 　拔除 36、46 矫治成人高角骨型反𬌗病例 ···················· 264

　　　一、病例简介 ···································· 264
　　　二、治疗设计 ···································· 264
　　　三、矫治过程 ···································· 264
　　　四、矫治前后对比 ································ 272
　　　五、小结 ······································ 275

病例 23　拔除 15、25、34、44 矫治成人骨性反𬌗病例 …………………… 276

　　一、病例简介 ……………………… 276
　　二、治疗设计 ……………………… 276
　　三、矫治过程 ……………………… 276
　　四、矫治 5 年后随访 ……………… 285
　　五、矫治前后对比 ………………… 286
　　六、小结 …………………………… 288

病例 24　拔除 36、46 矫治成人骨性反𬌗、偏𬌗病例 ………………… 290

　　一、病例简介 ……………………… 290
　　二、治疗设计 ……………………… 290
　　三、矫治过程 ……………………… 290
　　四、矫治前后对比 ………………… 298
　　五、小结 …………………………… 301

病例 25　拔除 14、24、34、44 矫治成人开𬌗病例 …………………… 302

　　一、病例简介 ……………………… 302
　　二、治疗设计 ……………………… 302
　　三、矫治过程 ……………………… 302
　　四、矫治前后对比 ………………… 310
　　五、小结 …………………………… 313

病例 26　拔除 14、24、34、44 矫治成人Ⅲ类骨型双颌前突病例 ………… 314

　　一、病例简介 ……………………… 314
　　二、治疗设计 ……………………… 314
　　三、矫治过程 ……………………… 314
　　四、矫治前后对比 ………………… 322
　　五、小结 …………………………… 325

病例 27　非拔牙矫治成人反𬌗、偏𬌗病例 ………………………… 326

　　一、病例简介 ……………………… 326
　　二、治疗设计 ……………………… 326
　　三、矫治过程 ……………………… 327
　　四、矫治前后对比 ………………… 335
　　五、小结 …………………………… 338

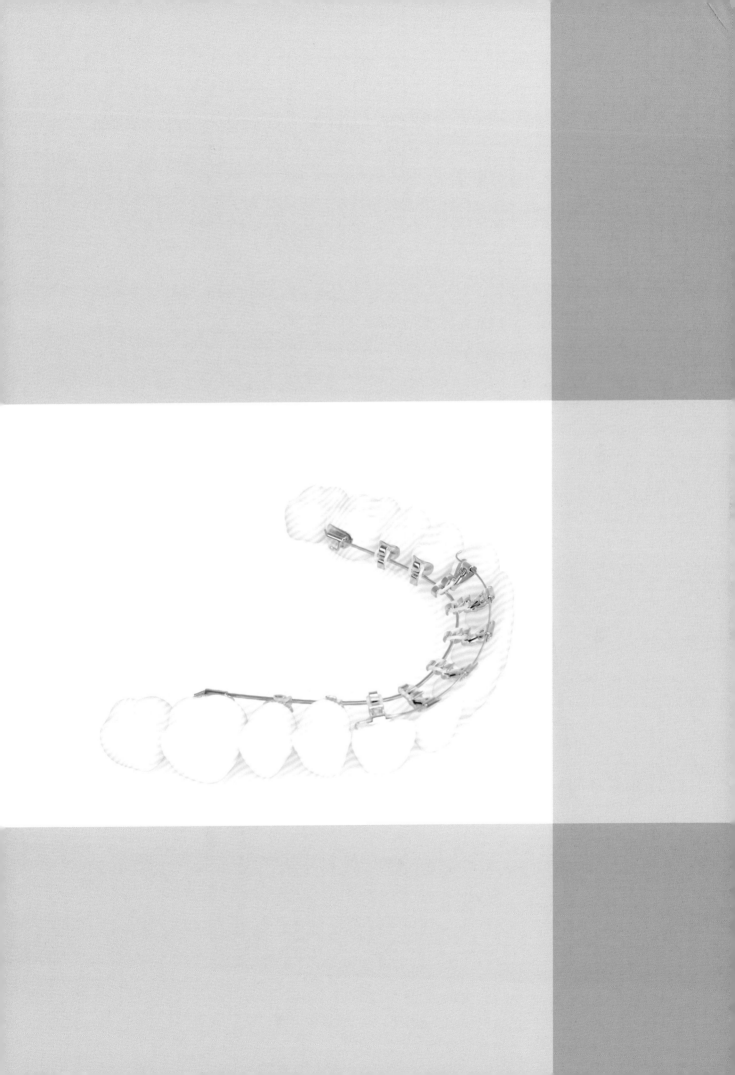

病例 1
拔除 14、24、34、44 矫治成人深覆盖病例

一、病例简介

女，23 岁。

主诉

上牙前突，下牙拥挤不齐，要求矫治。

临床检查

恒牙列 17—27、37—47，磨牙中性关系，尖牙远中关系。前牙覆盖 11mm，深覆𬌗Ⅲ度，下切牙咬及腭部黏膜。上前牙前倾，37、46 𬌗面大面积龋坏已充填，35、45 近中阻生，下前中牙弓狭窄，下牙列重度拥挤，Spee 曲深。（图 1-1）

面型：凸面型，面下 1/3 高度比例正常。上颌前突，下颌轻度后缩。鼻唇角小，颏唇沟不清晰。颞下颌功能检查未发现异常。

X 线片检查及分析

全景片显示：18、28、38、48 牙根已发育 1/3，下牙第二双尖牙至第三磨牙明显近中倾，下前牙伸长，37 显示已根管充填。

头影测量显示：平均角型，上颌骨前突，下颌后缩，上前牙前倾度过大，下前牙稍直立。（图 1-2，图 1-3）

测量值见表 1-1。

诊断

（1）牙型诊断：安氏Ⅰ类错𬌗畸形。

（2）面型诊断：凸面型。

（3）骨型诊断：Ⅱ类骨型。

患者存在问题

（1）上颌前突，下颌后缩，侧貌唇形突度大。

（2）下牙重度拥挤，下前中牙弓狭窄，Spee 曲深。

二、治疗设计

（1）拔除 14、24、34、44。

（2）扩大下牙弓前中段，上颌后牙强支抗，大量内收上前牙，下颌注意𬌗曲线的平整，加强垂直向控制。

（3）结扎式舌侧活动翼矫治技术。

三、矫治过程

（1）1～11个月，目标表达期。确定正确的治疗平面，应用扁丝在垂直向上的稳定性配合活动翼托槽翼在垂直向上的可调节性，有效地整平咬合平面，上牙分批内收前牙，有效地保护后牙支抗，下牙采用 TN 推簧分配间隙，同时有利于扩大牙弓。

（2）11～14个月，目标完善期。上下牙弓形态已恢复，上下前牙已到目标位，接下来的主要治疗内容是分次、分批安装其余矫治牙的带槽翼，弹性结扎圈结扎到位。

（3）14～16个月，微调、结束主动矫治。（总疗程16个月）

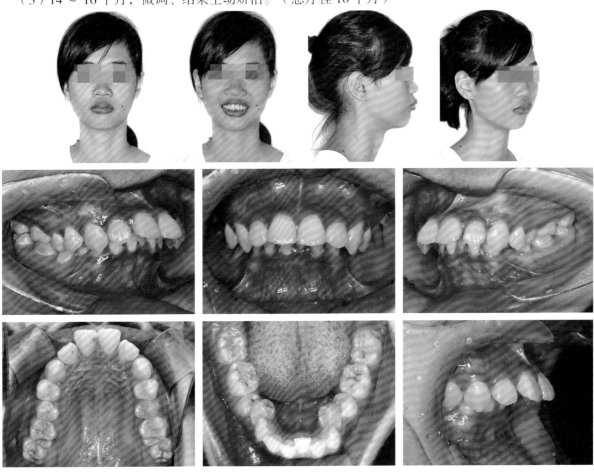

图 1-1　治疗前面𬌗相

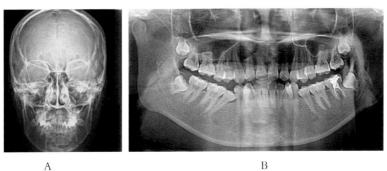

A　　　　　　　　　　　　　　　B

A. 治疗前头颅正位片；B. 治疗前曲面断层片

图 1-2　治疗前 X 线片

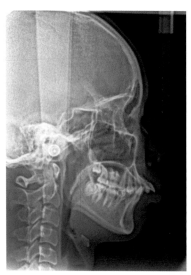
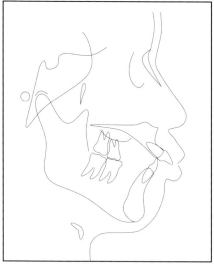

A　　　　　　　　　　　　　　　　　　　B

A. 治疗前头颅侧位片；　B. 治疗前头颅侧位片描记图

图 1-3　治疗前头颅侧位片及描记图

表 1-1　矫治前头影测量数据表

序号	项目	治疗前测量值	标准值	标准差
1	ANB（°）	5.67	3	2
2	FH-Np（°）	88.01	85	3
3	L1-MP（°）	97.38	97	6
4	L1-NB（°）	29.78	30	6
5	L1-NB（mm）	8.12	7	2
6	NA-APo（°）	12.01	6	4
7	Po-NB（mm）	0.87	4	2
8	SNA（°）	85.46	83	4
9	SNB（°）	79.79	80	4
10	SN-MP（°）	32.60	30	6
11	U1-L1（°）	97.20	124	8
12	U1-NA（°）	47.35	23	5
13	U1-NA（mm）	10.87	5	2
14	U1-SN（°）	132.82	106	6
15	Y-Axis（°）	61.66	64	2

● 矫治阶段 1 ●

临床处理： 拔除 34、44，黏结 36-46（35、45 暂时不黏结）舌侧结扎式活动翼矫治器。应用 0.016in* TN 圆丝，31-33、31-43 之间置入 0.008in TN 等力推簧进行间隙分配，同时有利于订正下前牙弓宽度。33-43 切端辅助管穿入 0.012in TN 辅弓，排齐前牙。（图 1-4）

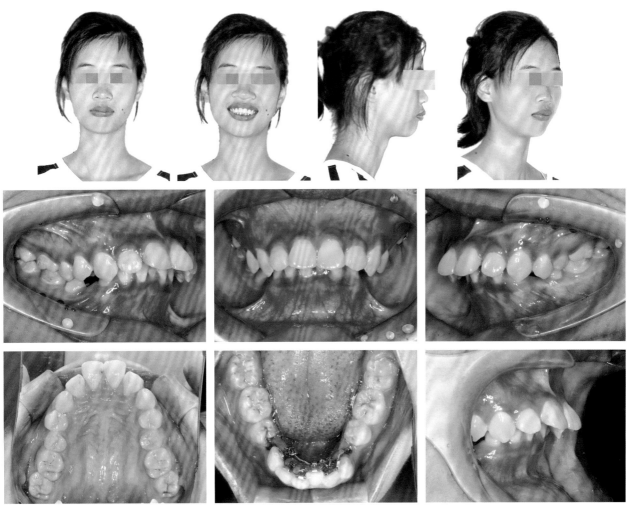

图 1-4　治疗中面𬌗相（一）

矫治要点： 下颌功能平面与美学平面落差大，Spee 曲深，此时不黏结 35、45 矫治器有利于平面的维护。采用 TN 推簧进行间隙分配的同时也有利于牙弓宽度的订正。（图 1-5）

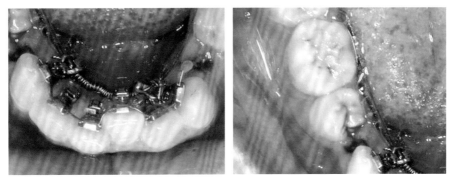

图 1-5　矫治要点细节图（一）

*in 即英寸，1in=2.54cm。鉴于口腔正畸医学的习惯性表达，本书中弓丝宽度单位仍使用 in，下文不再说明。

● 矫治阶段 2 ●

复诊可见：下牙初步排齐，牙弓形态明显改善，拔牙间隙减小、35、45 明显直立。（图 1-6）

临床处理：

（1）拔除 14、24，黏结 16-16 舌侧结扎式活动翼矫治器，应用 0.025in×0.017in TN 扁丝，11、21 安装带槽翼弹性结扎圈结扎，13-23 切端辅助管置入 0.012in TN 辅弓。

（2）下颌换为 0.025in×0.017in TN 扁丝，给予弹性结扎，对弓形进行进一步表达。下颌双尖牙殆面黏合面管，用片段 0.014in TN 圆丝置于尖牙托槽辅助管与双尖牙殆面微管，通过 TN 辅助弓丝产生的力偶对尖牙产生正轴作用，同时对双尖牙产生伸长力。

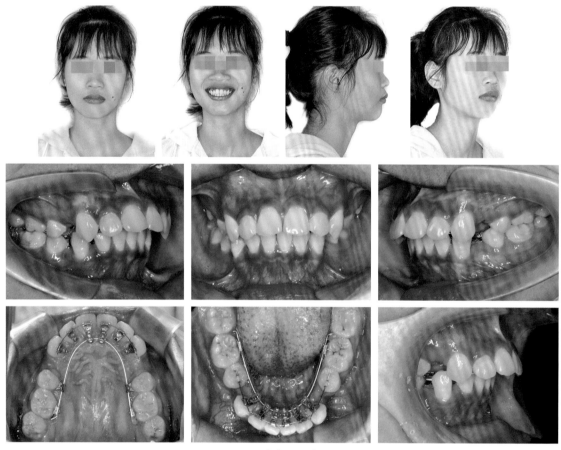

图 1-6　治疗中面殆相（二）

矫治要点：应用结扎式舌侧活动翼托槽给予伸缩式内收前牙时，一定要控制好力度。避免用过大的力，造成牙髓不可逆的损害。（图 1-7）

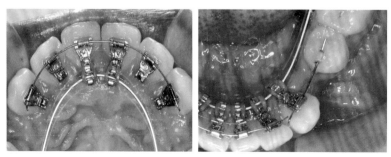

图 1-7　矫治要点细节图（二）

● **矫治阶段 3** ●

复诊可见： 前牙覆盖、覆𬌗明显减小，唇形改善。上下牙列尚有少量间隙，上下尖牙偏Ⅱ类关系，33、43 牙冠远中倾。（图 1-8）

临床处理： 将上下主弓丝进一步置于目标位，上下牙给予加强弹性结扎。在颊侧于下第二磨牙和上颌第二双尖牙间黏结牵引扣，进行Ⅱ类颌间牵引。

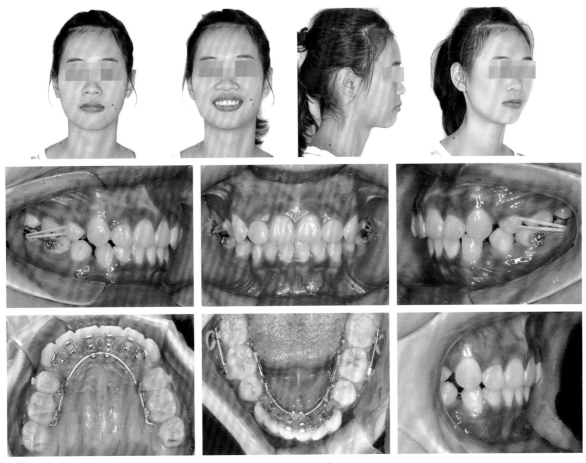

图 1-8　治疗中面𬌗相（三）

矫治要点： 下第二磨牙舌侧牙冠黏结高度不够，于是在第一磨牙和第二磨牙颊侧黏结颊面管应用 0.025in×0.017in TN 片段扁丝。进行Ⅱ类颌间牵引，能进一步矫治上下牙列的矢状不调，并能促进后牙区咬合关系的完善。（图 1-9）

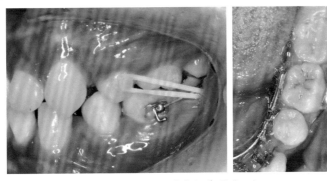

图 1-9　矫治要点细节图（三）

● **矫治阶段 4** ●

复诊可见：上下牙弓形态基本正常，下牙列已基本整平，上前牙明显内收，上唇突度减小。（图 1-10）

临床处理：上下主弓丝稳定在目标位上。上下侧切牙安置带固定槽翼，在槽沟中纳入主弓丝，弹性结扎圈结扎，分批表达前牙转矩。继续Ⅱ类颌间牵引。

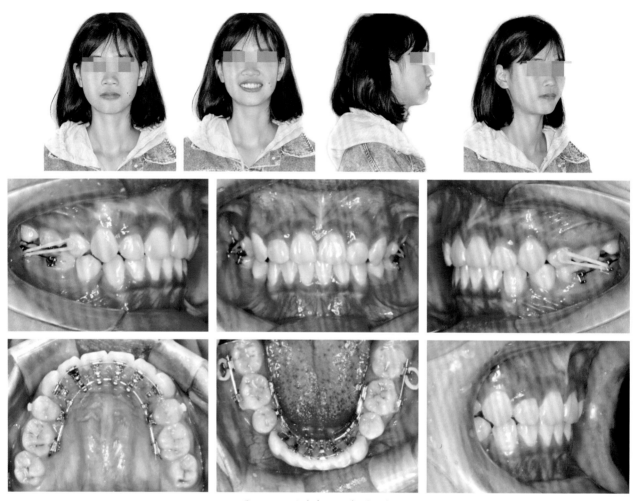

图 1-10 治疗中面𬌗相（四）

矫治要点：前牙转矩表达阶段，尽量使用稳定性好的主弓丝。主弓丝尽量完全进入带槽翼的槽沟，这样更有利于转矩的充分表达。（图 1-11）

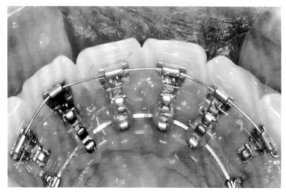
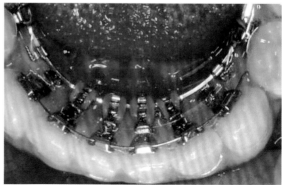

图 1-11 矫治要点细节图（四）

● 矫治阶段 5 ●

复诊可见： 上下牙间隙已关闭，上牙弓突度正常，但各牙齿牙轴及邻面接触关系欠佳。前牙覆盖、覆𬌗基本正常，右侧磨牙咬合不紧。（图 1-12）

临床处理： 去除颊侧 Ⅱ 类颌间牵引装置，上下颌根据个性化弓形，弯制 0.025in × 0.017in SS 扁丝。上下牙给予弹性结扎，充分表达主弓丝代表的矫治目标，并对个别牙位进行矫治。

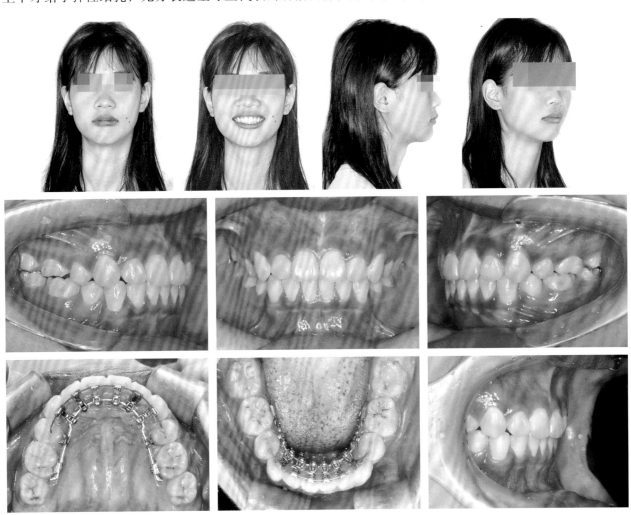

图 1-12　治疗中面𬌗相（五）

矫治要点：

（1）个性化目标主弓丝代表着矫治的设计目标，弹性结扎圈结扎后应该给予足够的时间表达出治疗效果。

（2）在𬌗方增加

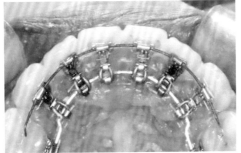
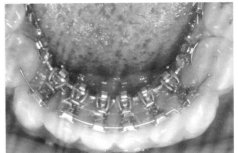

图 1-13　矫治要点细节图（五）

正轴辅助弓丝，是舌侧活动翼矫治技术中的一种特殊的方法，能取得较好的效果。（图 1-13）

● 主动结束矫治 ●

经过 16 个月的主动矫治，上下牙列整齐，前牙覆盖、覆𬌗正常，后牙咬合良好，牙弓形态正常。唇形良好，鼻唇角与颏唇沟形态正常，面下 1/3 比例协调。（图 1-14，图 1-15，图 1-16）（表 1-2）

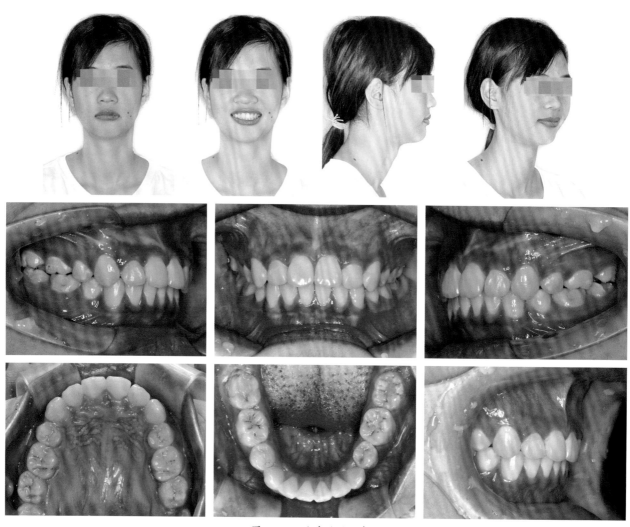

图 1-14　治疗后面𬌗相

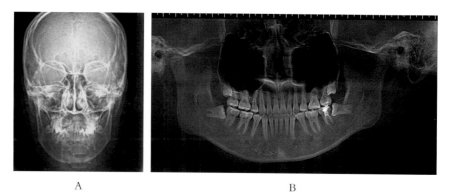

A　　　　　　　　　　　　　　B

A.治疗后头颅正位片；B.治疗后曲面断层片

图 1-15　治疗后 X 线片

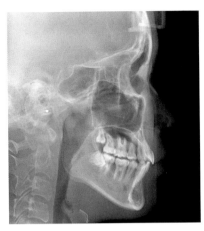 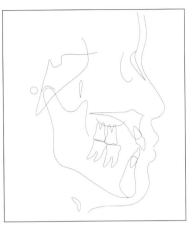

A   B

A. 治疗后头颅侧位片；B. 治疗后头颅侧位片描记图

图 1-16   治疗后头颅侧位片及描记图

表 1-2   矫治后头影测量数据表

序号	项目	治疗后测量值	标准值	标准差
1	ANB（°）	3.18	3	2
2	FH-Np（°）	90.13	85	3
3	L1-MP（°）	89.55	97	6
4	L1-NB（°）	23.22	30	6
5	L1-NB（mm）	3.33	7	2
6	NA-APo（°）	5.86	6	4
7	Po-NB（mm）	1.21	4	2
8	SNA（°）	84.32	83	4
9	SNB（°）	81.14	80	4
10	SN-MP（°）	32.53	30	6
11	U1-L1（°）	134.40	124	8
12	U1-NA（°）	19.20	23	5
13	U1-NA（mm）	2.73	5	2
14	U1-SN（°）	103.52	106	6
15	Y-Axis（°）	61.82	64	2

四、矫治后随访

3年后随访见：后牙尖窝咬合情况良好，前牙覆𬌗、覆盖正常。侧貌软组织更协调。（图1-17）

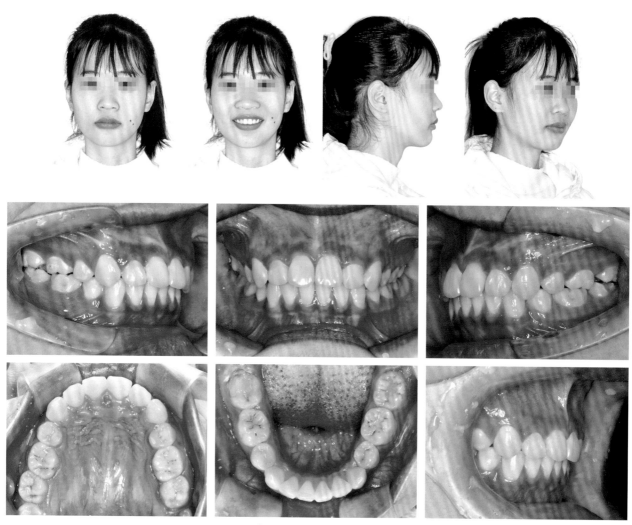

图1-17　矫治3年后随访面𬌗相

五、矫治前后对比

该患者矫治前后改变的机制发生在垂直向控制良好的基础上，实现了上前牙的大量内收和下前牙的大量压低，从而达到了下颌逆旋的效果（或许亦有一定可遇不可求的下颌生长），最终获得协调、美观的面容。（图1-18，图1-19，图1-20，图1-21）（表1-3）

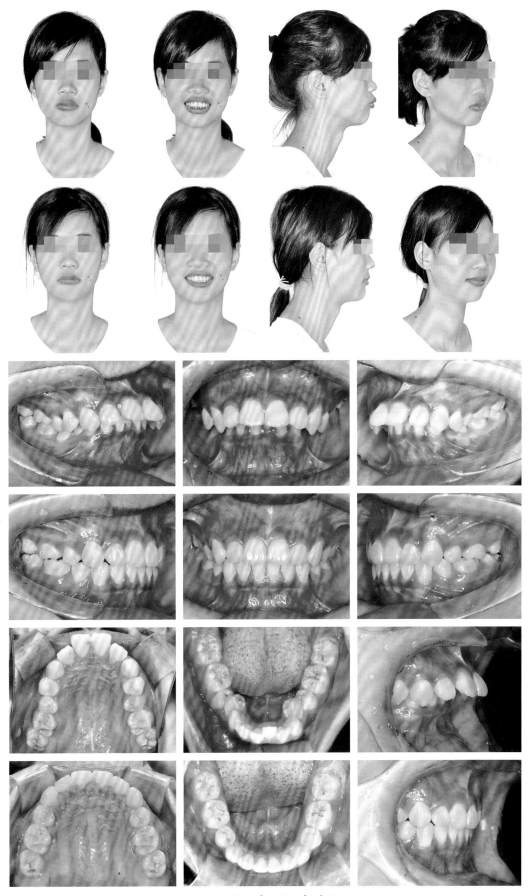

图 1-18　矫治前后面𬌗相对比

——治疗前
——治疗后

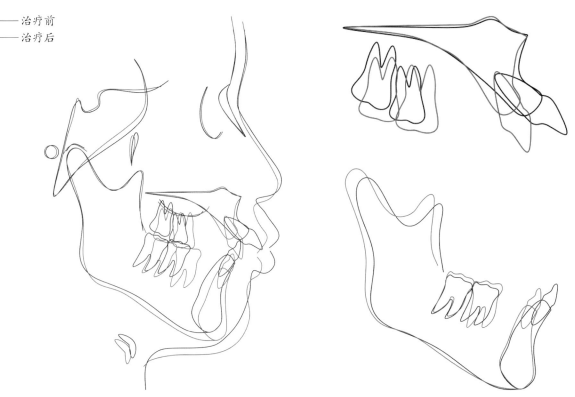

图 1-19　治疗前后重叠图

表 1-3　矫治前后头影测量数据对比

序号	项目	治疗前测量值	治疗后测量值	标准值	标准差
1	ANB（°）	5.67	3.18	3	2
2	FH-Np（°）	88.01	90.13	85	3
3	L1-MP（°）	97.38	89.55	97	6
4	L1-NB（°）	29.78	23.22	30	6
5	L1-NB（mm）	8.12	3.33	7	2
6	NA-APo（°）	12.01	5.86	6	4
7	Po-NB（mm）	0.87	1.21	4	2
8	SNA（°）	85.46	84.32	83	4
9	SNB（°）	79.79	81.14	80	4
10	SN-MP（°）	32.60	32.53	30	6
11	U1-L1（°）	97.20	134.40	124	8
12	U1-NA（°）	47.35	19.20	23	5
13	U1-NA（mm）	10.87	2.73	5	2
14	U1-SN（°）	132.82	103.52	106	6
15	Y-Axis（°）	61.66	61.82	64	2

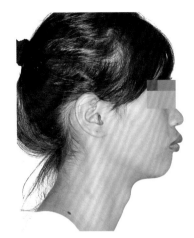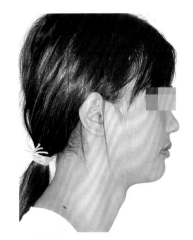

图 1-20　治疗前后侧面相对比

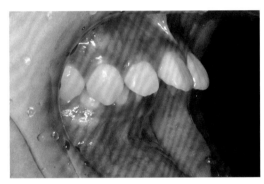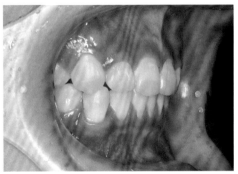

图 1-21　治疗前后覆盖相对比

六、小结

这是一例深覆盖、深覆𬌗病例。牙型为安氏Ⅰ类。上下牙弓弓形尖圆形，而且功能平面与美学平面形成一个明显的夹角，美学平面不是功能平面的延伸。上前牙唇倾，下前牙区拥挤，Spee 曲线深，下前牙伸长。

该病例的治疗要点是充分内收上前牙，建立前牙正常覆𬌗、覆盖关系，达到面型的改善，因此采用常规拔牙，拔除 4 个第一双尖牙，上颌强支抗；下牙拔除第一双尖牙有利于排齐牙齿整平牙弓，但对于恢复下牙牙弓宽度的难度要就加大了；还有前牙的压低，打开咬合过程中对垂直向的控制，避免出现下骨顺时针旋转，加大上下牙列矢状向难以调整的矫治难度。

虽然上牙要求强支抗，但在治疗中并没有增加任何支抗辅助装置，也取得了较好的效果。得益于舌侧活动翼托槽的可换翼具备多方向、长距离伸缩和可换、可调节等特点，矫治过程可以明确目标位，尽可能早地将稳定的主弓丝安放于目标位，对矫治牙进行分批内收，确保支抗牙与矫治牙的支抗值比大于或等于 3∶1，有效地保护了支抗牙。扁丝的应用明显加强了对垂直向的控制能力，同时舌侧活动翼的可调节性也在最大程度上协助了对功能平面的维护。这对减少下颌平面的顺时针旋转非常有意义。

从术前后头影分析可见，上前牙内收幅度非常大，并且上下前牙牙根得到了较好的控制，前牙转矩表达充分。这与舌侧活动翼托槽控制力比较强和咬合平面的正确选择与维护有关系。

病例完成人：陈少华

病例 2

拔除 14、24、34、44 及多生牙矫治青少年牙列拥挤前突病例

一、病例简介

女，16 岁。

主诉

牙齿不齐，要求矫治。

临床检查

恒牙列 17-27、37-47，磨牙中性关系，尖牙偏近中关系。前牙覆盖、覆𬒗，上牙中度拥挤，下牙重度拥挤。下颌中线右偏 2mm。33 舌侧有一多生牙。

面型：上唇稍前突，下唇明显前突。面下 1/3 偏高。颞下颌关节功能检查未见异常。（图 2-1）

X 线片检查及分析

全景片显示：28、38、48 牙胚存在，牙根未发育，余牙根发育正常。颞下颌关节检查未见异常。

侧面观头影测量显示：高角型，上下颌骨体前突正常，上下前牙唇倾。（图 2-2，图 2-3）

测量值见表 2-1。

诊断

（1）牙型诊断：安氏 I 类，牙列拥挤。

（2）面型诊断：凸面型。

（3）骨型诊断：I 类骨型。

患者存在问题

（1）上牙列中度拥挤，下牙列重度拥挤。

（2）下颌高角。

（3）双牙弓前突。

（4）下颌前牙多生牙。

二、治疗设计

（1）分批拔除多生牙、14、24、34、44。

（2）上下前牙排齐，内收改善突度。

（3）使用舌侧活动翼矫治技术。

三、矫治过程

（1）分步拔除下颌多生牙、14、24、34、44。

（2）利用推簧开创间隙，排齐牙齿，伸缩式内收前牙关闭间隙。

（3）精细调整后结束矫治。

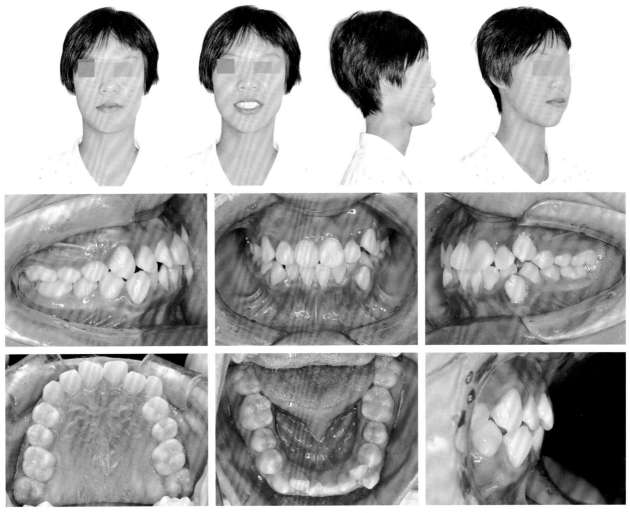

图 2-1 治疗前面粭相

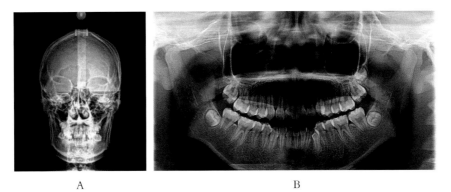

A. 治疗前头颅正位片；B. 治疗前曲面断层片

图 2-2 治疗前 X 线片

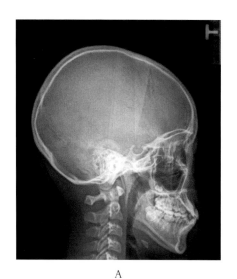
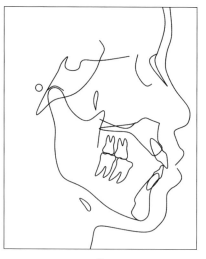

A   B

A.治疗前头颅侧位片；　B.治疗前头颅侧位片描记图

图 2-3　治疗前头颅侧位片及描记图

表 2-1　矫治前头影测量数据表

序号	项目	治疗前测量值	标准值	标准差
1	ANB（°）	3.13	3	2
2	FH-Np（°）	90.79	85	3
3	L1-MP（°）	93.05	97	6
4	L1-NB（°）	30.71	30	6
5	L1-NB（mm）	7.68	7	2
6	NA-APo（°）	6.98	6	4
7	Po-NB（mm）	−0.25	4	2
8	SNA（°）	82.89	83	4
9	SNB（°）	79.76	80	4
10	SN-MP（°）	37.89	30	6
11	U1-L1（°）	117.94	124	8
12	U1-NA（°）	28.22	23	5
13	U1-NA（mm）	6.44	5	2
14	U1-SN（°）	111.11	106	6
15	Y-Axis（°）	63.36	64	2

● **矫治阶段 1** ●

临床处理： 全口洁牙、牙龈局部消炎，牙龈炎症消退后分步拔除下颌多生牙、14、24、34、44。拔下颌多生牙时，发觉患者的牙槽骨比较硬，所以上下牙利用推簧激活 14、24、34、44。激活一个月后再拔除，有利于很好地保护牙槽骨的完整性。黏结 16-26、36-46 舌侧结扎式活动翼矫治器，0.025in×0.017in TN 扁丝，22-24、32-34、31-42 放置推簧，开创间隙。16-17、26-27、36-37、46-47 黏结颊侧微正畸，0.016in TN 圆丝。（图 2-4）

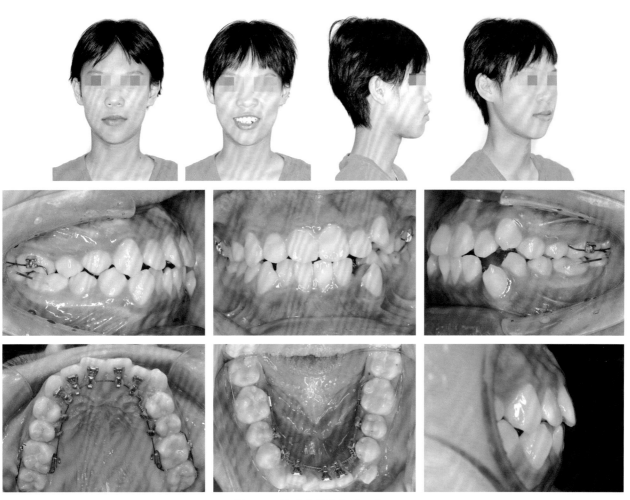

图 2-4　治疗中面𬌗相（一）

矫治要点： 对于第二磨牙萌出不全的青少年可在颊侧增加微正畸辅弓。（图 2-5）

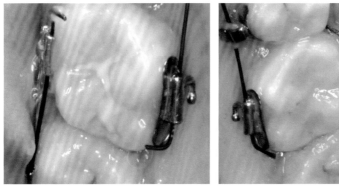

图 2-5　矫治要点细节图（一）

● 矫治阶段 2 ●

复诊可见： 上颌前牙基本排齐，拔牙间隙剩余 1/3。下颌拥挤部分解除，33、43 近中倾斜拥挤。（图 2-6）

临床处理： 上下颌更换 0.025in×0.017in TN 扁丝。伸缩式内收的同时 46-43、36-32 舌侧橡皮链牵引。

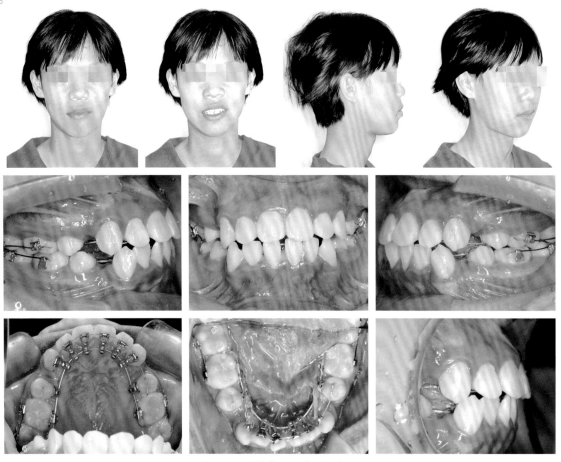

图 2-6　治疗中面𬌗相（二）

矫治要点：

（1）此病例需要强支抗，活动翼伸缩幅度要小，加力周期要放缓。

（2）33、43 偏唇侧异位因牙轴近中倾斜，此时用链圈牵引可快速解决拥挤及倾斜，节省支抗同时加快矫治进度。（图 2-7）

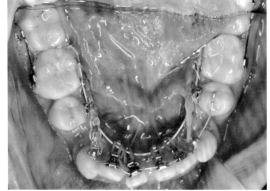

图 2-7　矫治要点细节图（二）

● 矫治阶段 3 ●

复诊可见： 上下颌前牙进一步排齐，拔牙间隙基本关闭。（图2-8）

临床处理： 上下颌更换 0.025in×0.017in SS 个性化主弓丝，对弓形进一步完善。分步调整前牙转矩。

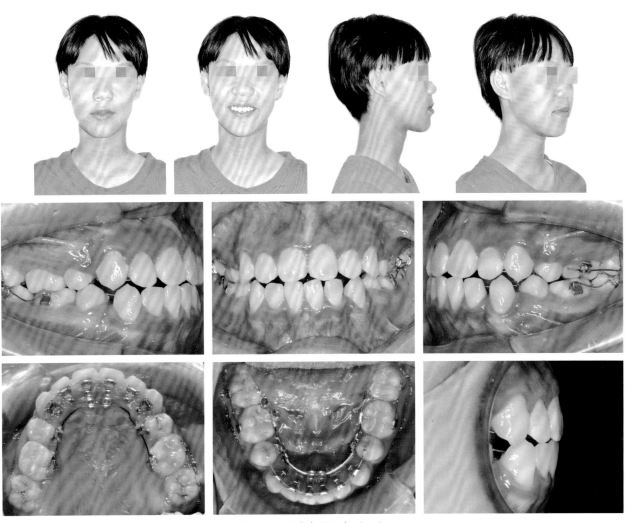

图2-8　治疗中面殆相（三）

矫治要点： 矫治后期要剩余少量拔牙间隙用于精细调整。（图2-9）

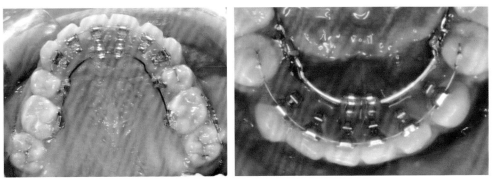

图2-9　矫治要点细节图（三）

● **矫治阶段4** ●

复诊可见： 上下颌排齐，后牙咬合紧密，前牙覆𬌗、覆盖正常。（图2-10）

临床处理： 32、33、42、43安装带槽翼。微调。

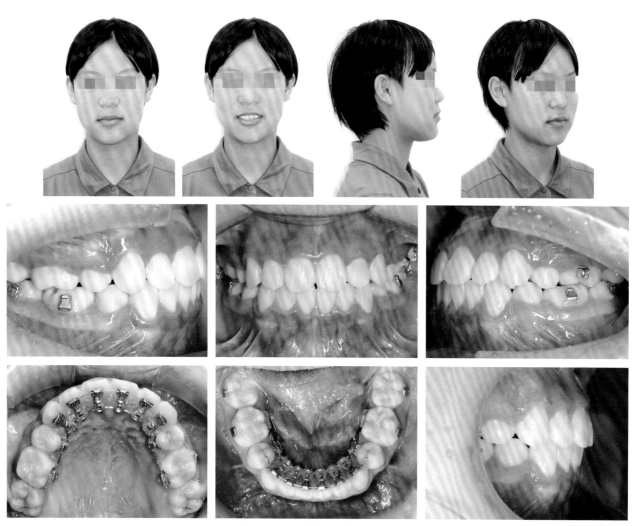

图2-10　治疗中面𬌗相（四）

矫治要点： 注意对弓形及平面的维护。（图2-11）

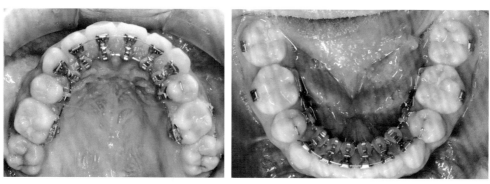

图2-11　矫治要点细节图（四）

● 主动结束矫治 ●

　　经过 13 个月的治疗，上下颌咬合关系良好，前伸颌、侧向颌、正中颌咬合无干扰。上下牙列整齐。上下中线对齐，前牙覆𬌗、覆盖正常。磨牙、尖牙中性关系。颞下颌关节无弹响，疼痛等异常，开口度正常。牙根基本平行，面型明显改善。（图 2-12，图 2-13，图 2-14）（表 2-2）

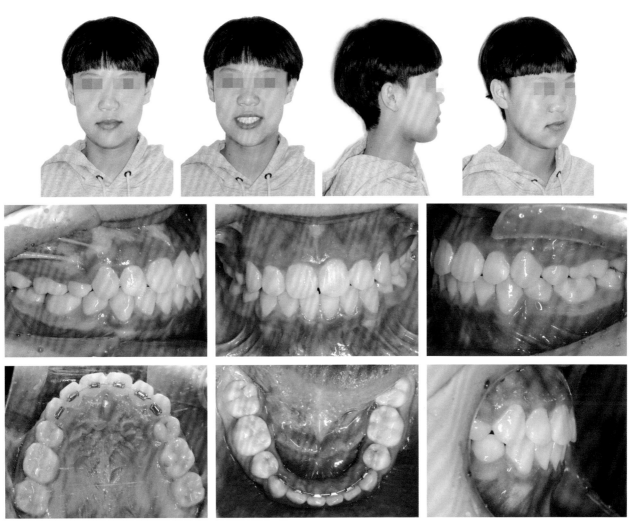

图 2-12　矫治后面𬌗相

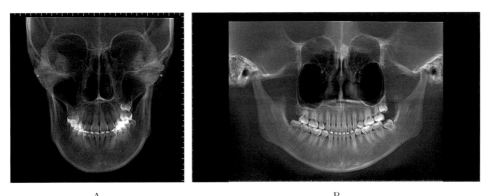

A　　　　　　　　　　　B

A. 治疗后头颅正位片；B. 治疗后曲面断层片

图 2-13　治疗后 X 线片

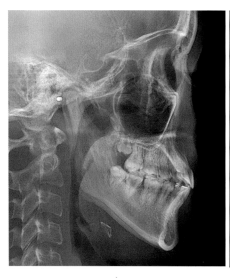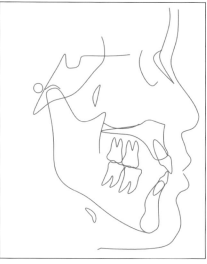

A
B

A. 治疗后头颅侧位片； B. 治疗后头颅侧位片描记图

图 2-14　治疗后头颅侧位片及描记图

表 2-2　矫治后头影测量数据表

序号	项目	治疗后测量值	标准值	标准差
1	ANB（°）	2.45	3	2
2	FH-Np（°）	93.92	85	3
3	L1-MP（°）	91.78	97	6
4	L1-NB（°）	30.01	30	6
5	L1-NB（mm）	5.74	7	2
6	NA-APo（°）	4.51	6	4
7	Po-NB（mm）	0.75	4	2
8	SNA（°）	83.80	83	4
9	SNB（°）	81.35	80	4
10	SN-MP（°）	36.88	30	6
11	U1-L1（°）	121.84	124	8
12	U1-NA（°）	25.70	23	5
13	U1-NA（mm）	4.49	5	2
14	U1-SN（°）	109.50	106	6
15	Y-Axis（°）	62.44	64	2

四、矫治前后对比

　　该病例下颌重度拥挤，上颌中度拥挤。下颌中线右偏2mm。选择拔牙矫治是最常用的设计方案，矫正过程中利用的舌侧活动翼可更换的优势，我们选择分批伸缩式内收，这样避免损耗支抗，更好地保护了支抗。在整个矫治过程中，后牙支抗维护良好，同时减少了种植支抗的使用，让患者感受更舒适。矫治前后对比，上下前牙得到了很好的内收，矫治前唇倾的上下前牙、唇侧骨板菲薄。矫治后位于牙槽骨中央，稳定健康。（图2-15，图2-16，图2-17，图2-18）（表2-3）

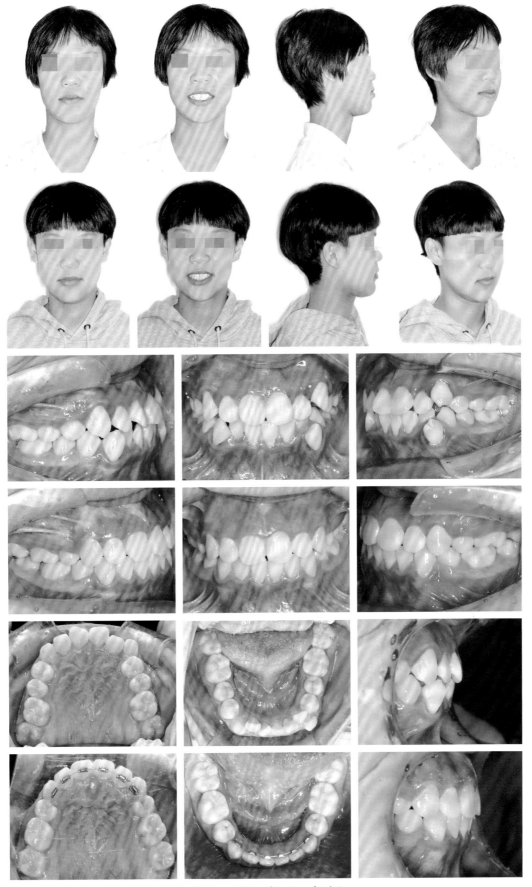

图 2-15　矫治前后面𬌗相对比

—— 治疗前
—— 治疗后

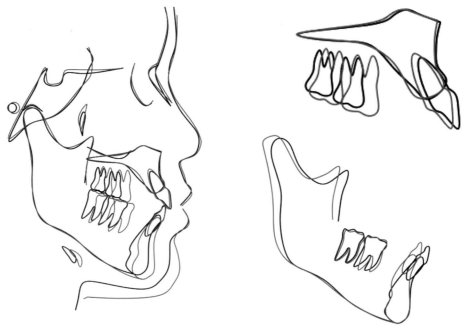

图 2-16　治疗前后重叠图

表 2-3　矫治前后头影测量数据对比

序号	项目	治疗前测量值	治疗后测量值	标准值	标准差
1	ANB（°）	3.13	2.45	3	2
2	FH-Np（°）	90.79	93.92	85	3
3	L1-MP（°）	93.05	91.78	97	6
4	L1-NB（°）	30.71	30.01	30	6
5	L1-NB（mm）	7.68	5.74	7	2
6	NA-APo（°）	6.98	4.51	6	4
7	Po-NB（mm）	-0.25	0.75	4	2
8	SNA（°）	82.89	83.80	83	4
9	SNB（°）	79.76	81.35	80	4
10	SN-MP（°）	37.89	36.88	30	6
11	U1-L1（°）	117.94	121.84	124	8
12	U1-NA（°）	28.22	25.70	23	5
13	U1-NA（mm）	6.44	4.49	5	2
14	U1-SN（°）	111.11	109.50	106	6
15	Y-Axis（°）	63.36	62.44	64	2

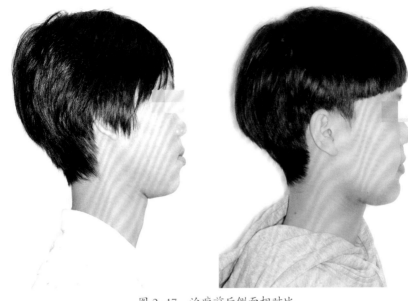

图 2-17   治疗前后侧面相对比

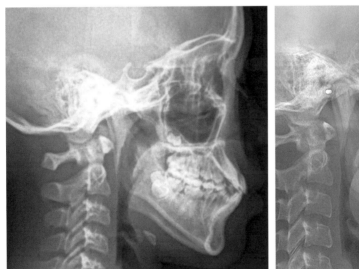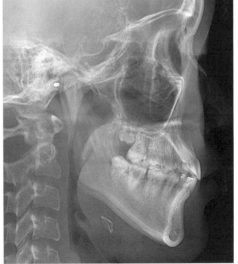

图 2-18   治疗前后头颅侧位片对比

五、小结

（1）此病例为青少年 I 类高角病例，凸面型，后牙支抗较弱。

（2）治疗过程中对于支抗的要求比较高，不止矢状向，更重要的是垂直向的控制，要求不能再增加下面高度。

（3）治疗过程中，要注意维护后牙的平面否则容易引起下颌后旋，增加下颌角。只要做好目标位的设计，合理分配支抗就能利用舌侧活动翼矫治器顺利完成此类病例。

（4）从术后咬合及侧位片对比可以看出本病例很好地完成了治疗目标，在垂直向和矢状向的控制非常好。

病例完成人：冼逢珠

病例 3

矫治青少年牙列拥挤病例

一、病例简介

男，16 岁。

主诉

牙齿不齐，要求矫治。

临床检查

恒牙列 17-27、37-47，双侧磨牙尖牙中性关系。前牙深覆𬌗Ⅱ度、深覆盖Ⅱ度。前牙上下中线基本一致，上颌有轻度拥挤，下颌中度拥挤，36、37、46、47 扭转。

面型：直面型，上下唇在 E 线之内，突度尚可。颞下颌关节检查未见异常。（图 3-1）

X 线片检查及分析

全景片显示：18、28、38、48 牙根尚未发育，其余牙根根尖发育基本完成。

头影测量显示：Ⅰ类骨型，均角型，上前牙唇倾、下前牙直立。（图 3-2，图 3-3）

测量值见表 3-1。

诊断

（1）牙型诊断：安氏Ⅰ类错𬌗畸形，牙列拥挤。

（2）面型诊断：直面型。

（3）骨型诊断：Ⅰ类骨型。

患者存在问题

（1）牙齿拥挤不齐。

（2）上下弓形不匹配，下弓形狭窄。

二、治疗设计

（1）拔 38、48 矫治。

（2）舌侧活动翼矫治器，扩弓及支抗钉辅助推磨牙向后，改善上下牙弓形态，排齐上下牙列。

（3）舌侧活动翼矫治技术。

三、矫治过程

（1）优先安装下颌矫治器，使用"三段法"推簧推磨牙向后及扩弓，开创间隙，排齐牙齿。

（2）安装上颌矫治器，使用支抗钉推磨牙后，开创间隙，排齐牙齿。

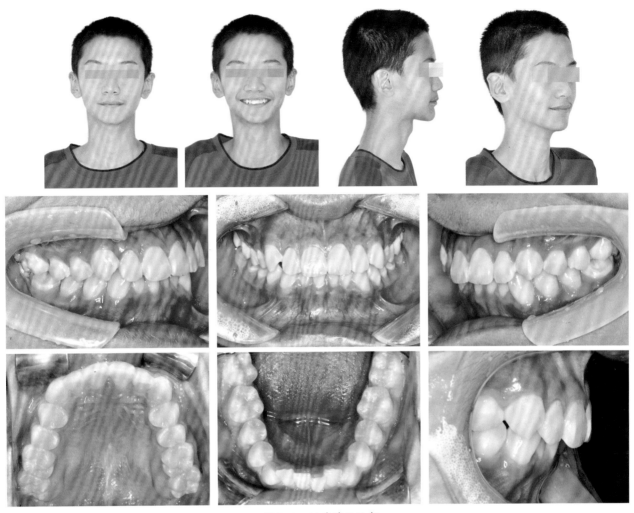

图 3-1　治疗前面殆相

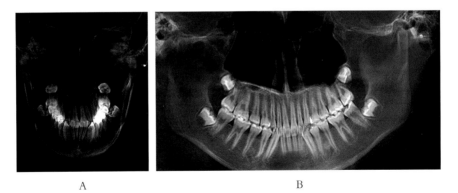

A　　　　　　　　　　　B

A. 治疗前头颅正位片；B. 治疗前曲面断层片

图 3-2　治疗前 X 线片

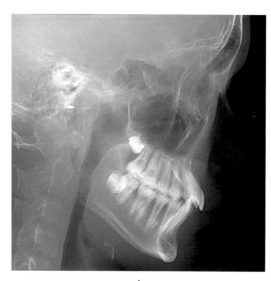
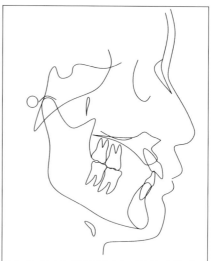

A   B

A. 治疗前头颅侧位片；B. 治疗前头颅侧位片描记图

图 3-3　治疗前头颅侧位片及描记图

表 3-1　矫治前头影测量数据表

序号	项目	治疗前测量值	标准值	标准差
1	ANB（°）	0.23	3	2
2	FH-Np（°）	89.78	85	3
3	L1-MP（°）	92.49	97	6
4	L1-NB（°）	19.75	30	6
5	L1-NB（mm）	3.70	7	2
6	NA-APo（°）	−3.89	6	4
7	Po-NB（mm）	3.15	4	2
8	SNA（°）	75.67	83	4
9	SNB（°）	75.45	80	4
10	SN-MP（°）	31.81	30	6
11	U1-L1（°）	122.06	124	8
12	U1-NA（°）	37.97	23	5
13	U1-NA（mm）	8.52	5	2
14	U1-SN（°）	113.64	106	6
15	Y-Axis（°）	59.24	64	2

● 矫治阶段 1 ●

临床处理：拔除 38、48，下颌先安装矫治器，使用 0.022in×0.016in TN 扁丝，运用"三段法"推簧，32-34、32-42、42-44 间置 0.010in 推簧，开创间隙。36、37、46、47 黏结颊面管，36 与 37、46 与 47 置入 0.016in TN 片段弓丝。（图 3-4）

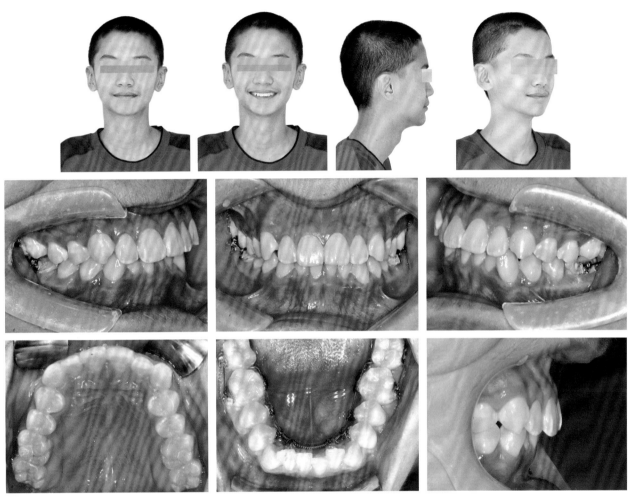

图 3-4　治疗中面𬌗相（一）

矫治要点：

（1）开创间隙过程中，要维护好弓形与平面，必须使用稳定的主弓丝，而舌侧活动翼托槽翼的可伸缩性，方便早期使用稳定主弓丝。

（2）三段推簧法推磨牙向后，扩弓。它是开创间隙最有效的方法之一。

（3）37、47 牙龈位置较高，舌面管不能正确黏结，因此在颊侧黏结托槽，片段弓丝矫治，缩短疗程。（图 3-5）

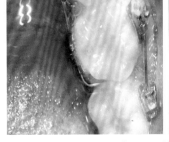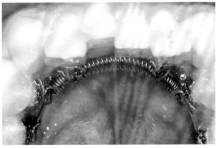

图 3-5　矫治要点细节图（一）

● 矫治阶段 2 ●

复诊可见： 下颌磨牙后移，磨牙关系为Ⅱ类关系。（图 3-6）

临床处理： 下颌 31、41 黏结托槽，安装带槽翼，32-42 弹性结扎，32、42 远中的主弓丝端加树脂，开创 33、43 间隙。上颌安装矫治器，11、21 安装带槽翼，0.022in × 0.016in TN 扁丝，在靠近 11、21 远中的主弓丝上置入舌侧牵引钩，于 14、24 间置 0.010in 推簧，植入支抗钉稳定主弓丝，推磨牙向后。解除前牙区咬合干扰，17、27 垫过渡性𬌗垫。

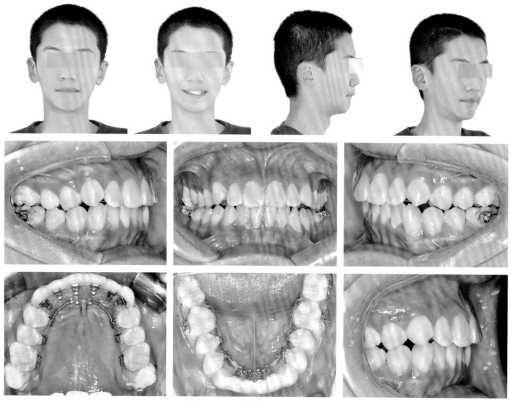

图 3-6　治疗中面𬌗相（二）

矫治要点：

（1）用树脂把支抗钉与主弓丝连结固定，使主弓丝更加稳定。

（2）开创间隙的同时，用辅弓排齐牙齿。

（3）推磨牙向后，主弓丝末端一定留有长度。（图 3-7）

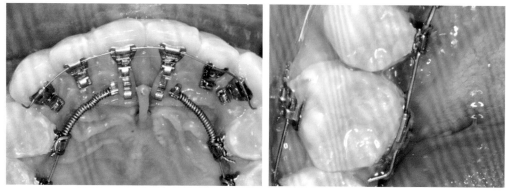

图 3-7　矫治要点细节图（二）

● 矫治阶段 3 ●

复诊可见： 磨牙 I 类关系，33、43 间隙已开创，上前牙已排齐，覆𬌗、覆盖基本正常。（图 3-8）

临床处理： 上颌去除推簧，弹性悬吊结扎。33、43 黏结托槽，去除 32 与 34、42 与 44 间推簧。

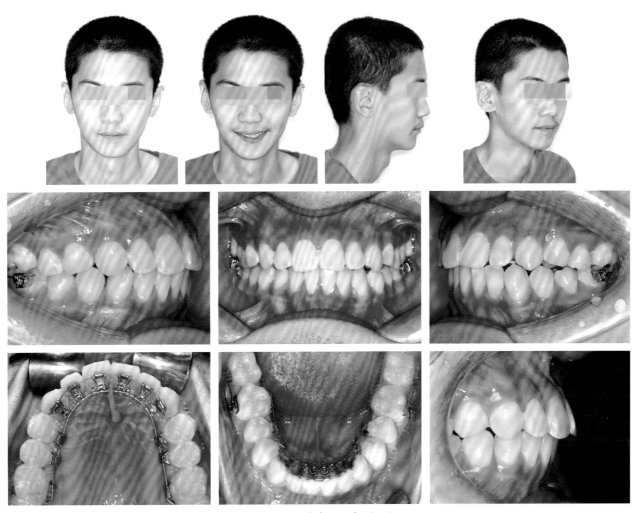

图 3-8　治疗中面𬌗相（三）

矫治要点：

（1）上前牙不需要加大正转矩，用悬吊结扎。

（2）利用 4 的颌面片段弓丝矫治 3 的扭转。（图 3-9）

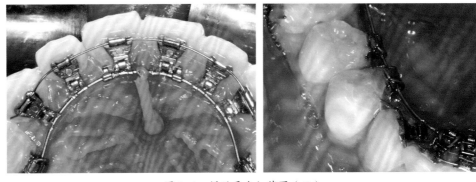

图 3-9　矫治要点细节图（三）

● 矫治阶段 4 ●

复诊可见： 上牙间隙已关闭，上下牙基本排齐，43 远中余下 1mm 间隙。（图 3-10）

临床处理： 上颌去除支抗钉，弓丝末端回弯固定，13-23 继续吊扎。下颌 33-43 上 0.012in TN 辅弓，33、43 安装带槽翼弹性结扎。

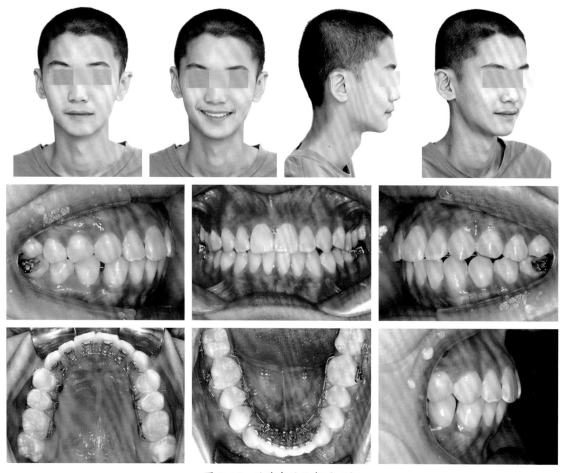

图 3-10 治疗中面拾相（四）

矫治要点：

（1）矫治后期去除支抗钉，使主弓丝垂直向与矢状向更正确。

（2）下前牙主弓丝入槽时，主弓丝已在目标位靠后。因此主弓丝末端需保有余隙，让主弓丝回弹。（图 3-11）

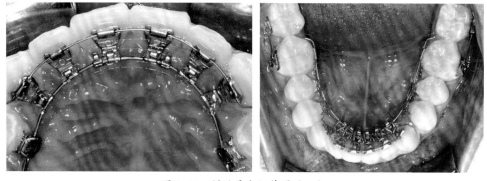

图 3-11 矫治要点细节图（四）

● 主动结束矫治 ●

　　上下牙弓形扩大，前牙排齐，中线正。咬合良好、覆𬌗、覆盖正常。面部突度无增加。（图 3-12，图 3-13，图 3-14）（表 3-2）

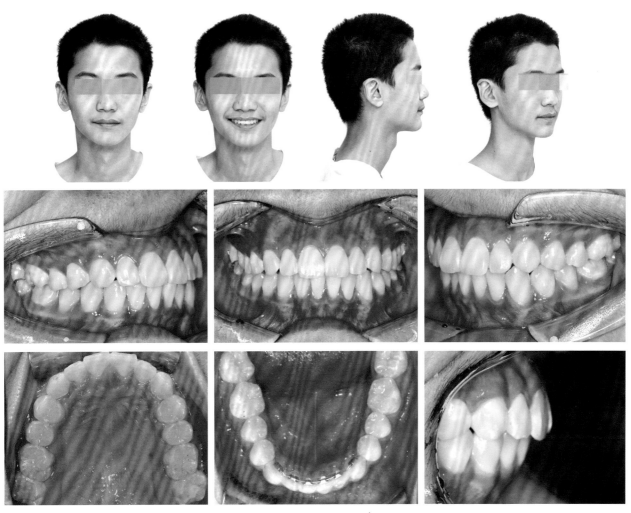

图 3-12　矫治后面𬌗相

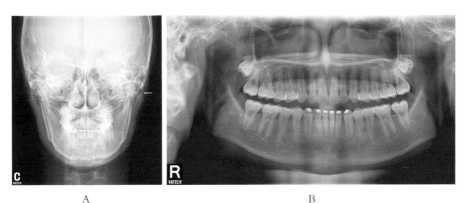

A.治疗后头颅正位片；B.治疗后曲面断层片

图 3-13　治疗后 X 线片

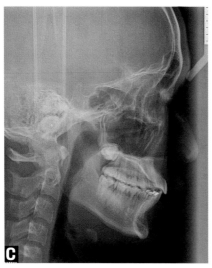
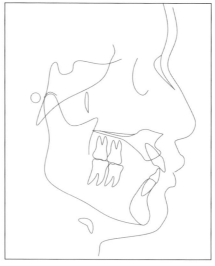

A   B

A.治疗后头颅侧位片；B.治疗后头颅侧位片描记图

图 3-14　治疗后头颅侧位片及描记图

表 3-2　矫治后头影测量数据表

序号	项目	治疗后测量值	标准值	标准差
1	ANB（°）	1.40	3	2
2	FH-Np（°）	90.75	85	3
3	L1-MP（°）	99.39	97	6
4	L1-NB（°）	27.69	30	6
5	L1-NB（mm）	6.50	7	2
6	NA-APo（°）	0.17	6	4
7	Po-NB（mm）	2.53	4	2
8	SNA（°）	78.10	83	4
9	SNB（°）	76.71	80	4
10	SN-MP（°）	31.59	30	6
11	U1-L1（°）	113.08	124	8
12	U1-NA（°）	37.83	23	5
13	U1-NA（mm）	8.18	5	2
14	U1-SN（°）	115.94	106	6
15	Y-Axis（°）	60.22	64	2

四、矫治前后对比

矫治前上下弓形较窄，覆𬌗较深，上下牙列拥挤，下牙牙根平行度较差。矫治后上下弓形改变，覆𬌗、覆盖正常，无拥挤，咬合良好，牙根基本平行。（图 3-15，图 3-16，图 3-17，图 3-18）（表 3-3）

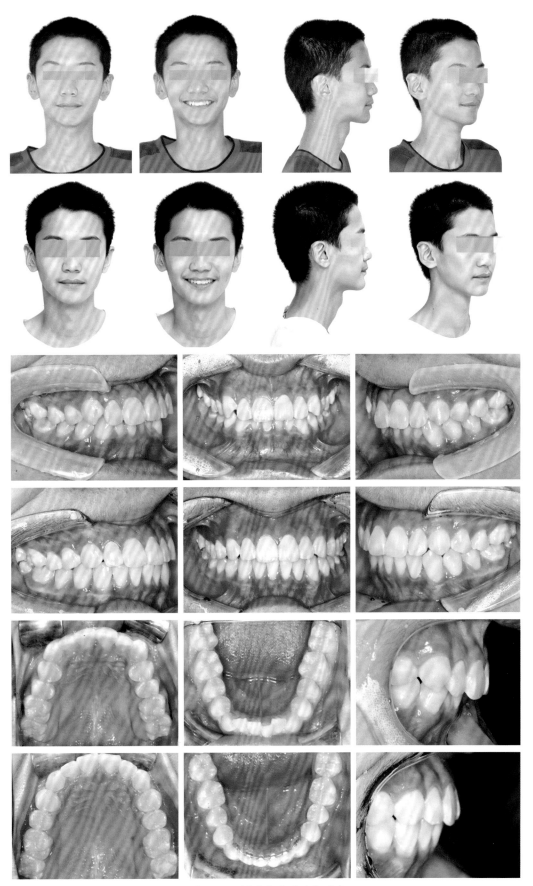

图 3-15　矫治前后面𬌗相对比

—— 治疗前
—— 治疗后

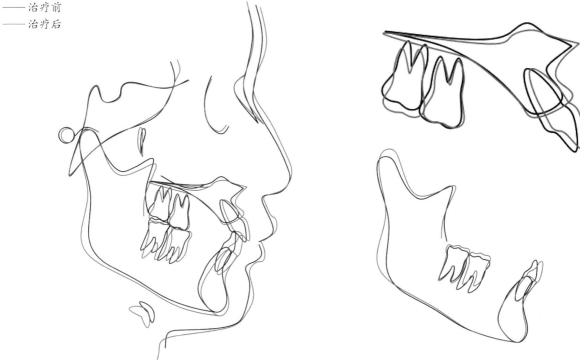

图 3-16　治疗前后重叠图

表 3-3　矫治前后头影测量数据对比

序号	项目	治疗前测量值	治疗后测量值	标准值	标准差
1	ANB（°）	0.23	1.40	3	2
2	FH-Np（°）	89.78	90.75	85	3
3	L1-MP（°）	92.49	99.39	97	6
4	L1-NB（°）	19.75	27.69	30	6
5	L1-NB（mm）	3.70	6.50	7	2
6	NA-APo（°）	-3.89	0.17	6	4
7	Po-NB（mm）	3.15	2.53	4	2
8	SNA（°）	75.67	78.10	83	4
9	SNB（°）	75.45	76.71	80	4
10	SN-MP（°）	31.81	31.59	30	6
11	U1-L1（°）	122.06	113.08	124	8
12	U1-NA（°）	37.97	37.83	23	5
13	U1-NA（mm）	8.52	8.18	5	2
14	U1-SN（°）	113.64	115.94	106	6
15	Y-Axis（°）	59.24	60.22	64	2

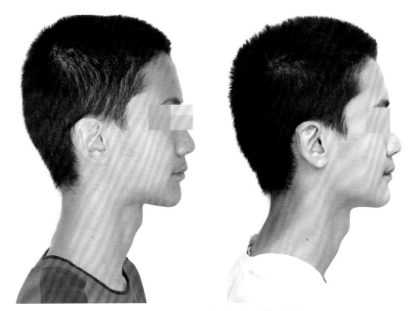

图 3-17　治疗前后侧面相对比

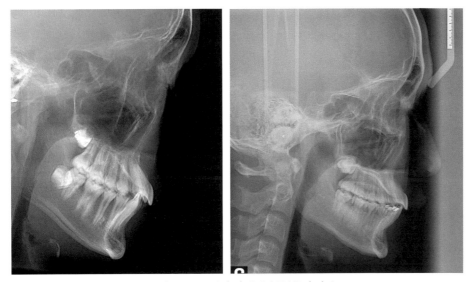

图 3-18　治疗前后头颅侧位片对比

五、小结

（1）矫治结束上下牙齿排齐，覆𬌗、覆盖正常，嘴唇突度无明显变化。

（2）牙列拥挤是由于牙弓内间隙不足造成的，开创间隙常见方法有推磨牙向后，扩大牙弓，唇倾前牙。本病例不希望前牙唇倾太多，主要采取推磨牙向后、扩大弓形来开创间隙。

（3）拔除 38、48 为下磨牙后移提供了空间，下颌用三段法推磨牙向后，效果明显。

（4）舌侧活动翼的翼可伸缩，早期可以使用稳定的主弓丝，在开创间隙过程中，垂直向与弓形更稳定。

（5）上颌用支抗钉与主弓丝硬连接固定，推磨牙向后，同时排齐前牙，方法简单，效率较高。

病例完成人：詹永福

病例 4

拔除 14、24、35、45 矫治成人双颌前突病例

一、病例简介

女，26岁。

主诉

嘴突，要求矫治。

临床检查

恒牙列 17-28、37-48、14、45 已在外院拔除；双侧磨牙尖牙中性关系，前牙覆𬌗、覆盖正常；上下牙弓中线基本一致，上下牙弓卵圆形；上下前牙比较直立，上下牙槽骨突度明显；36 可见冠修复体，37、46、47 可见填充物。

面型：凸面型，开唇露齿，鼻唇角偏小，颏唇沟不明显。颞下颌关节未见异常。（图 4-1）

X线片检查及分析

全景片显示：18 牙胚埋伏可见，28、48 已萌出，36 冠部及根管有阻射影像，根尖周未见明显异常。

37、46、47 冠部可见阻射影像，牙根发育完成。

头影测量显示：Ⅱ类骨型，上颌骨前突，颏部偏后位，下颌平面角高角，上下前牙较直立。（图 4-2，图 4-3）

测量值见表 4-1。

诊断

（1）牙型诊断：安氏Ⅰ类错𬌗畸形，上下牙槽骨突。

（2）面型诊断：凸面型。

（3）骨型诊断：Ⅱ类骨型。

患者存在问题

（1）上下唇突。

（2）上下牙槽骨前突明显。

二、治疗设计

（1）改善牙槽骨突度。

（2）拔牙矫治，拔除 14、24、35、45。

（3）内收上前牙，排齐牙列，完善弓形。

（4）舌侧活动翼矫治技术。

三、矫治过程

（1）上下颌安装舌侧结扎式活动翼矫治器，安装带槽翼，早期使用稳定的主弓丝，逐步轻力整体结扎内收前牙。

（2）下颌 4 与 6 链状牵引加快拔牙间隙的分配。

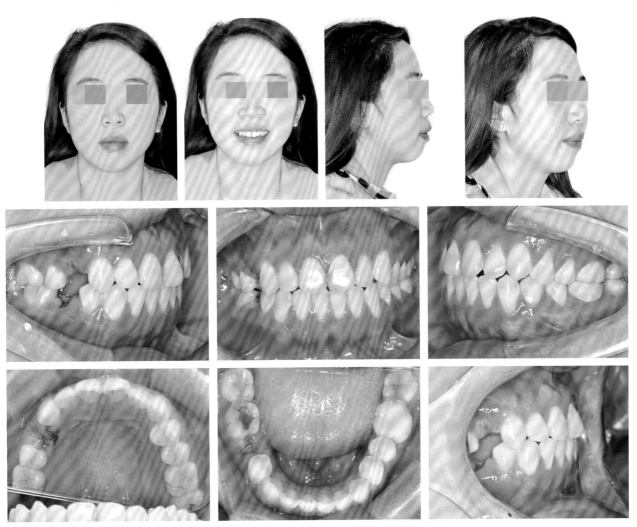

图 4-1　治疗前面骀相

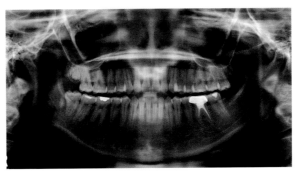

图 4-2　治疗前曲面断层片

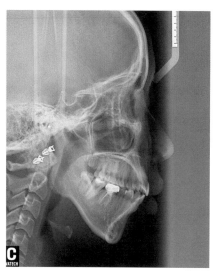 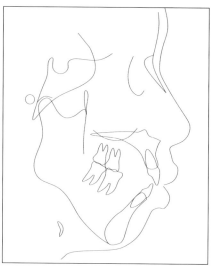

A   B

A. 治疗前头颅侧位片； B. 治疗前头颅侧位片描记图

图 4-3　治疗前头颅侧位片及描记图

表 4-1　矫治前头影测量数据表

序号	项目	治疗前测量值	标准值	标准差
1	ANB（°）	9.48	3	2
2	FH-Np（°）	83.38	85	3
3	L1-MP（°）	91.97	97	6
4	L1-NB（°）	36.28	30	6
5	L1-NB（mm）	10.67	7	2
6	NA-APo（°）	22.50	6	4
7	Po-NB（mm）	-2.86	4	2
8	SNA（°）	84.27	83	4
9	SNB（°）	74.80	80	4
10	SN-MP（°）	49.52	30	6
11	U1-L1（°）	120.30	124	8
12	U1-NA（°）	13.94	23	5
13	U1-NA（mm）	0.08	5	2
14	U1-SN（°）	98.21	106	6
15	Y-Axis（°）	71.62	64	2

● **矫治阶段1** ●

临床处理： 拔除24、35，上下颌安装舌侧活动翼矫治器，0.025in×0.017in TN扁丝，末端回弯固定。13-23、32-42安装带槽翼，主弓丝与槽沟用结扎丝结扎，翼与底座结扎圈结扎，结扎式内收。34-36、44-46链状牵引关闭间隙。（图4-4）

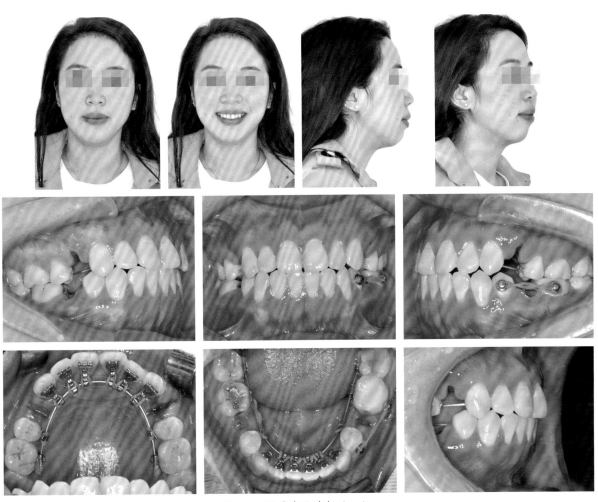

图4-4 治疗中面殆相（一）

矫治要点：

（1）结扎式舌侧活动翼托槽采用伸缩式内收前牙时，应该注意结扎圈力的大小。

（2）骨型病例，前牙较直立，采用整体内收及转矩控制，尽量使用轻力。

（3）34扭转，颊侧牵引有利于扭转矫治。（图4-5）

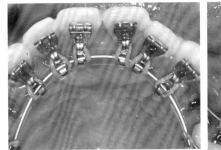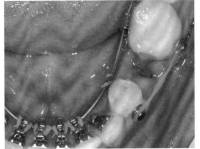

图4-5 矫治要点细节图（一）

● 矫治阶段 2 ●

复诊可见： 拔牙间隙明显减少，上下唇突度改善。

临床处理： 上下颌换 0.025in×0.017in SS 丝，弓丝末端树脂固定，13-23、33-43 行结扎式内收。37-34、47-44 链状牵引。（图 4-6）

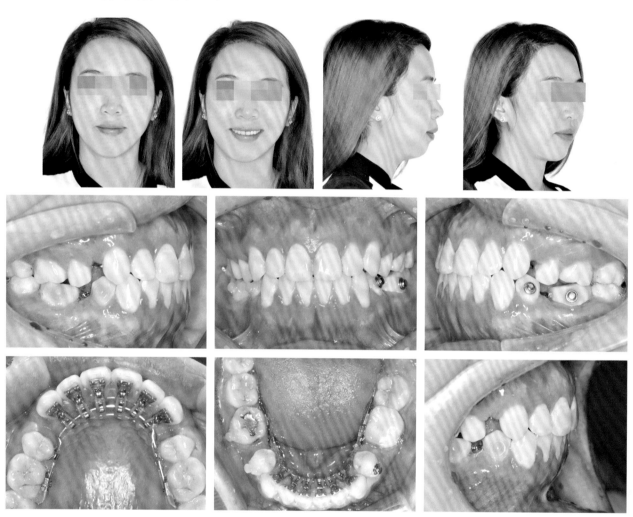

图 4-6　治疗中面𬌗相（二）

矫治要点： 上下颌应用 0.025in×0.017in SS 丝，弓丝平面更加稳定，更有利于转矩表达。（图 4-7）

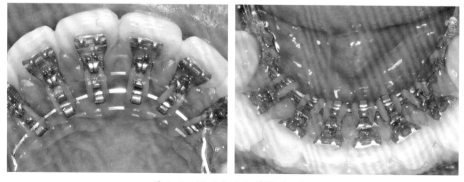

图 4-7　矫治要点细节图（二）

● 矫治阶段 3 ●

复诊可见：拔牙间隙已基本关闭，36 近中倾斜。

临床处理：置入弓丝后抽树脂固定，修正 36 舌面管位置。下颌换 0.025in×0.017in TN 扁丝，13-23、33-43 应用 0.012in TN 辅弓，结扎式内收下前牙。（图 4-8）

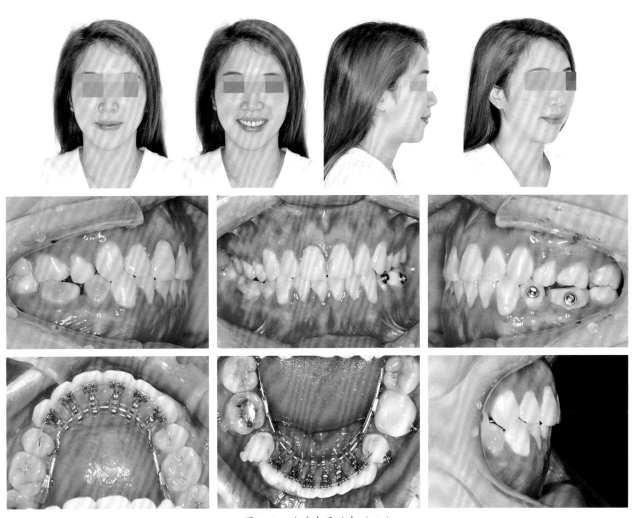

图 4-8　治疗中面𬌗相（三）

矫治要点：

（1）上下前牙区上辅助弓丝，除了能协助上下前牙的排齐外，还有利于前牙区牙轴的矫治。

（2）36 近中倾托槽黏结不准确，重新黏结。（图 4-9）

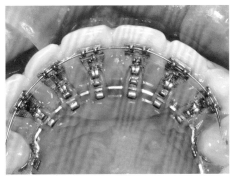
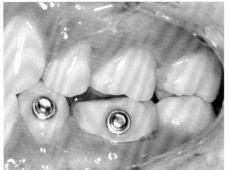

图 4-9　矫治要点细节图（三）

● 矫治阶段 4 ●

复诊可见： 上下拔牙间隙基本关闭，上下唇突度改善明显，上下前牙转矩无明显失控，36轴倾度明显改善。

临床处理： 上颌重新换个性化0.025in×0.017in SS丝，12-23.33-42结扎式内收上下前牙。（图4-10）

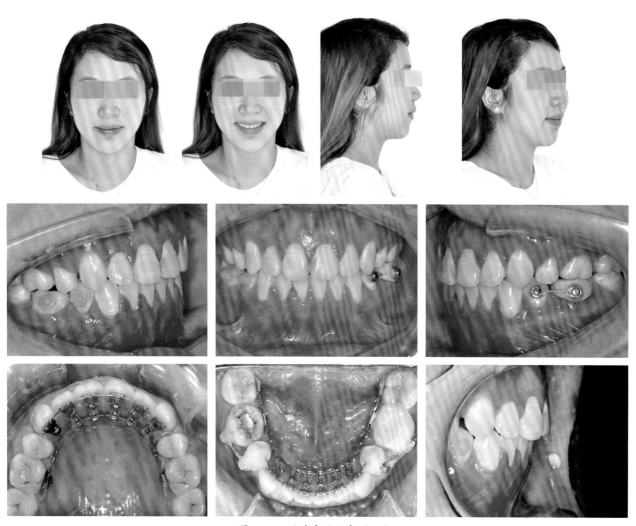

图4-10 治疗中面𬌗相（四）

矫治要点：

（1）个性化弯制SS弓丝，对建立良好的个性化咬合关系非常有帮助。

（2）36牙轴恢复后，有剩余间隙用链状关闭。（图4-11）

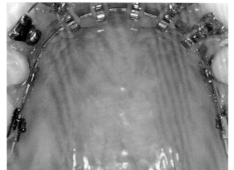
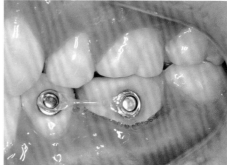

图4-11 矫治要点细节图（四）

● 主动结束矫治 ●

上下弓形匹配，中线正，咬合关系良好，前牙覆𬌗、覆盖正常，上下突度明显改善。X 光片显现：牙根基本平行，上下牙槽骨改建良好。（图 4-12，图 4-13，图 4-14）（表 4-2）

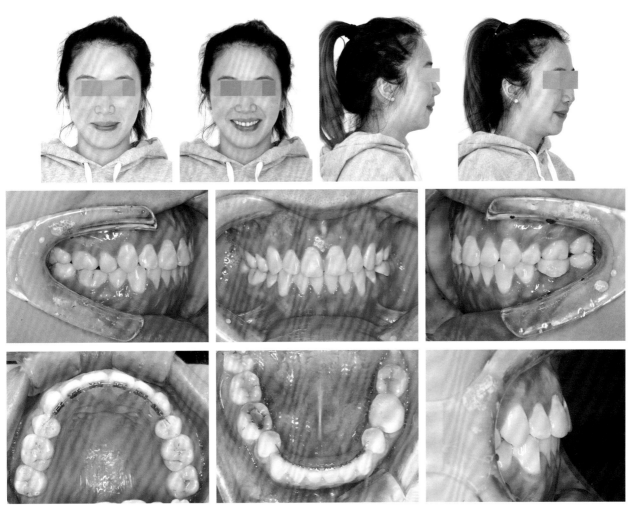

图 4-12　矫治后面𬌗相

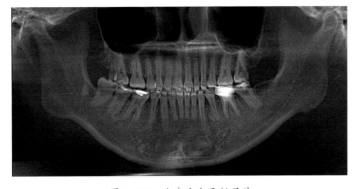

图 4-13　治疗后曲面断层片

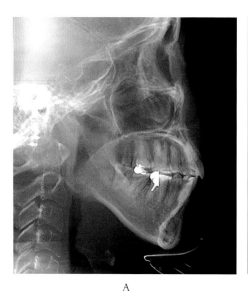 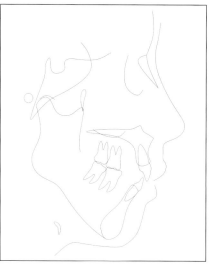

A　　　　　　　　　　　　　　　　B

A. 治疗后头颅侧位片；B. 治疗后头颅侧位片描记图

图4-14　治疗后头颅侧位片及描记图

表4-2　矫治后头影测量数据表

序号	项目	治疗后测量值	标准值	标准差
1	ANB（°）	8.76	3	2
2	FH-Np（°）	83.86	85	3
3	L1-MP（°）	85.02	97	6
4	L1-NB（°）	30.87	30	6
5	L1-NB（mm）	7.75	7	2
6	NA-APo（°）	20.32	6	4
7	Po-NB（mm）	-1.75	4	2
8	SNA（°）	84.04	83	4
9	SNB（°）	75.29	80	4
10	SN-MP（°）	50.56	30	6
11	U1-L1（°）	131.28	124	8
12	U1-NA（°）	9.10	23	5
13	U1-NA（mm）	-1.75	5	2
14	U1-SN（°）	93.14	106	6
15	Y-Axis（°）	70.62	64	2

四、矫治前后对比

矫治前上下唇突，上下牙槽骨前突，颏唇沟不清晰。矫治后弓形匹配、上下唇突度明显减少，唇形得到明显改善，颏唇沟明显，上下牙槽骨改建明显，突度减少。（图4-15，图4-16，图4-17，图4-18）（表4-3）

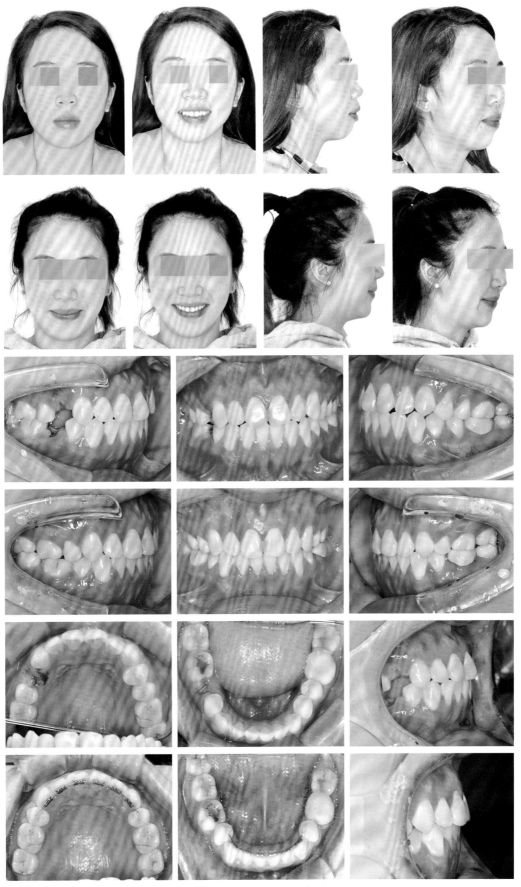

图 4-15　矫治前后面𬌗相对比

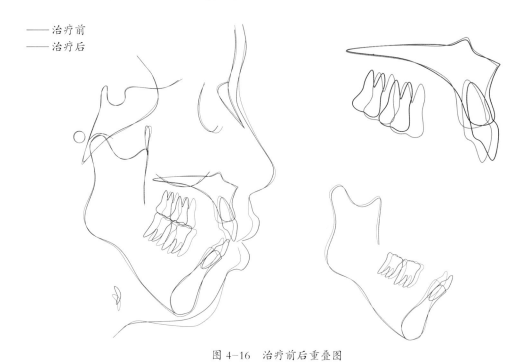

——治疗前
——治疗后

图 4-16　治疗前后重叠图

表 4-3　矫治前后投影测量数据对比

序号	项目	治疗前测量值	治疗后测量值	标准值	标准差
1	ANB（°）	9.48	8.76	3	2
2	FH-Np（°）	83.38	83.86	85	3
3	L1-MP（°）	91.97	85.02	97	6
4	L1-NB（°）	36.28	30.87	30	6
5	L1-NB（mm）	10.67	7.75	7	2
6	NA-APo（°）	22.50	20.32	6	4
7	Po-NB（mm）	-2.86	-1.75	4	2
8	SNA（°）	84.27	84.04	83	4
9	SNB（°）	74.80	75.29	80	4
10	SN-MP（°）	49.52	50.56	30	6
11	U1-L1（°）	120.30	131.28	124	8
12	U1-NA（°）	13.94	9.10	23	5
13	U1-NA（mm）	0.08	-1.75	5	2
14	U1-SN（°）	98.21	93.14	106	6
15	Y-Axis（°）	71.62	70.62	64	2

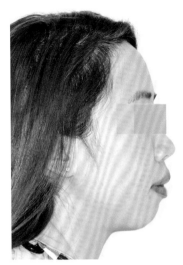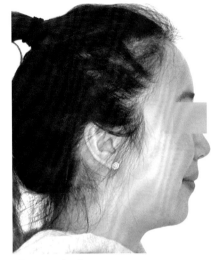

图 4-17　治疗前后侧面相对比

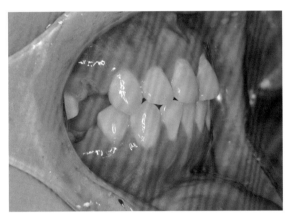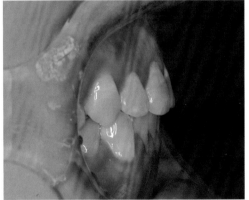

图 4-18　治疗前后覆盖相对比

五、小结

（1）本病例是 Ⅱ 类骨型、双颌前突伴高角。矫治后牙槽骨改建效果好，嘴唇突度改变大，前牙转矩控制效果良好，患者满意。

（2）矫治的关键点在于充分内收上下前牙，并且要有效地控制好咬合平面和防止下颌平面顺旋。

（3）本病例为 Ⅱ 类骨型伴双颌前突的病例，牙槽骨的改建是矫治的要点。舌侧活动翼矫治技术可以早期对 6 颗前牙同时轻力控制转矩，有利于牙槽骨改建。

（4）成人病例咬合力稳定，磨牙区支抗较强，在没有其他辅助支抗的帮助下，支抗丢失较少，这是舌侧正畸的优势。

（5）舌侧活动翼矫治技术最大的优势是对转矩的控制，本病例上下前牙大量内收也没有发生前牙舌倾，转矩失控。

（6）使用结扎式活动翼控制转矩、牙根大范围移动时，要密切观察牙根有没有吸收，随时调整加力方式及大小。

病例完成人：詹永福

病例5
拔除14、24、34、44矫治成人双颌前突病例（一）

一、病例简介

女，25岁。

主诉

牙齿不齐，上下唇过突要求矫治。

临床检查

恒牙列17-27、37-47，双侧磨牙尖牙中性关系，前牙覆𬌗、覆盖正常，下牙中度拥挤，31、41、35、45扭转，上颌前牙区牙槽骨丰满。

面型：凸面型，开唇露齿，闭唇紧张，下唇外翻，上下唇突，鼻唇角偏小，颏唇沟不明显。颞下颌关节功能检查未见异常。（图5-1）

X线片检查及分析

全景片显示：恒牙18-27、37-48、18近中阻生，双侧髁突骨皮质完整。

头影测量示：Ⅰ类骨型，上下前牙前倾，下颌平面角均角，上牙槽骨前突。（图5-2，图5-3）测量值见表5-1。

诊断

（1）牙型诊断：安氏Ⅰ类错𬌗畸形。

（2）面型诊断：凸面型。

（3）骨型诊断：Ⅰ类骨型，上牙槽骨前突。

患者存在问题

（1）上下唇前突。

（2）上牙槽骨突。

（3）下前牙中度拥挤。

二、治疗设计

（1）改善上下唇突，内收上下前牙，排齐牙齿。

（2）拔牙矫治，拔14、24、34、44。

（3）上下颌强支抗。

（4）舌侧活动翼矫治技术矫治。

三、矫治过程

（1）上下颌安装舌侧活动翼矫治器，分批内收前牙。

（2）剩余间隙不多时，连续链状关闭。

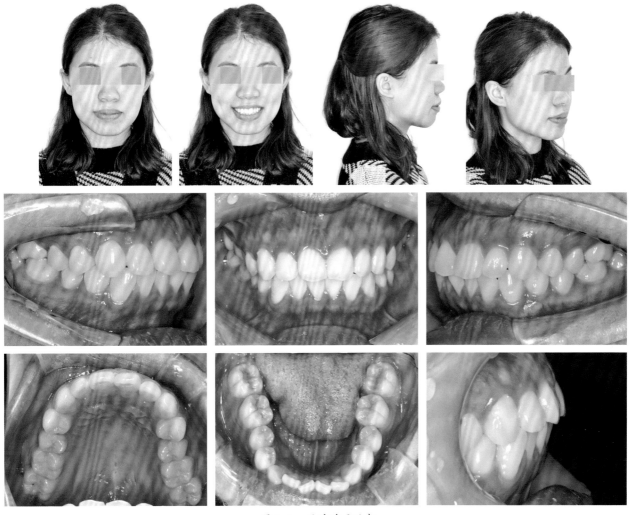

图 5-1 治疗前面𬌗相

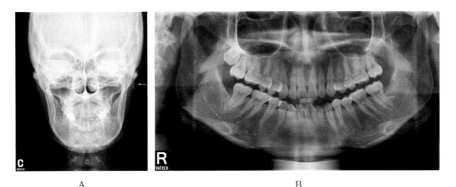

A   B

A.治疗前头颅正位片； B.治疗前曲面断层片

图 5-2 治疗前 X 线片

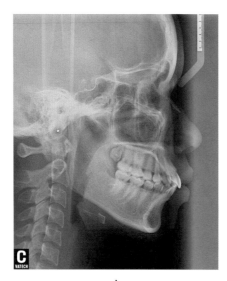
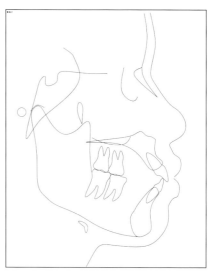

A　　　　　　　　　　　　　　B

A. 治疗前头颅侧位片；B. 治疗前头颅侧位片描记图

图 5-3　治疗前头颅侧位片及描记图

表 5-1　矫治前头影测量数据表

序号	项目	治疗前测量值	标准值	标准差
1	ANB（°）	5.48	3	2
2	FH-Np（°）	93.05	85	3
3	L1-MP（°）	103.35	97	6
4	L1-NB（°）	39.85	30	6
5	L1-NB（mm）	10.27	7	2
6	NA-APo（°）	12.07	6	4
7	Po-NB（mm）	-0.25	4	2
8	SNA（°）	91.72	83	4
9	SNB（°）	86.24	80	4
10	SN-MP（°）	30.26	30	6
11	U1-L1（°）	107.62	124	8
12	U1-NA（°）	27.05	23	5
13	U1-NA（mm）	5.39	5	2
14	U1-SN（°）	118.77	106	6
15	Y-Axis（°）	60.68	64	2

● 矫治阶段 1 ●

临床处理： 拔除 14、24、34、44，上下牙黏结结扎式舌侧活动翼托槽，11、21、31、33、42 安装带槽翼，0.025in×0.017in TN 扁丝，末端回弯固定。11、21 弹性结扎，下颌 31-42、31-33 间置 0.008in 推簧，开创间隙；35 颊舌侧、36 颊侧、45 颊侧、46 颊侧及 43 舌侧黏结舌侧扣，利用力偶矫治 35、45 的扭转；上下前牙应用 0.012in TN 辅弓，排齐前牙。（图 5-4）

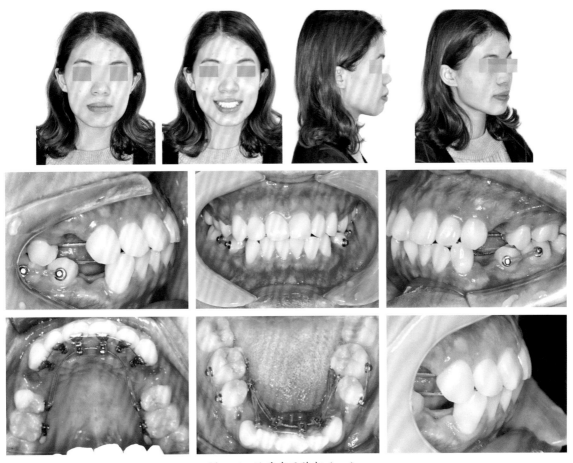

图 5-4　治疗中面拾相（一）

矫治要点：

（1）上颌减少支抗的损耗，采用分批内收前牙。

（2）下颌用推簧开创间隙。

（3）利用矫治 35、45 扭转，牵引 33、43 向远中移动，有利于开创前牙间隙及拔牙间隙的分配。（图 5-5）

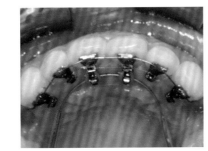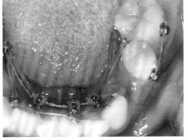

图 5-5　矫治要点细节图（一）

● 矫治阶段 2 ●

复诊可见： 上下前牙拔牙间隙减少，上下唇突度改善，35、45 扭转已矫治，下前牙排齐。

临床处理： 上颌换 0.025in×0.017in SS 丝，35、37、45、47 黏结托槽，换 0.025in×0.017in TN 扁丝，12、22、32、41 安装带槽翼，上颌弓丝结扎丝结扎固定，下颌弓丝末端固定，12-22、32-42 结扎式内收。（图 5-6）

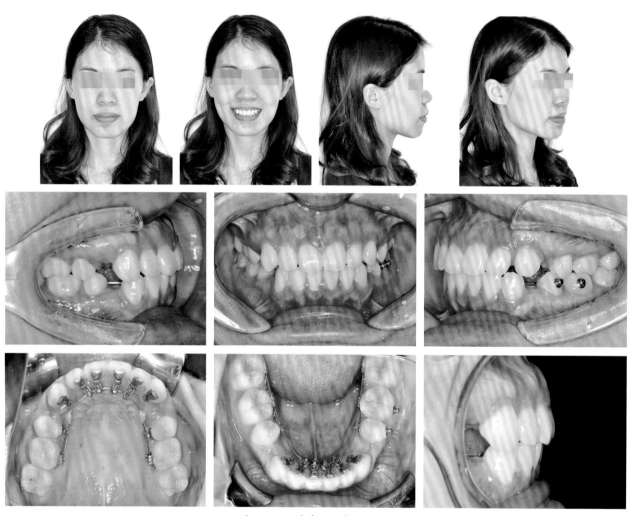

图 5-6　治疗中面𬌗相（二）

矫治要点：

（1）分批内收前牙，能减少后牙支抗的丢失。

（2）黏结 37、47，可增加弓丝平面的稳定度，对矫治目标表达有利。（图 5-7）

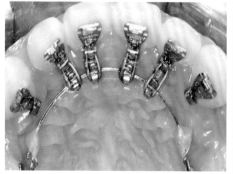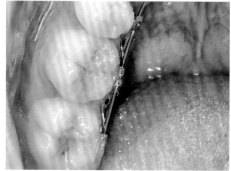

图 5-7　矫治要点细节图（二）

● 矫治阶段 3 ●

复诊可见： 前牙内收，拔牙间隙进一步减少。

临床处理： 上颌弓丝后抽结扎丝固定，下颌弓丝后抽树脂固定， 13、23、33、43 安装带槽翼，16-13、26-23、33-36、43-46 链状牵引，12-22、32-42 同时行结扎式内收。（图 5-8）

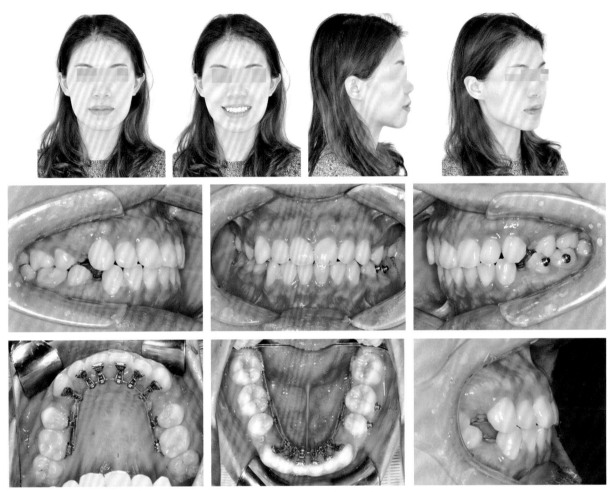

图 5-8　治疗中面𬌗相（三）

矫治要点：

（1）前牙区一起控制转矩，有利于牙槽骨改建，但结扎力要轻。

（2）链状牵引 3 向远中，避免内聚效应影响前牙内收。（图 5-9）

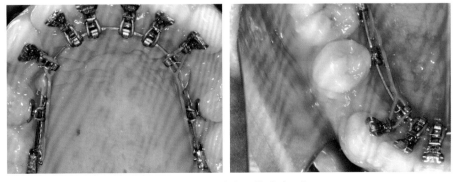

图 5-9　矫治要点细节图（三）

● 矫治阶段 4 ●

复诊可见： 上下牙齿的间隙基本关闭，咬合平面稳定，上下唇突改变明显。

临床处理： 16-26、37-47 连续链状关闭间隙，23、36 牵引，调整咬合。（图 5-10）

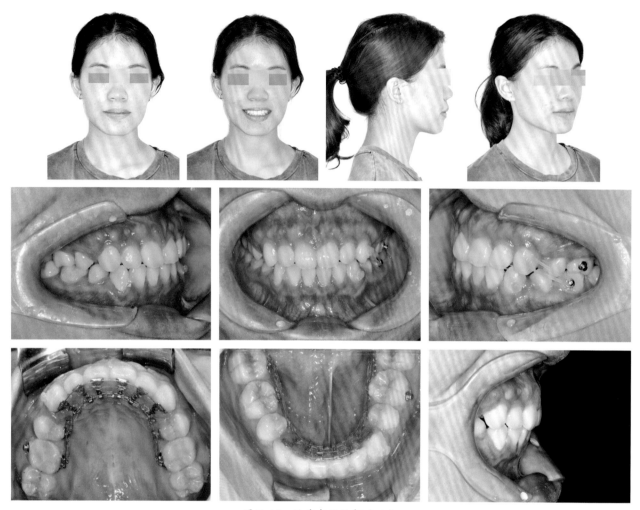

图 5-10　治疗中面𬌗相（四）

矫治要点：

（1）剩余间隙不多，连续链状关闭间隙，防止弓丝后抽超过目标位。

（2）颌间牵引，调整上下咬合关系。（图 5-11）

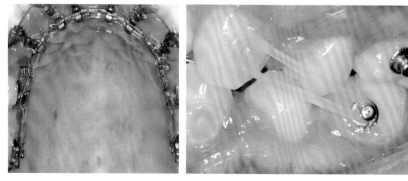

图 5-11　矫治要点细节图（四）

● 主动结束矫治 ●

上下弓形匹配，中线正。咬合关系良好，前牙覆𬌗、覆盖正常，上下突度改善明显。（图 5-12、图 5-13，图 5-14）（表 5-2）

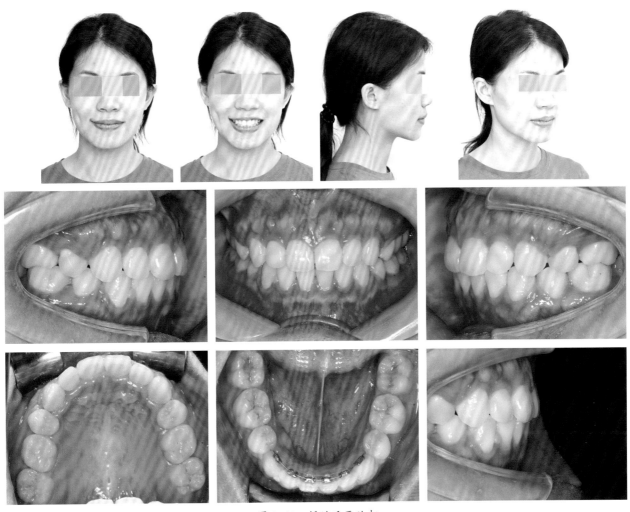

图 5-12　矫治后面𬌗相

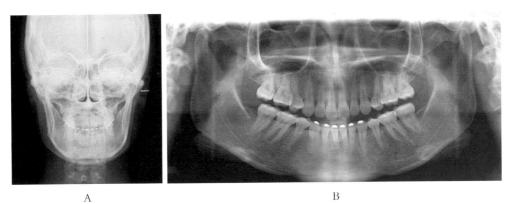

A　　　　　　　　　　　　　　　　B
A. 治疗后头颅正位片；B. 治疗后曲面断层片
图 5-13　治疗后 X 线片

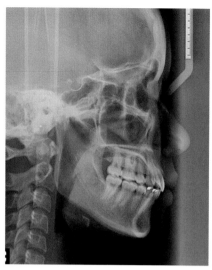
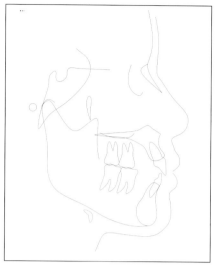

A   B

A. 治疗后头颅侧位片；B. 治疗后头颅侧位片描记图

图 5-14   治疗后头颅侧位片及描记图

表 5-2   矫治后头影测量数据表

序号	项目	治疗后测量值	标准值	标准差
1	ANB（°）	4.85	3	2
2	FH-Np（°）	91.25	85	3
3	L1-MP（°）	95.46	97	6
4	L1-NB（°）	30.57	30	6
5	L1-NB（mm）	5.74	7	2
6	NA-APo（°）	10.27	6	4
7	Po-NB（mm）	0.41	4	2
8	SNA（°）	91.32	83	4
9	SNB（°）	86.47	80	4
10	SN-MP（°）	28.63	30	6
11	U1-L1（°）	127.93	124	8
12	U1-NA（°）	16.65	23	5
13	U1-NA（mm）	1.64	5	2
14	U1-SN（°）	107.97	106	6
15	Y-Axis（°）	61.35	64	2

四、矫治前后对比

矫治前上下牙弓形窄长，下前牙唇倾，轻度拥挤，上下唇突，颏唇沟不明显。矫治后上下牙弓形变宽短，弓形匹配；下前牙直立，牙齿排齐；上下唇突度减少，颏唇沟正常。（图 5-15，图 5-16，图 5-17，图 5-18）（表 5-3）

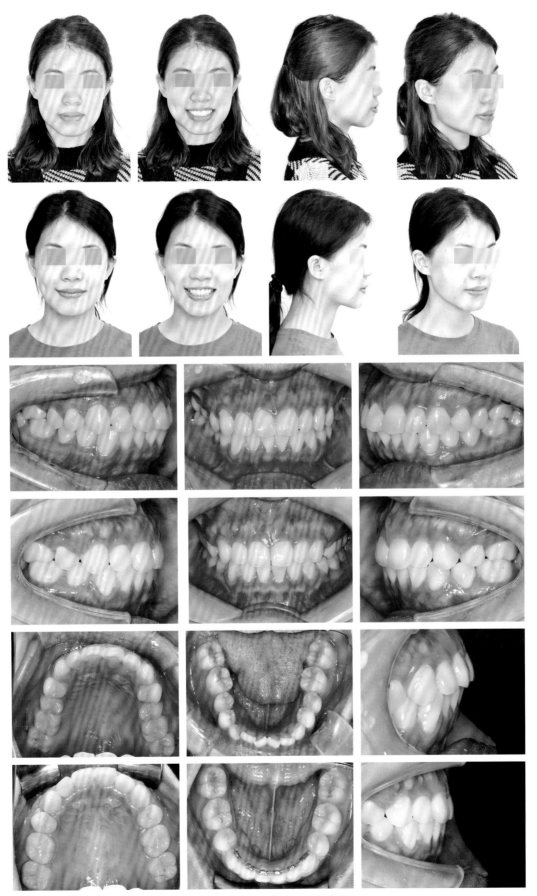

图 5-15　矫治前后面验相对比

——治疗前
——治疗后

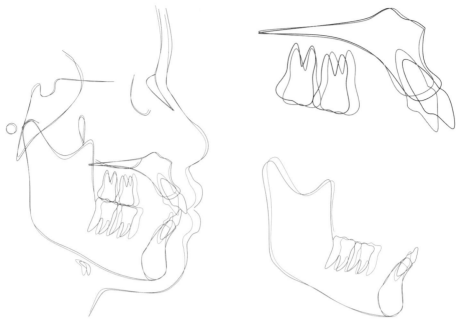

图 5-16　治疗前后重叠图

表 5-3　矫治前后投影测量数据对比

序号	项目	治疗前测量值	治疗后测量值	标准值	标准差
1	ANB（°）	5.48	4.85	3	2
2	FH-Np（°）	93.05	91.25	85	3
3	L1-MP（°）	103.35	95.46	97	6
4	L1-NB（°）	39.85	30.57	30	6
5	L1-NB（mm）	10.27	5.74	7	2
6	NA-APo（°）	12.07	10.27	6	4
7	Po-NB（mm）	−0.25	0.41	4	2
8	SNA（°）	91.72	91.32	83	4
9	SNB（°）	86.24	86.47	80	4
10	SN-MP（°）	30.26	28.63	30	6
11	U1-L1（°）	107.62	127.93	124	8
12	U1-NA（°）	27.05	16.65	23	5
13	U1-NA（mm）	5.39	1.64	5	2
14	U1-SN（°）	118.77	107.97	106	6
15	Y-Axis（°）	60.68	61.35	64	2

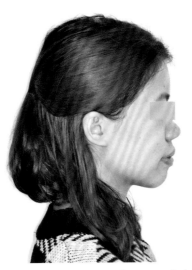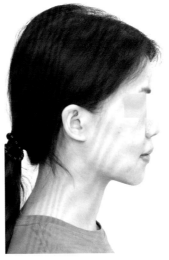

图 5-17　治疗前后侧面相对比

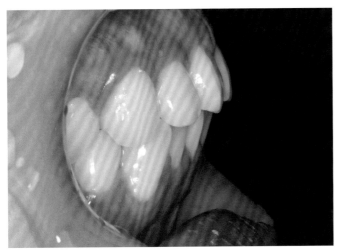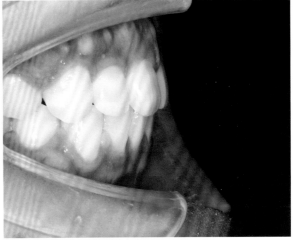

图 5-18　治疗前后覆盖相对比

五、小结

（1）矫治结束后，上下前牙充分内收后，减少了牙弓突度，改善了唇部突度，达到改善侧貌的效果。

（2）本病例是双牙弓骨性前突，内收上下前牙及牙槽骨改建是矫治的重点。矫治过程中应该特别注意上下前牙内收的速度，尽量保持正确的上下前牙对位关系。

（3）在内收上下前牙减少牙弓突度时，随着上下前牙唇倾度的减少，会带来覆𬌗的加深。矫治过程中，注意矢状向改变的同时，必须加强对垂直向的调节。

（4）采用伸缩式内收前牙和连续链状结扎方式来控制前牙，转矩控制理想，上牙槽骨改形良好。

（5）舌侧活动翼矫治技术可以分批内收前牙，减少支抗的消耗。双牙弓前突病例对支抗的要求比较高，尤其是矢状向的支抗，应该充分考虑支抗设计，本病例上颌若有辅助支抗帮助，内收效果会更好，唇部突度改善更多。

病例完成人：詹永福

病例 6

拔除 14、24、34、44 矫治成人双颌前突病例（二）

一、病例简介

女，32岁。

主诉

牙齿前突，要求矫治。

临床检查

恒牙列 17-27、37-47。上下牙弓中度拥挤，上下中线不齐，下牙中线左偏 1.5mm。右侧磨牙中性关系，左侧磨牙中性偏远中关系。前牙浅覆𬌗、浅覆盖。15 与 45 正锁𬌗，17 与 47 正锁𬌗。37、47 舌侧倾。

面型：侧貌突。（图 6-1）

X 线片检查及分析

全景片显示：双侧髁突基本对称，无吸收，无明显异常。18、28 阻生，38 近中阻生，48 近中水平阻生。

头影测量显示：均角型，上颌骨前突，下颌骨突度正常。上下前牙稍前倾，Ⅱ 类骨型。（图 6-2，图 6-3）

测量值见表 6-1。

诊断

（1）牙型诊断：安氏 Ⅰ 类错𬌗畸形，双颌前突。

（2）面型诊断：凸面型。

（3）骨型诊断：Ⅱ 类骨型。

患者存在问题

（1）双颌前突，侧貌突。

（2）15 与 45 正锁𬌗。

（3）17 与 47 正锁𬌗。

（4）36、37 舌倾。

（5）前牙浅覆𬌗、浅覆盖。

二、治疗设计

（1）减数矫治，拔除 4 个 4，择期拔除 4 个 8。

（2）舌侧活动翼矫治，内收前牙，改善突度。

（3）必要时植入支抗钉维护磨牙支抗。

（4）矫治结束后佩戴 Hawley 保持器保持。

三、矫治过程

（1）1～3个月，固定矫治器排齐。

（2）3～18个月，上下前牙内收，改善侧貌突度。（总疗程18个月）

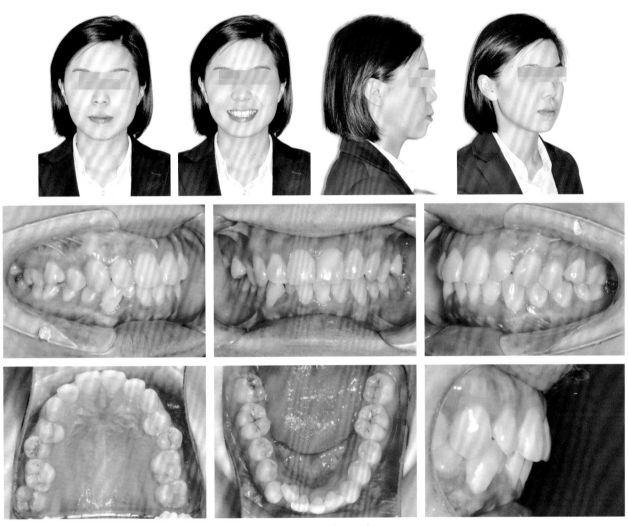

图 6-1　治疗前面验相

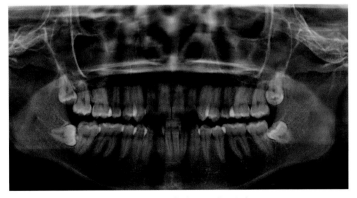

图 6-2　治疗前曲面断层片

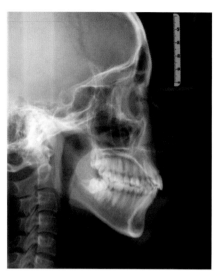 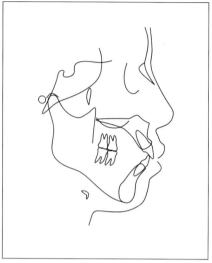

A   B

A. 治疗前头颅侧位片；B. 治疗前头颅侧位片描记图

图 6-3　治疗前头颅侧位片及描记图

表 6-1　矫治前头影测量数据表

序号	项目	治疗前测量值	标准值	标准差
1	ANB（°）	6.10	3	2
2	FH-Np（°）	85.64	85	3
3	L1-MP（°）	96.41	97	6
4	L1-NB（°）	34.11	30	6
5	L1-NB（mm）	9.32	7	2
6	NA-APo（°）	14.72	6	4
7	Po-NB（mm）	-0.90	4	2
8	SNA（°）	84.94	83	4
9	SNB（°）	78.84	80	4
10	SN-MP（°）	38.86	30	6
11	U1-L1（°）	111.84	124	8
12	U1-NA（°）	27.95	23	5
13	U1-NA（mm）	3.91	5	2
14	U1-SN（°）	112.89	106	6
15	Y-Axis（°）	65.06	64	2

● 矫治阶段 1 ●

临床处理： 拔除 14、24、34、44，上下 6-6 黏结结扎式舌侧活动翼托槽，上颌 11、21 安装带槽翼，安装 0.025in×0.017in TN 丝，13、23 安装带槽翼，橡皮链 13、23 向远中移动。下颌安装 0.025in×0.017in 热激活 TN 丝。（图 6-4）

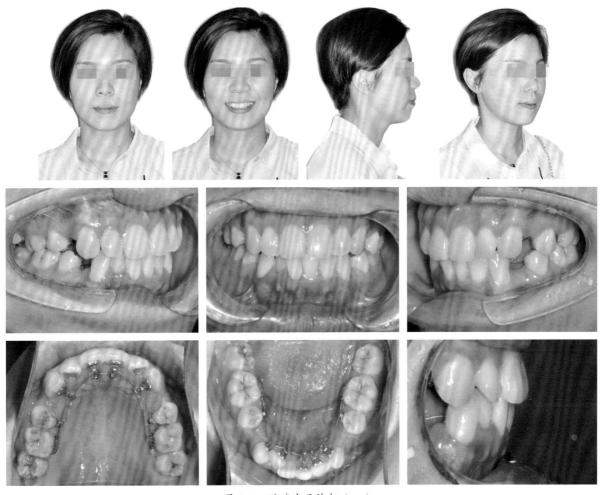

图 6-4　治疗中面𬌗相（一）

矫治要点： 13、23 安装带槽翼往远中移动，给 12、22 分配间隙。11、21 弹性结扎。31、32、33、42 安装通用翼，置入结扎圈。（图 6-5）

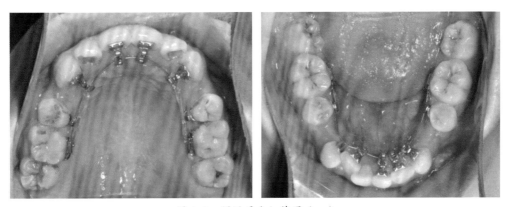

图 6-5　矫治要点细节图（一）

● 矫治阶段 2 ●

复诊可见： 上下牙弓形态有所改善，上下前牙明显内收，拔牙间隙已明显减小。（图 6-6）

临床处理： 3 个月复查，上下牙弓形态有所改善，拔牙间隙宽度减小，上下前牙置入辅弓，上颌弓丝继续回抽，前牙弹性结扎。下牙列已平整，31、41 安装带槽翼弹性结扎，继续内收前牙。

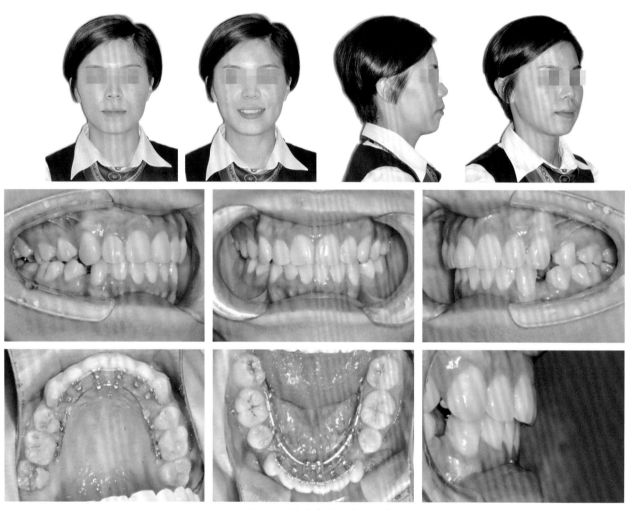

图 6-6　治疗中面殆相（二）

矫治要点： 上下 3-3 置入辅弓，排齐前牙。11、21、31、41 继续弹性结扎，内收前牙。（图 6-7）

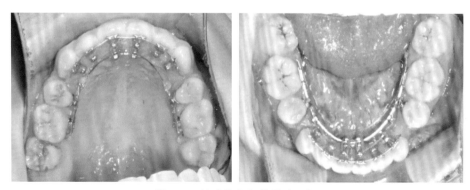

图 6-7　矫治要点细节图（二）

● 矫治阶段 3 ●

复诊可见： 上下拔牙间隙已基本关闭，上下前牙充分内收，唇部突度明显减小，上下牙列已达到目标位，前牙覆𬌗、覆盖基本正常。前牙转矩基本正常，上下咬合平面协调。上中线略左偏，右侧磨牙略偏远中关系。（图6-8）

临床处理： 右侧Ⅱ类牵引调整前牙上下中线，同时让磨牙达到中性关系。继续回抽下颌弓丝，伸缩式内收前牙，关闭剩余间隙。

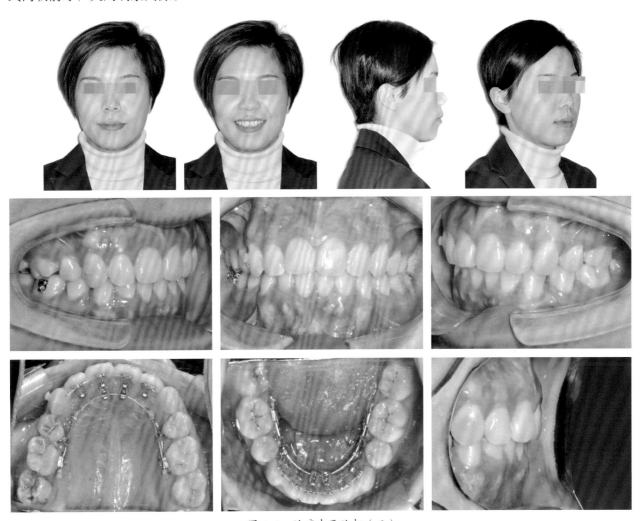

图6-8 治疗中面𬌗相（三）

矫治要点： 右侧Ⅱ类牵引调整前牙上下中线，同时让磨牙达到中性关系。继续回抽下颌弓丝，伸缩式内收前牙，关闭剩余间隙。（图6-9）

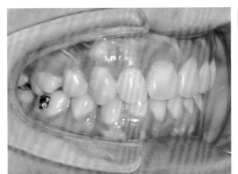
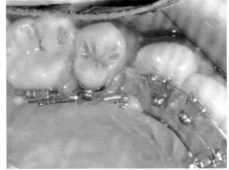

图6-9 矫治要点细节图（三）

● **矫治阶段 4** ●

复诊可见：拔牙间隙基本关闭，17与47的锁𬌗已解除，上下中线对齐，前牙覆盖略大，唇部突度明显减少。（图6-10）

临床处理：两侧配合Ⅱ类牵引。调整后牙尖窝咬合关系，减少前牙覆盖。

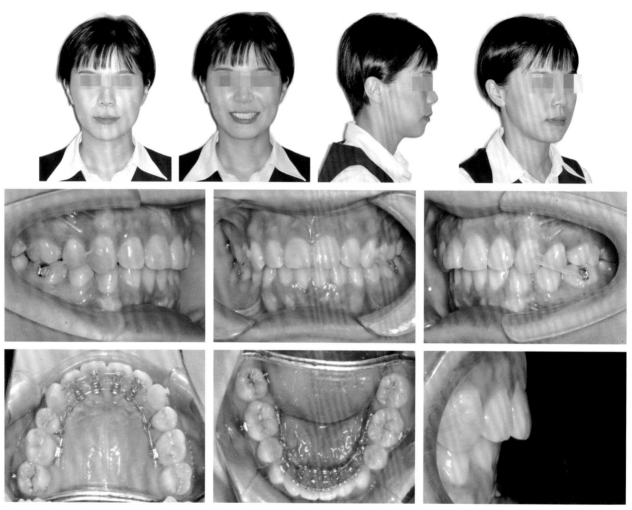

图6-10 治疗中面𬌗相（四）

矫治要点：36、46黏结带钩微正畸托槽，13、23做树脂扣，挂Ⅱ类牵引。（图6-11）

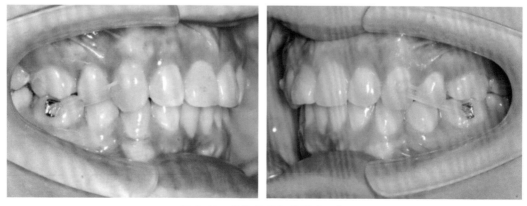

图6-11 矫治要点细节图（四）

● 主动结束矫治 ●

结束时上下牙弓形态正常，牙齿排列整齐，后牙尖窝咬合情况良好，前牙覆𬌗、覆盖正常。唇部突度明显减小，颏部外观改善。颞下颌关节功能检查未见异常。（图6-12，图6-13，图6-14）（表6-2）

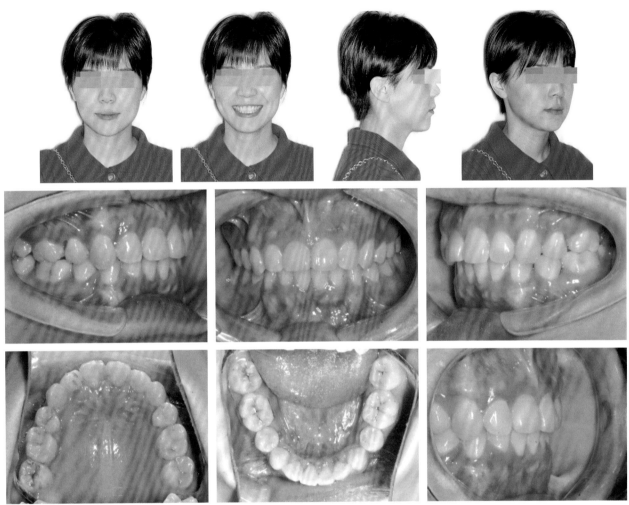

图 6-12　治疗后面𬌗相

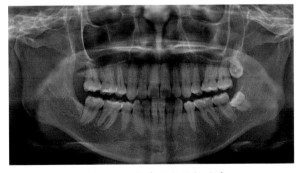

图 6-13　治疗后曲面断层片

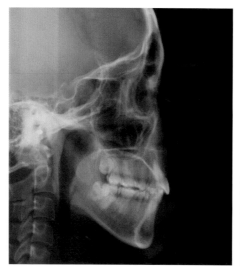
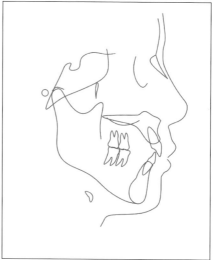

A   B

A. 治疗后头颅侧位片；B. 治疗后头颅侧位片描记图

图 6-14　治疗后头颅侧位片及描记图

表 6-2　矫治后头影测量数据表

序号	项目	治疗后测量值	标准值	标准差
1	ANB（°）	4.84	3	2
2	FH-Np（°）	87.36	85	3
3	L1-MP（°）	90.01	97	6
4	L1-NB（°）	26.42	30	6
5	L1-NB（mm）	4.87	7	2
6	NA-APo（°）	11.78	6	4
7	Po-NB（mm）	-1.44	4	2
8	SNA（°）	84.29	83	4
9	SNB（°）	79.45	80	4
10	SN-MP（°）	36.95	30	6
11	U1-L1（°）	129.37	124	8
12	U1-NA（°）	19.37	23	5
13	U1-NA（mm）	1.44	5	2
14	U1-SN（°）	103.66	106	6
15	Y-Axis（°）	64.35	64	2

四、矫治前后对比

　　主动矫治结束，上下前牙大量内收，上下中线对齐，弓形改善，后牙区尖窝咬合关系良好，面下 1/3 高度正常，唇部突度减小，侧貌改善明显。头影测量可见，上下前牙大量内收，下颌平面可见少量逆时针旋转。（图 6-15，图 6-16，图 6-17，图 6-18）（表 6-3）

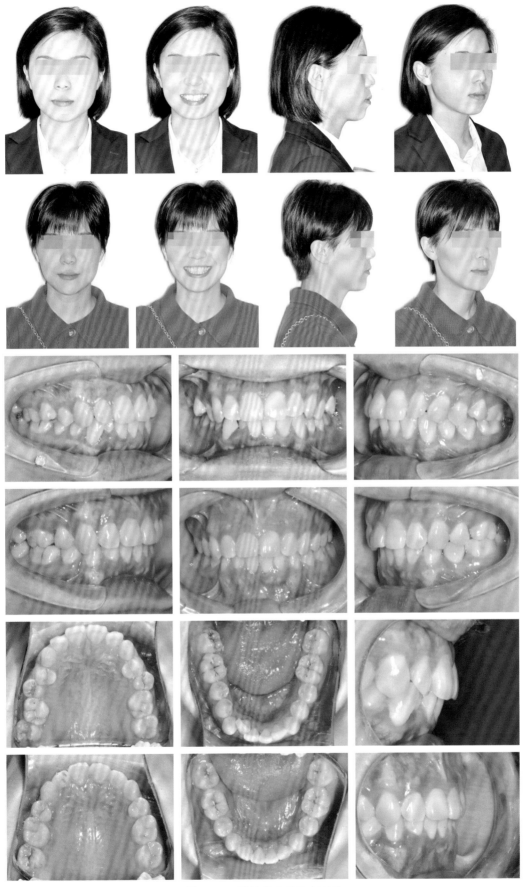

图 6-15　矫治前后面𬌗相对比

——治疗前
——治疗后

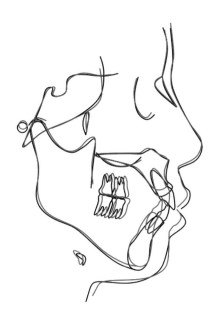
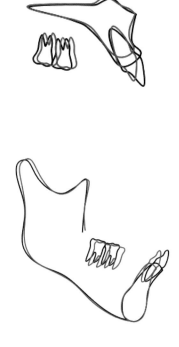

图 6-16　治疗前后重叠图

表 6-3　矫治前后头影测量数据对比

序号	项目	治疗前测量值	治疗后测量值	标准值	标准差
1	ANB（°）	6.10	4.84	3	2
2	FH-Np（°）	85.64	87.36	85	3
3	L1-MP（°）	96.41	90.01	97	6
4	L1-NB（°）	34.11	26.42	30	6
5	L1-NB（mm）	9.32	4.87	7	2
6	NA-APo（°）	14.72	11.78	6	4
7	Po-NB（mm）	-0.90	-1.44	4	2
8	SNA（°）	84.94	84.29	83	4
9	SNB（°）	78.84	79.45	80	4
10	SN-MP（°）	38.86	36.95	30	6
11	U1-L1（°）	111.84	129.37	124	8
12	U1-NA（°）	27.95	19.37	23	5
13	U1-NA（mm）	3.91	1.44	5	2
14	U1-SN（°）	112.89	103.66	106	6
15	Y-Axis（°）	65.06	64.35	64	2

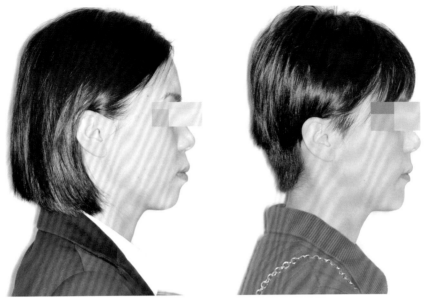

图 6-17　治疗前后侧面相对比

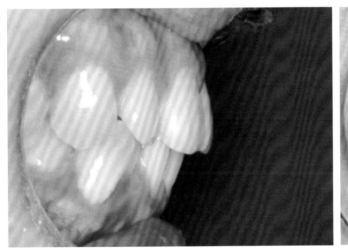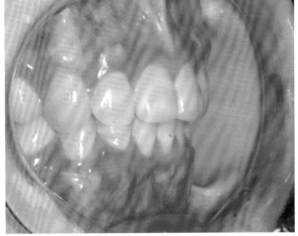

图 6-18　治疗前后覆盖相对比

五、小结

　　这是一例成人双颌前突病例，充分内收上下前牙是治疗的主要内容，并且要有效地控制咬合平面，防止下颌平面进一步顺时针旋转。舌侧活动翼托槽结扎翼有很强的调节性，配合垂直向稳定性好的扁丝，对平面的维护非常有意义。同时可伸缩的活动翼为内收上下前牙提供了一种非常便利有效的方法。

病例完成人：卢卫华

病例7

拔除17、14、24、26、36、44矫治成人双颌前突病例

一、病例简介

女，21岁。

主诉

上下牙前突，要求矫治。

临床检查

恒牙列18-27、38-48，磨牙尖牙中性关系，前牙覆𬌗、覆盖正常。口腔卫生不佳，17、14、26残根，36、46𬌗面大面积龋坏已充填，45远中邻面龋坏未充填。

面型：凸面型。上下颌前突，面下1/3高度正常。上下唇明显前突，闭唇紧张，颏唇沟不明显。颞下颌关节检查无异常。（图7-1）

X线片检查及分析

曲面断层片显示：恒牙18-27、38-48、17、14、26残根，28牙根已发育，48近中阻生。

头影测量显示：Ⅱ类骨型，上颌骨突度偏大，下颌骨突度基本正常，上下前牙前倾度大，下颌平面角稍大。（图7-2，图7-3）

测量值见表7-1。

诊断

（1）牙型诊断：安氏Ⅱ类错𬌗畸形。

（2）面型诊断：凸面型。

（3）骨型诊断：Ⅱ类骨型。

患者存在问题

（1）双牙弓前突。

（2）唇形突度大。

（3）口腔卫生差，口内多个牙位龋坏。

二、治疗设计

（1）拔除17、14、24、26、36、44。

（2）上下强支抗，内收上下前牙，改善侧貌突度。

（3）不对称拔牙，内收过程中注意弓形的中轴及间隙的分配。

（4）前移18、28建立咬合关系。

（5）结扎式舌侧活动翼矫治技术。

三、矫治过程

（1）1～7个月，目标表达期。注意上下弓形的协调，按 3∶1 支抗比值，对前牙分次弹性结扎圈加力内收，主弓丝到达目标位。

（2）7～13个月，目标完善期。主弓丝稳定在目标位，依次纳入其他矫治牙安装带槽翼，弹性加力，同时进行 25、26、28 前移。

（3）13～16个月，微调、结束主动矫治。尖牙区三角牵引，配合颊侧微正畸，精细调整上下咬合关系。（总疗程 16 个月）

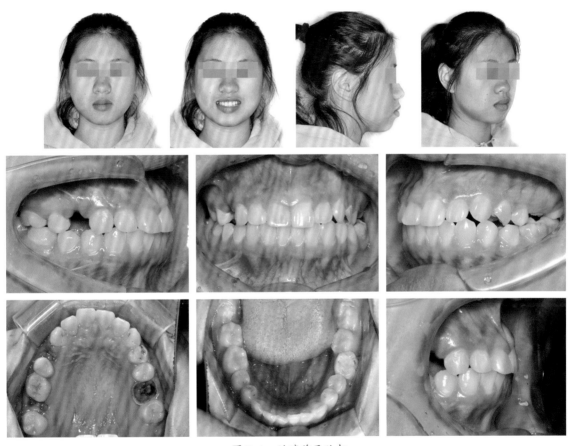

图 7-1　治疗前面𬌗相

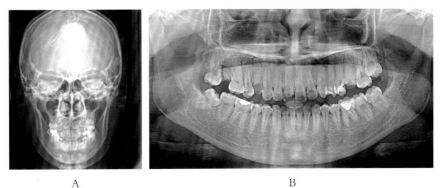

A.治疗前头颅正位片；B.治疗前曲面断层片

图 7-2　治疗前 X 线片

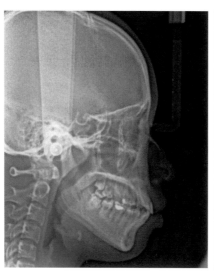
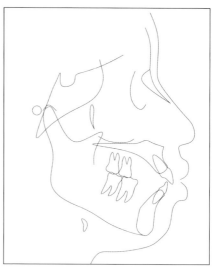

A B

A. 治疗前头颅侧位片；B. 治疗前头颅侧位片描记图

图 7-3　治疗前头颅侧位片及描记图

表 7-1　矫治前头影测量数据表

序号	项目	治疗前测量值	标准值	标准差
1	ANB（°）	5.97	3	2
2	FH-Npg（°）	95.77	85	3
3	L1-MP（angle）（°）	99.94	97	6
4	L1-NB（angle）（°）	36.17	30	6
5	L1-NB（mm）	8.48	7	2
6	NA-APo（°）	16.44	6	4
7	Po-NB（mm）	-2.15	4	2
8	SNA（°）	91.15	83	4
9	SNB（°）	85.18	80	4
10	SN-MP（°）	31.03	30	6
11	U1-L1（°）	112.83	124	8
12	U1-NA（angle）（°）	25.02	23	5
13	U1-NA（mm）	3.79	5	2
14	U1-SN（°）	116.18	106	6
15	Y-Axis（°）	58.92	64	2

● 矫治阶段 1 ●

就诊可见：上牙安装矫治器适应后（1 周），拔除 36、44。（图 7-4）

临床处理：拔除 17、14、24、26、36、44，黏结 16-17、37-46 结扎式舌侧活动翼矫治器。上下牙使用 0.018in 不锈钢圆丝，上牙选择性地对 11、21 进行弹性结扎内收。下牙 32-42 安装活动翼进行弹性结扎内收，轻力牵引 35 远移。同时 13-23、33-43 切端辅助管置入 0.012in 热激活 TN 辅弓，排齐切牙带动尖牙远移。（图 7-5）。

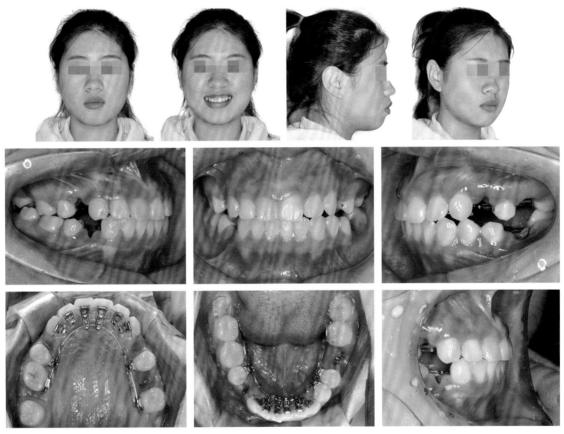

图 7-4　治疗中面𬌗相（一）

矫治要点：

（1）当前牙唇倾度大时，可以选择圆丝或通用翼可以做到不对切牙转矩进行控制，而让牙齿接近单侧倾斜移动，待直立后换为矩形弓丝和带固定槽翼。

（2）辅弓尽量保持有一定的流畅性，如果牙位之间拥挤错位大时，可以用结扎丝结扎或用 TN 推簧先开创间隙。

（3）结扎式舌侧活动翼利用活动翼的伸缩减少主弓丝的形变，有利于弓形和平面的维护。（图 7-5）

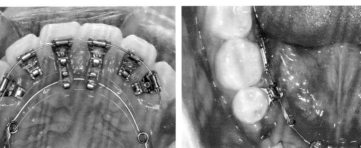

图 7-5　矫治要点细节图（一）

● 矫治阶段 2 ●

复诊可见： 上下牙列已初步排齐，拔牙间隙明显减小，上下切牙已部分内收，上下前牙相对直立了。（图 7-6）

临床处理： 上下颌换为 0.025in×0.017in TN 扁丝。上下颌都用带固定槽的翼，将主弓丝移到更接近最终目标位的阶段目标位置，继续弹性结扎活动翼，内收上下切牙。

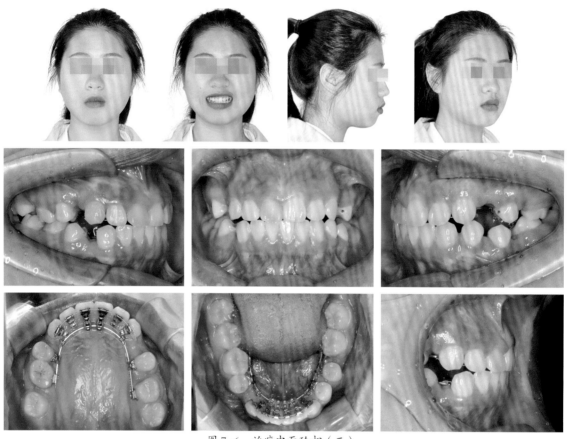

图 7-6　治疗中面𬌗相（二）

矫治要点：

（1）待唇倾的前牙直立时，主弓丝换为矩形弓丝加固定槽的翼，有利于矫治牙转矩的维护。

（2）在平面够稳定的情况下可以同时内收 4 个下切牙，但建议尽量按 3 ∶ 1 的原则分阶段内收矫治牙。（图 7-7）

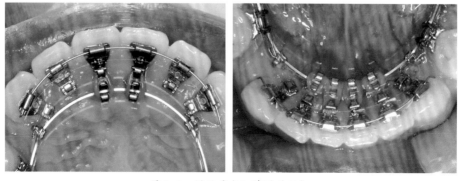

图 7-7　矫治要点细节图（二）

● 矫治阶段 3 ●

复诊可见： 上下拔牙间隙进一步减小，26 拔牙间隙明显减小。（图 7-8）

临床处理： 继续将主弓丝后移，弹性结扎圈结扎活动翼，内收上下切牙。

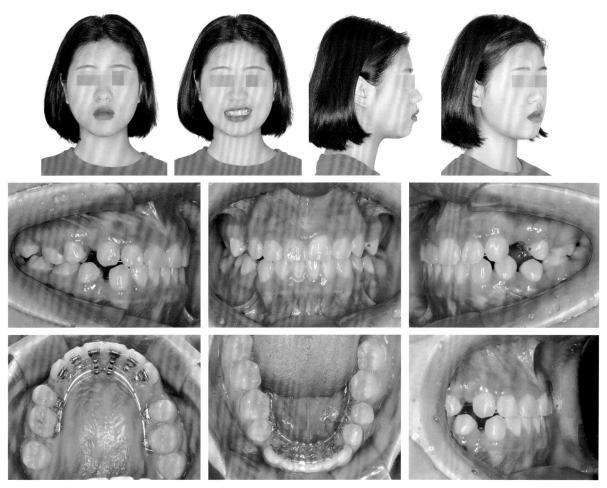

图 7-8　治疗中面𬌗相（三）

矫治要点：

（1）每次复诊时一定要注意相应牙位托槽的翼是否完全合紧，若没有则不可以将主弓丝往下一个阶段目标位置移动。

（2）对于不对称拔牙病例，整个治疗过程要注意间隙的分配和弓形的漂移情况。（图 7-9）

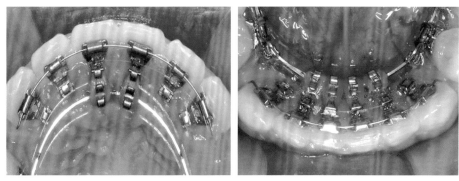

图 7-9　矫治要点细节图（三）

● **矫治阶段 4** ●

复诊可见： 主弓丝已到达目标位，24 拔牙间隙相对比较大。（图 7-10）

临床处理： 上下换为 0.025in×0.017in SS 扁丝，将主弓丝稳定在目标位置不再内收，分批对 11、21、31、41 的转矩充分表达。25、27 之间置入 0.010in TN 推簧，将 25 推到目标位。

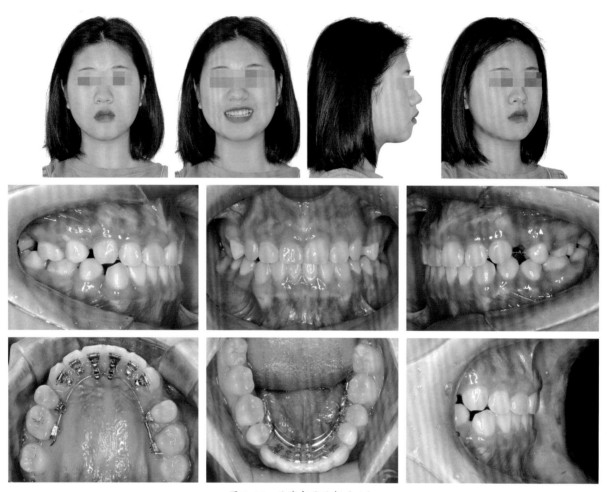

图 7-10　治疗中面𬌗相（四）

矫治要点：

（1）当主弓丝已到达最终目标位时就不可以再内收，然后分批对矫治牙的转矩进行充分表达。

（2）将 25 前移时要用结扎丝扎紧，弓丝末端回弯，也可以应用种植支抗来前移 25、27。（图 7-11）

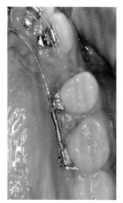
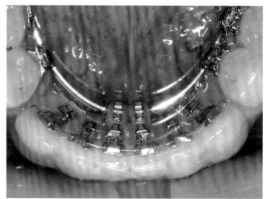

图 7-11　矫治要点细节图（四）

● 矫治阶段 5 ●

复诊可见： 上下中切牙转矩已充分表达，25 已前移到位。（图 7-12）

临床处理： 主弓丝稳定在目标位置不再内收，纳入上下侧切牙继续充分表达转矩。用游离牵引钩固定 0.010in TN 推簧，防止牵引 27 前移时导致 25 远移。同时，尖牙区垂直牵引，颊侧黏结磨牙管对 17、37、47 进行微调。

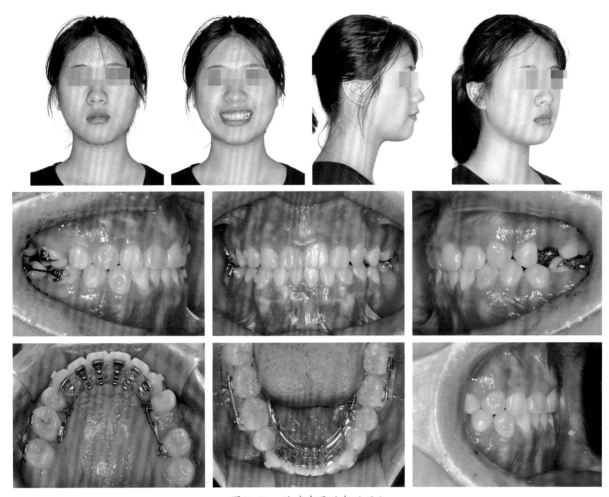

图 7-12　治疗中面𬌗相（五）

矫治要点： 25 作为支抗牙牵引 27 前移的同时也受到一个往远中的力，而用牵引固定住推簧这样就加强了 25 的支抗。（图 7-13）

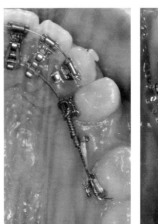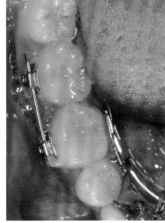

图 7-13　矫治要点细节图（五）

● 矫治阶段 6 ●

复诊可见： 上下切牙转矩已充分表达，27、28 已前移到达目标位。（图 7-14）

临床处理： 主弓丝稳定在目标位置不再内收，纳入上下尖牙继续充分表达转矩。下牙黏结 38、47 舌面管，应用 0.025in×0.017in SS 扁丝进一步对牙弓形态及个别牙位进行微调。

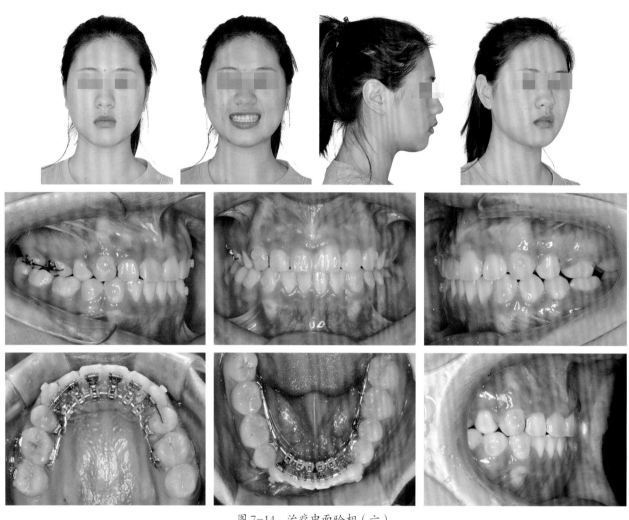

图 7-14　治疗中面殆相（六）

矫治要点： 在转矩表达期尽量用 SS 类矩形弓丝，有利于后牙平面的稳定；同时主弓丝要完全入槽，这样能使前牙转矩的表达更充分。（图 7-15）

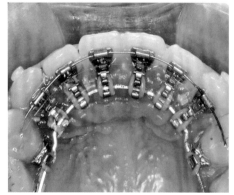
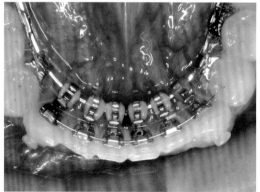

图 7-15　矫治要点细节图（六）

● 主动结束矫治 ●

治疗 16 个月主动结束矫治，侧貌突度明显改善。后牙建立良好咬合关系，前牙覆盖、覆𬌗正常，13-23、33-43 微正畸固定保持，夜间佩戴压膜保持器。（图 7-16，图 7-17，图 7-18）（表 7-2）

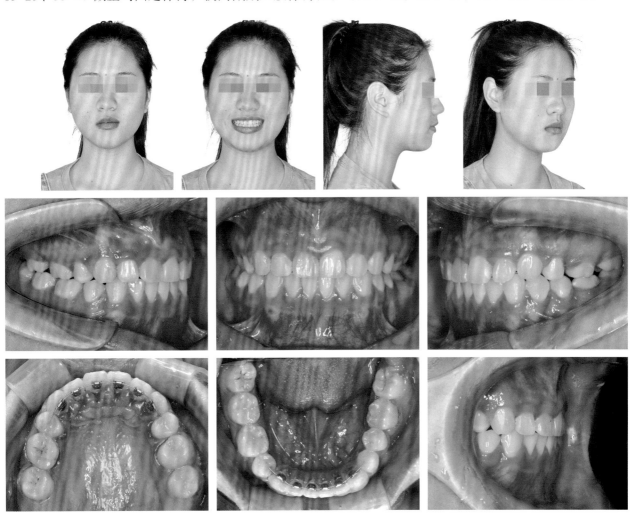

图 7-16　治疗后面𬌗相

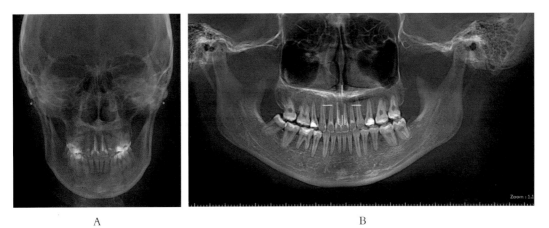

A　　　　　　　　　　　　　　　　　　B

A. 治疗后头颅正位片；B. 治疗后曲面断层片

图 7-17　治疗后 X 线片

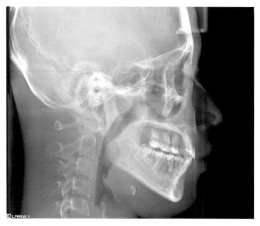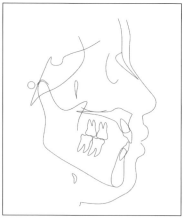

A   B

A. 治疗后头颅侧位片；B. 治疗后头颅侧位片描记图

图 7-18 治疗后头颅侧位片及描记图

表 7-2 矫治后头影测量数据表

序号	项目	治疗后测量值	标准值	标准差
1	ANB（°）	4.59	3	2
2	FH-Np（°）	94.28	85	3
3	L1-MP（angle）（°）	87.96	97	6
4	L1-NB（angle）（°）	27.18	30	6
5	L1-NB（mm）	4.21	7	2
6	NA-APo（°）	11.30	6	4
7	Po-NB（mm）	-0.60	4	2
8	SNA（°）	88.42	83	4
9	SNB（°）	83.82	80	4
10	SN-MP（°）	35.39	30	6
11	U1-L1（°）	131.93	124	8
12	U1-NA（angle）（°）	16.28	23	5
13	U1-NA（mm）	0.00	5	2
14	U1-SN（°）	104.70	106	6
15	Y-Axis（°）	61.19	64	2

四、矫治前后对比

　　该患者由于合并多数牙齿的龋病，拔牙数目较多，矫治过程较为复杂，但由于坚持目标化矫治原则，最终同样获得了良好的前后牙咬合关系和美观面型。头测重叠图表明矫治前后的变化发生在上下前牙的大量控制转矩的内收时，继而产生上下唇突度的减少和面下 1/3 软组织的再分布，颏部形态明显改善。（图 7-19，图 7-20，图 7-21，图 7-22）（表 7-3）

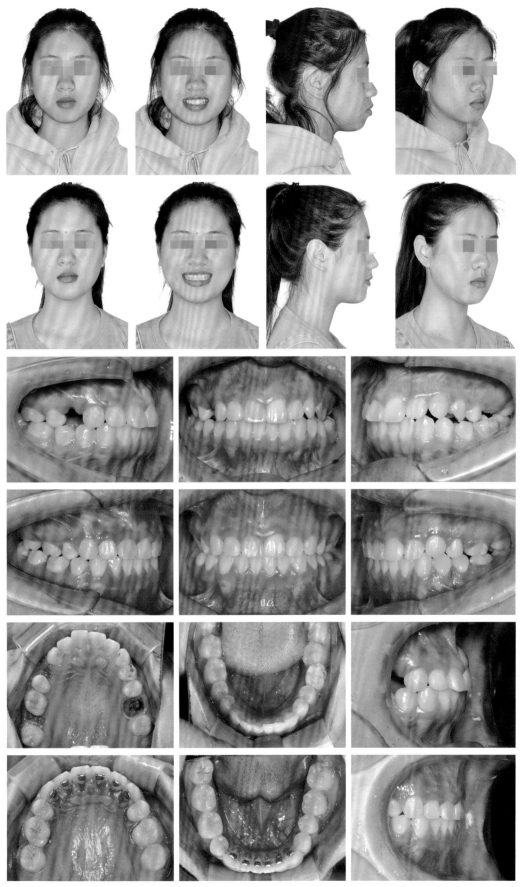

图7-19　矫治前后面殆相对比

——治疗前
——治疗后

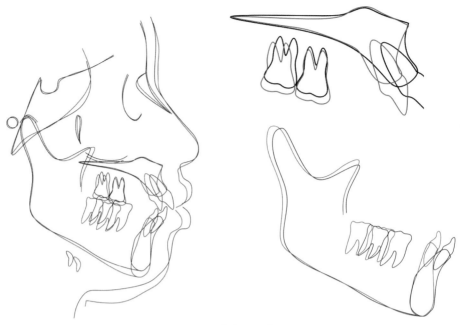

图7-20 治疗前后重叠图

表7-3 矫治前后头影测量数据对比

序号	项目	治疗前测量值	治疗后测量值	标准值	标准差
1	ANB（°）	5.97	4.59	3	2
2	FH-Np（°）	95.77	94.28	85	3
3	L1-MP（°）	99.94	87.96	97	6
4	L1-NB（°）	36.17	27.18	30	6
5	L1-NB（mm）	8.48	4.21	7	2
6	NA-APo（°）	16.44	11.30	6	4
7	Po-NB（mm）	−2.15	−0.60	4	2
8	SNA（°）	91.15	88.42	83	4
9	SNB（°）	85.18	83.82	80	4
10	SN-MP（°）	31.03	35.39	30	6
11	U1-L1（°）	112.83	131.93	124	8
12	U1-NA（°）	25.02	16.28	23	5
13	U1-NA（mm）	3.79	0.00	5	2
14	U1-SN（°）	116.18	104.70	106	6
15	Y-Axis（°）	58.92	61.19	64	2

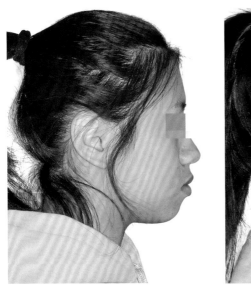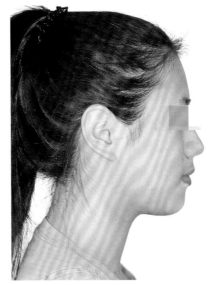

图 7-21　治疗前后侧面相对比

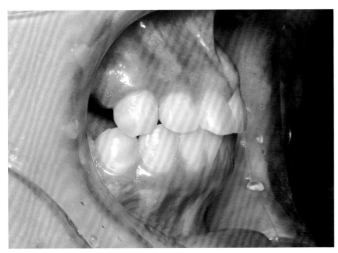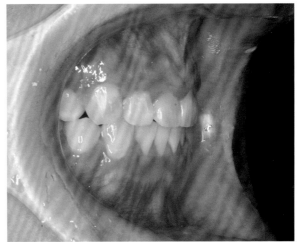

图 7-22　治疗前后覆盖相对比

五、小结

（1）这是一例双牙弓前突病例，上颌前突，颏偏后位，颏部外观不佳，上下唇前突，闭唇紧张。对于这类病例，治疗的关键点在于充分内收上下前牙，并且要有效地控制咬合平面和防止下颌平面加大。舌侧活动翼托槽结扎翼有很强的可调节性，配合垂直向稳定性好的扁丝，对平面的维护非常有意义。同时翼可伸缩的活动翼，为内收上下前牙提供了一种非常便利有效的内收办法（分阶段目标位内收）。

（2）本患者已过了生长发育期，加上口内多颗牙位严重龋坏，尤其 17、14、26、36 残冠残根已无保留价值，但 4 个智齿形态及牙根情况不错，综合考虑选择非常规拔牙，拔 17、14、24、26、36、44，后期 18、28、38 前移替代相应牙位，这样就会加大治疗难度。

（3）个性化目标弓形图和头影目标图为治疗提供了指导作用。

病例完成人：陈少华

病例8

拔除14、24、34、44矫治成人双颌前突伴拥挤病例

一、病例简介

女，25岁。

主诉

上下前牙前突，要求矫治。

临床检查

恒牙列式18-28、38-48。磨牙尖牙中性关系，前牙深覆盖6mm，前牙覆𬌗正常，上下牙重度拥挤。上牙中线左偏1mm，下牙中线右偏2mm。局部牙龈红肿。

面型：凸面型，上下颌突度偏大。上下唇明显前突。面部比例基本正常，口角轻微左高右低。颞下颌关节功能检查未见异常。（图8-1）

X线片检查及分析

全景片显示：18、28、38、48已萌出，36曾做根管治疗，全口牙根发育正常，双侧踝突基本对称。（图8-2，图8-3）

头影测量显示：Ⅰ类骨型，上下颌骨突度偏大，上下前牙前倾度稍大，下颌平面角均角。

测量值见表8-1。

诊断

（1）牙型诊断：安氏Ⅰ类，牙列拥挤。

（2）面型诊断：凸面型。

（3）骨型诊断：Ⅰ类骨型。

患者存在问题

（1）重度拥挤。

（2）双颌前突。

（3）薄牙龈生物型。

（4）中线偏斜。

（5）局部牙龈红肿。

二、治疗设计

（1）内收上下前牙，减小牙弓突度和上下唇突度。

（2）拔除14、24、34、44。

（3）舌侧活动翼矫治技术。

三、矫治过程

（1）全口洁牙拔 14、24、34 后，上下颌 6-6 黏结矫治器，0.016in×0.022in TN 扁丝加力排齐，推簧加力调整间隙及中线。

（2）补全上下颌 7-7 矫治器，减数 44。不对称加力调整中线同时排齐内收前牙。

（3）精细调整咬合后结束治疗。（总疗程 15 个月）

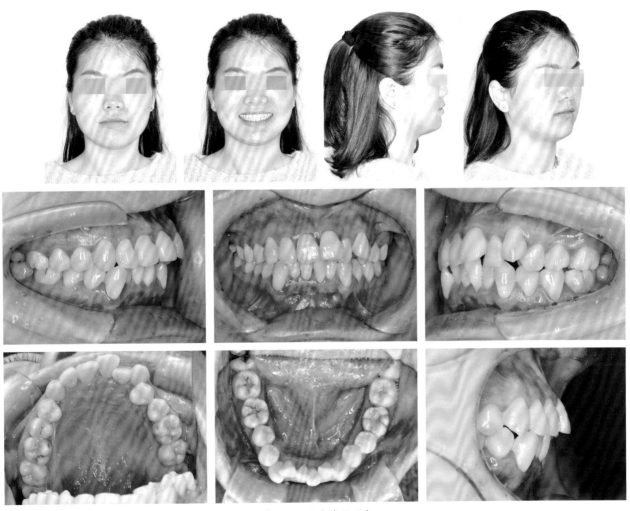

图 8-1　治疗前面𬌗相

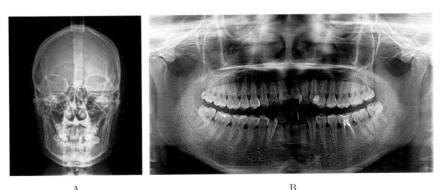

A　　　　　　　　　　　B

A. 治疗前头颅正位片；　B. 治疗前曲面断层片

图 8-2　治疗前 X 线片

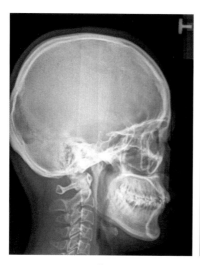
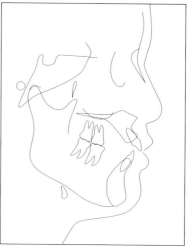

A   B

A. 治疗前头颅侧位片； B. 治疗前头颅侧位片描记图

图 8-3 治疗前头颅侧位片及描记图

表 8-1 矫治前头影测量数据表

序号	项目	治疗前测量值	标准值	标准差
1	ANB（°）	0.90	3	2
2	FH-Np（°）	90.53	85	3
3	L1-MP（°）	97.62	97	6
4	L1-NB（°）	26.11	30	6
5	L1-NB（mm）	4.72	7	2
6	NA-APo（°）	-1.03	6	4
7	Po-NB（mm）	2.55	4	2
8	SNA（°）	77.05	83	4
9	SNB（°）	76.15	80	4
10	SN-MP（°）	32.35	30	6
11	U1-L1（°）	115.73	124	8
12	U1-NA（°）	37.26	23	5
13	U1-NA（mm）	8.55	5	2
14	U1-SN（°）	114.31	106	6
15	Y-Axis（°）	58.90	64	2

● 矫治阶段 1 ●

临床处理： 14、24、34 拔牙创口基本愈合，牙周情况良好。黏结 16-26、36-46 托槽。11-21、32-41、41-44 放置推簧。16-13、26-23、36-33 橡皮链舌侧轻力牵引。（图 8-4）

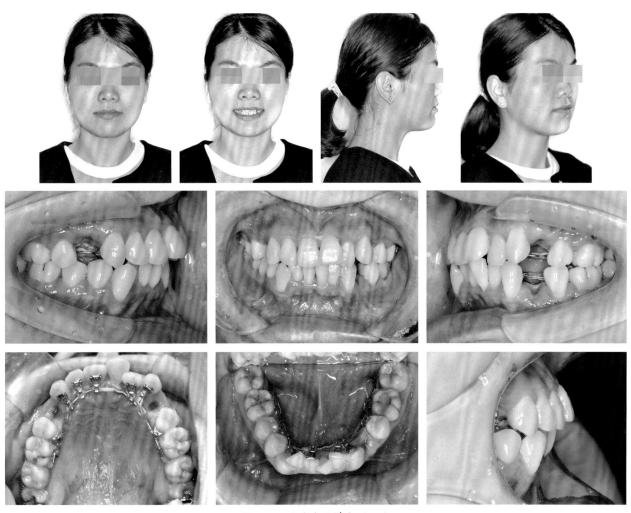

图 8-4 治疗中面𬌗相（一）

矫治要点： 对于这类中线偏斜，两侧拥挤分布严重不对称的可以分步减数，防止拥挤侧拔牙间隙过早消耗。（图 8-5）

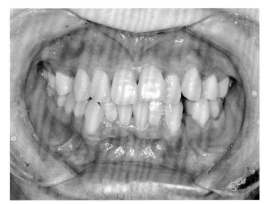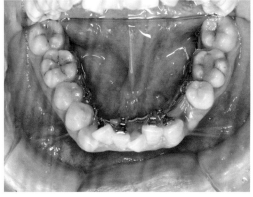

图 8-5 矫治要点细节图（一）

● 矫治阶段 2 ●

复诊可见： 上颌拥挤解除，11-21 间出现 1.5mm 间隙，13、23 远中倾斜。下颌中线对齐上颌。（图 8-6）

临床处理： 21、31、43 黏结托槽。安装通用翼。减数 44。在 25、35、45 咬合面黏结微管，辅弓延伸至相应前磨牙。

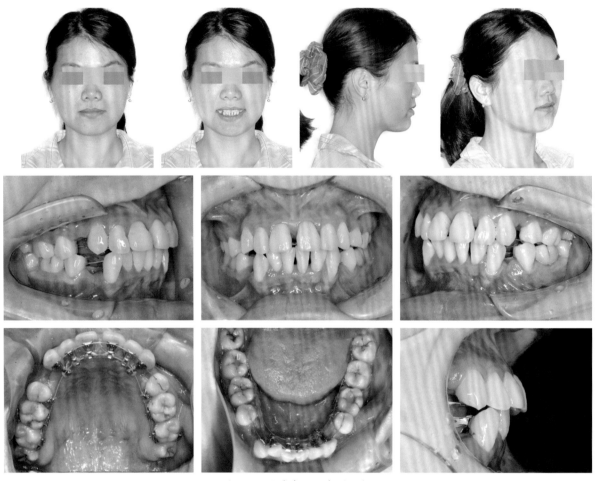

图 8-6　治疗中面牄相（二）

矫治要点：

（1）中线纠正后需要稳定弓形及平面，分步轻力内收前牙，防止支抗损耗。

（2）舌侧拉尖牙Ⅰ类牵引可以有效减少尖牙在快速远中倾斜移动时出现扭转。前磨牙咬合面黏结微管，可以辅助纠正及预防尖牙远中倾斜。（图 8-7）

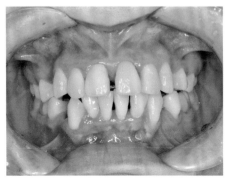
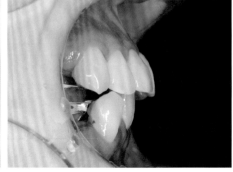

图 8-7　矫治要点细节图（二）

● **矫治阶段 3** ●

复诊可见： 下颌牙列排齐同时间隙也基本关闭。上颌翼座合紧，右侧尖牙远中剩余 2mm 间隙。（图 8-8）

临床处理： 13-23 安装带槽翼，内收前牙。36-23、46-13 颊侧牵引精细调整。

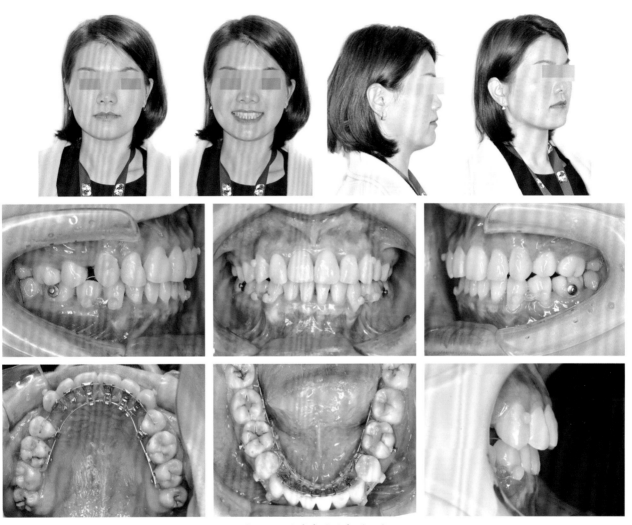

图 8-8　治疗中面牙合相（三）

矫治要点： 调整阶段要重视对于弓形中线的维护和调整。（图 8-9）

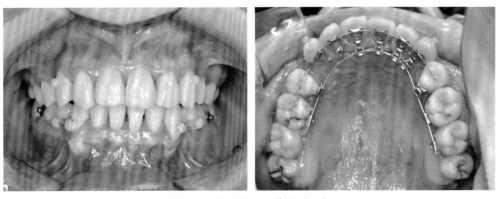

图 8-9　矫治要点细节图（三）

● 矫治阶段 4 ●

复诊可见： 13远中剩余0.5mm间隙。上下颌弓形基本形成，下颌牙轴平行。（图8-10）

临床处理： 12、13、31、32、41、42安装带槽翼，微调。

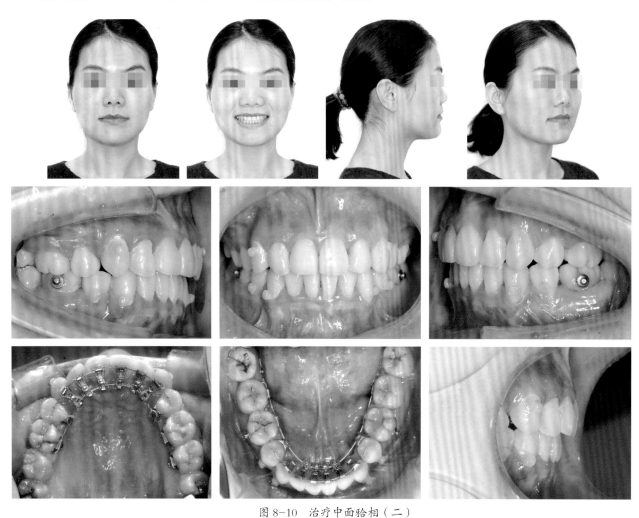

图8-10　治疗中面𬌗相（二）

　　矫治要点： 把目标弓丝置于目标位。让错位的牙齿沿着翼滑动到目标弓丝，实现目标化矫治。（图8-11）

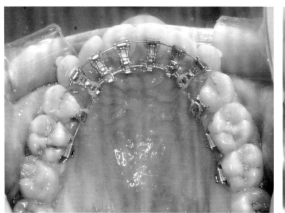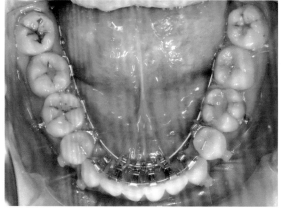

图8-11　矫治要点细节图（二）

● 主动结束矫治 ●

经过 15 个月的治疗，上下唇突度正常，面下 1/3 高度比例正常。上下颌咬合关系良好，前伸颌、侧向颌、正中颌咬合无干扰。严重的拥挤已经解除。上下中线对齐，上下牙列整齐，前牙覆𬌗、覆盖正常，磨牙尖牙中性关系。颞下颌关节无弹响，疼痛等异常，开口度正常，口内牙齿状况较好，牙根间基本平行，面型改善良好。（图 8-12，图 8-13，图 8-14）（表 8-2）

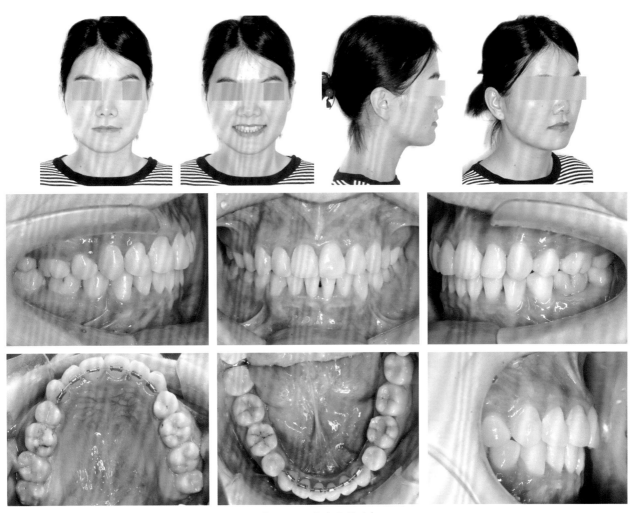

图 8-12　治疗后面𬌗相

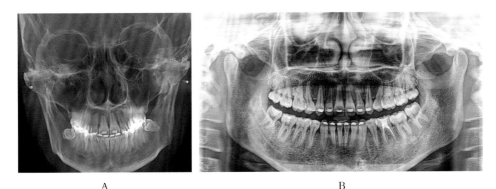

A　　　　　　　　　　　　B

A. 治疗后头颅正位片；B. 治疗后曲面断层片

图 8-13　治疗后 X 线片

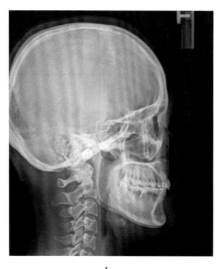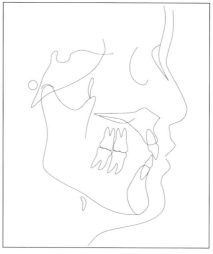

A   B

A.治疗后头颅侧位片；B.治疗后头颅侧位片描记图

图8-14　治疗后头颅侧位片及描记图

表8-2　矫治后头影测量数据表

序号	项目	治疗后测量值	标准值	标准差
1	ANB（°）	1.58	3	2
2	FH-Np（°）	91.27	85	3
3	L1-MP（°）	90.66	97	6
4	L1-NB（°）	18.62	30	6
5	L1-NB（mm）	2.48	7	2
6	NA-APo（°）	-0.26	6	4
7	Po-NB（mm）	3.22	4	2
8	SNA（°）	78.01	83	4
9	SNB（°）	76.43	80	4
10	SN-MP（°）	31.53	30	6
11	U1-L1（°）	140.67	124	8
12	U1-NA（°）	19.13	23	5
13	U1-NA（mm）	3.22	5	2
14	U1-SN（°）	97.14	106	6
15	Y-Axis（°）	59.12	64	2

四、矫治前后对比

这是一例上下颌重度拥挤的病例，所以选择了拔牙矫治。选用目标化矫治，把目标弓丝逐步放到目标位，通过舌侧活动翼的伸缩，让错位牙到达目标位。同时用了规范化治疗程序，分批内收前牙，达到了很好的保护支抗的作用。所以简化了治疗程序，缩短了疗程。矫治后，上下弓形和咬合平面都得到了平衡稳定。后牙尖窝锁结关系良好。（图8-15，图8-16，图8-17，图8-18）（表8-3）

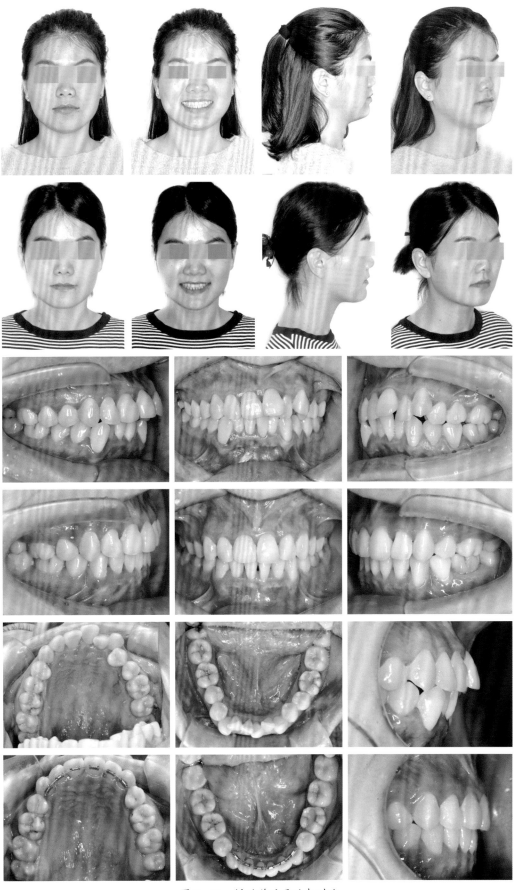

图 8 -15 矫治前后面𬌗相对比

——治疗前
——治疗后

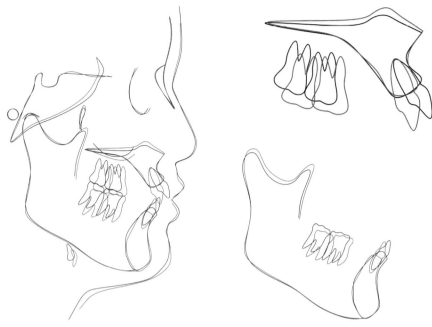

图 8-16　治疗前后重叠图

表 8-3　矫治前后头影测量数据对比

序号	项目	治疗前测量值	治疗后测量值	标准值	标准差
1	ANB（°）	0.90	1.58	3	2
2	FH–Np（°）	90.53	91.27	85	3
3	L1–MP（°）	97.62	90.66	97	6
4	L1–NB（°）	26.11	18.62	30	6
5	L1–NB（mm）	4.72	2.48	7	2
6	NA–APo（°）	−1.03	−0.26	6	4
7	Po–NB（mm）	2.55	3.22	4	2
8	SNA（°）	77.05	78.01	83	4
9	SNB（°）	76.15	76.43	80	4
10	SN–MP（°）	32.35	31.53	30	6
11	U1–L1（°）	115.73	140.67	124	8
12	U1–NA（°）	37.26	19.13	23	5
13	U1–NA（mm）	8.55	3.22	5	2
14	U1–SN（°）	114.31	97.14	106	6
15	Y–Axis（°）	58.90	59.12	64	2

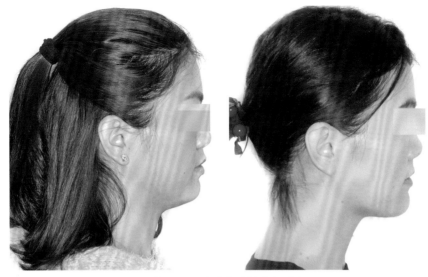

图 8-17　治疗前后侧面相对比

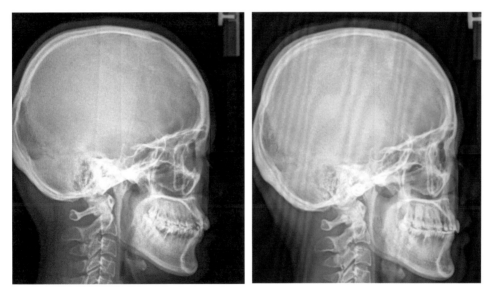

图 8-18　治疗前后头颅侧位片对比

五、小结

这是一例成人重度拥挤前突伴中线偏斜病例。对间隙的分配、支抗的控制有较高的要求。

（1）安氏 I 类患者存在偏斜和不对称的情况，需要在矫治前考虑好间隙的分配以及目标位中线。在整个治疗过程中都要重视对弓形及中线的纠正和维护。

（2）双颌前突伴重度拥挤的病例想要好的治疗效果往往需要强支抗，而舌侧活动翼在此类病例中具有无可比拟的优势。

（3）从术后对比可以看出，本病例在不借助支抗钉的前提下实现了强支抗的治疗目标。在排齐拥挤的同时很好地改善了前突。

病例完成人：冼逢珠

病例 9
拔除 14、24、34、44 矫治成人双颌前突伴深覆 殆病例

一、病例简介

女，30 岁。

主诉

要求矫治前牙不齐及嘴突。

临床检查

恒牙列 17-27、37-48、双侧磨牙尖牙为中性关系，上下牙弓方圆型；前牙覆殆Ⅱ度，覆盖Ⅰ度；上下颌轻度拥挤，上前牙较直立，35、45 扭转；上牙槽骨突度明显。

面型：上下唇较突，鼻唇角偏小，颏唇沟不明显。颞下颌关节功能检查未见异常。（图 9-1）

X 线片检查及分析

全景片显示：牙根发育正常。

头影测量显示：Ⅱ类骨型，偏高角，下前牙唇倾。（图 9-2，图 9-3）

测量值见表 9-1。

诊断

（1）牙型诊断：安氏Ⅰ类错殆畸形。

（2）面型诊断：凸面型。

（3）骨型诊断：Ⅱ类骨型。

患者存在问题

（1）上下牙弓方圆型，上下颌轻度拥挤。

（2）双颌前突，上牙槽骨突度明显。

（3）深覆殆Ⅱ度。

二、治疗设计

（1）改善上下唇突，内收上下前牙，排齐牙齿，矫治覆殆。

（2）拔牙矫治，拔 14、24、34、44。

（3）上下颌强支抗。

（4）舌侧活动翼矫治技术矫治。

三、矫治过程

（1）上下颌同时安装矫治器，分批分次内收前牙。

（2）控制转矩，改建上颌牙槽骨。

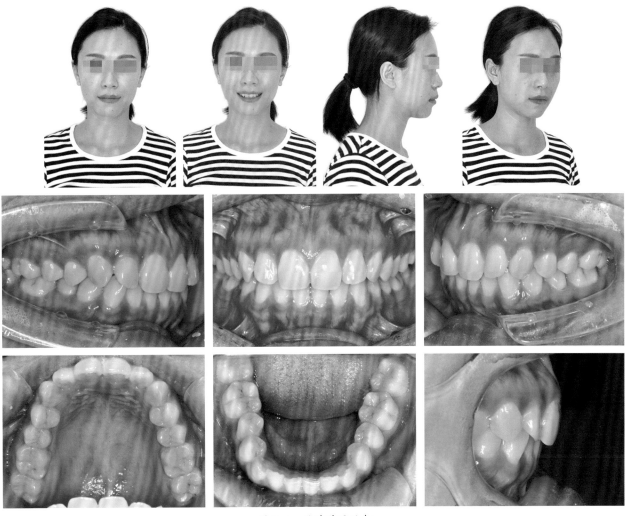

图 9-1　治疗前面殆相

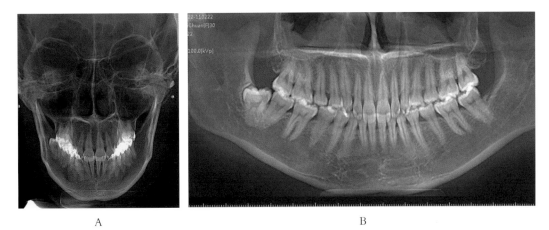

A　　　　　　　　　　　　　　B

A. 治疗前头颅正位片；　B. 治疗前曲面断层片

图 9-2　治疗前 X 线片

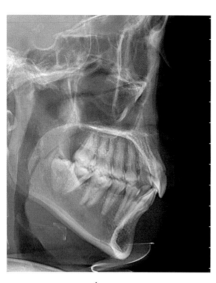
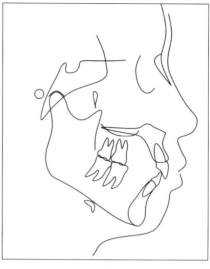

A 　　　　　　　　　　　　　　B

A. 治疗前头颅侧位片；　B. 治疗前头颅侧位片描记图

图 9-3　治疗前头颅侧位片及描记图

表 9-1　矫治前头影测量数据表

序号	项目	治疗前测量值	标准值	标准差
1	ANB（°）	6.51	3	2
2	FH-Np（°）	88.49	85	3
3	L1-MP（°）	97.93	97	6
4	L1-NB（°）	32.68	30	6
5	L1-NB（mm）	7.75	7	2
6	NA-APo（°）	14.81	6	4
7	Po-NB（mm）	0.00	4	2
8	SNA（°）	83.48	83	4
9	SNB（°）	76.96	80	4
10	SN-MP（°）	37.79	30	6
11	U1-L1（°）	127.42	124	8
12	U1-NA（°）	13.39	23	5
13	U1-NA（mm）	1.25	5	2
14	U1-SN（°）	96.87	106	6
15	Y-Axis（°）	63.49	64	2

● 矫治阶段 1 ●

临床处理： 拔除 14、24、34、44 后，上下颌黏结矫治器，13、23 黏结微正畸托槽；应用 0.025in × 0.017in SS 丝，弓丝后抽，结扎丝与 16、26 分别结扎稳定弓丝；下颌应用 0.025in × 0.017in TN 扁丝，末端回弯固定，11、21、31、41 安装带槽翼，结扎圈结扎；13-23、33-43 应用 0.012in TN 辅弓。（图 9-4）

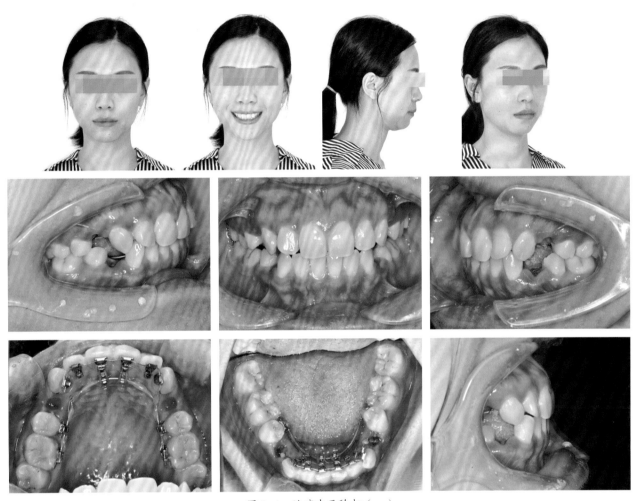

图 9-4 治疗中面殆相（一）

矫治要点：

（1）结扎式舌侧活动翼托槽采用伸缩式内收前牙时，应该注意结扎圈力的大小，尽量使用轻力。

（2）减少支抗的损耗，采用分批内收前牙。（图 9-5）

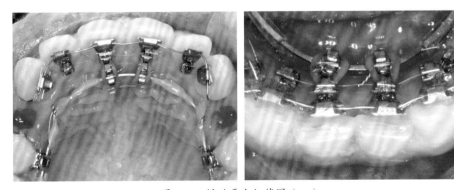

图 9-5 矫治要点细节图（一）

● 矫治阶段 2 ●

复诊可见：拔牙间隙明显减少，前牙基本排齐。

临床处理：17、27、37、47 黏结舌面管，上下应用 0.025in × 0.017in TN 扁丝，后抽弓丝固定。12-22、32-42 结扎圈结扎。（图 9-6）

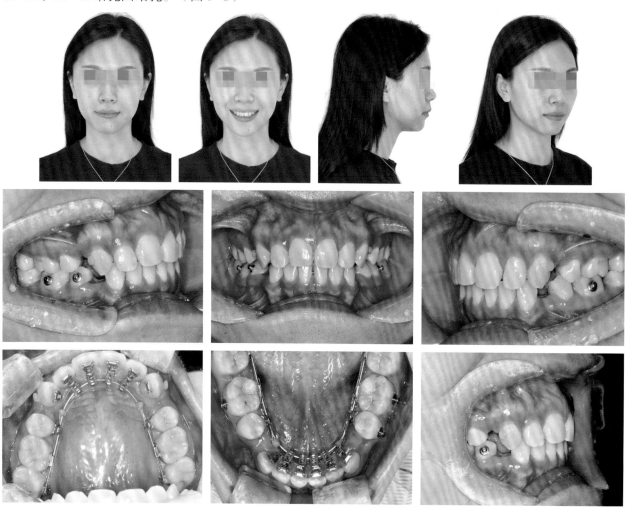

图 9-6 治疗中面𬌗相（二）

矫治要点：

（1）黏结 7 牙舌面管，增加弓丝平面的稳定度，有利于前牙转矩的控制及内收。

（2）分次内收前牙，能减少后牙支抗的丢失。（图 9-7）

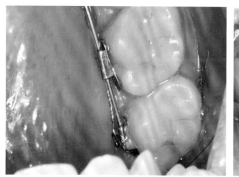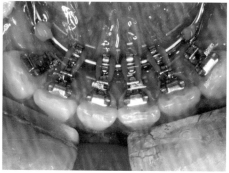

图 9-7 矫治要点细节图（二）

● 矫治阶段 3 ●

复诊可见：上下颌剩余少量拔牙间隙。

临床处理：上颌 11、12、21、22 翼与底座用结扎丝结扎，13、23 主弓丝入槽，13-16、23-26 链状牵引。下颌 36-46 链状结扎。33 与 35、43 与 45 𬌗面应用 0.016in TN 片段弓丝。（图 9-8）

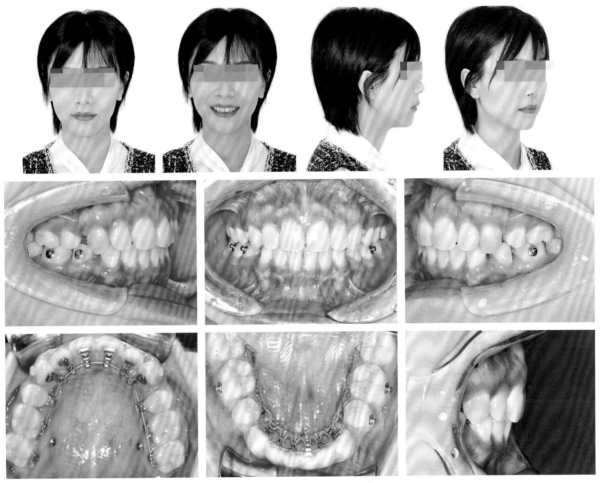

图 9-8　治疗中面𬌗相（三）

矫治要点：

（1）上前牙转矩表达到位，翼与底座用结扎丝扎紧，弓丝前后更稳定，有利于 13、23 的转矩控制。

（2）利用 33、43 的辅管与 35、45 的𬌗面置片段弓丝，矫治 33、43 牙轴。（图 9-9）

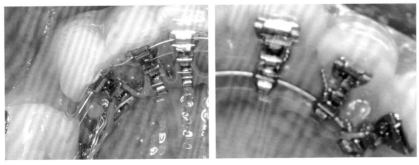

图 9-9　矫治要点细节图（三）

● 矫治阶段 4 ●

复诊可见： 上下颌间隙基本关闭。

临床处理： 13-23应用0.012in TN辅弓，12与13和22与23之间的辅弓打折。上下颌17-27、37-47链状结扎。（图9-10）

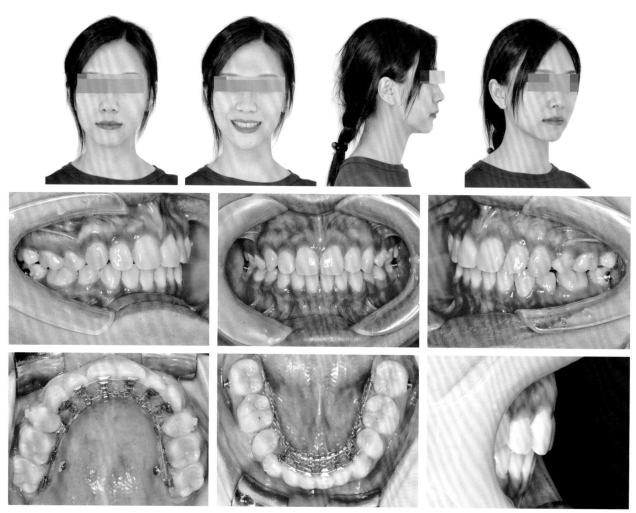

图9-10 治疗中面𬌗相（四）

矫治要点：

（1）分次分批内收前牙，最后剩余少量间隙用链状关闭。

（2）辅弓打折防止13与23外展。（图9-11）

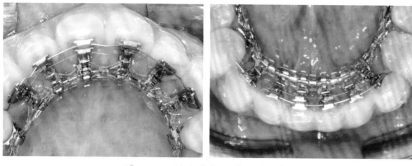

图9-11 矫治要点细节图（四）

● 主动结束矫治 ●

上下弓形匹配，中线正，咬合关系良好，前牙覆殆、覆盖正常，上下突度改善。X 光片显示：牙根基本平行，前牙转矩控制良好。（图 9-12，图 9-13，图 9-14）（表 9-2）

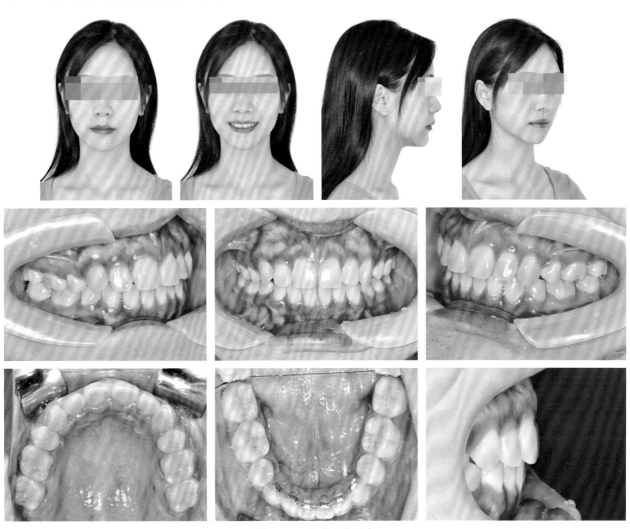

图 9-12　治疗后面殆相

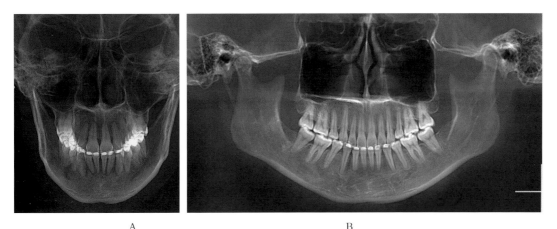

A　　　　　　　　　　　　　　　B
A. 治疗后头颅正位片；B. 治疗后曲面断层片
图 9-13　治疗后 X 线片

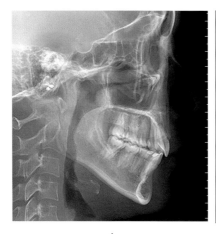
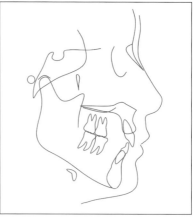

A   B

A.治疗后头颅侧位片；B.治疗后头颅侧位片描记图

图9-14　治疗后头颅侧位片及描记图

表9-2　矫治后头影测量数据表

序号	项目	治疗后测量值	标准值	标准差
1	ANB（°）	5.55	3	2
2	FH-Np（°）	90.15	85	3
3	L1-MP（°）	93.21	97	6
4	L1-NB（°）	27.22	30	6
5	L1-NB（mm）	4.25	7	2
6	NA-APo（°）	11.16	6	4
7	Po-NB（mm）	1.25	4	2
8	SNA（°）	82.72	83	4
9	SNB（°）	77.17	80	4
10	SN-MP（°）	36.84	30	6
11	U1-L1（°）	131.38	124	8
12	U1-NA（°）	15.85	23	5
13	U1-NA（mm）	-0.25	5	2
14	U1-SN（°）	98.57	106	6
15	Y-Axis（°）	64.09	64	2

四、矫治前后对比

　　矫治前深覆𬌗，上下牙齿不齐，弓形方圆型，上牙槽骨突，上下唇突，面部协调性差。矫治后覆𬌗正常，牙齿整齐，上下牙弓卵圆形；上牙槽骨内收，改建明显；上下唇内收，颏唇沟明显，面部整体协调。（图9-15，图9-16，图9-17，图9-18）（表9-3）

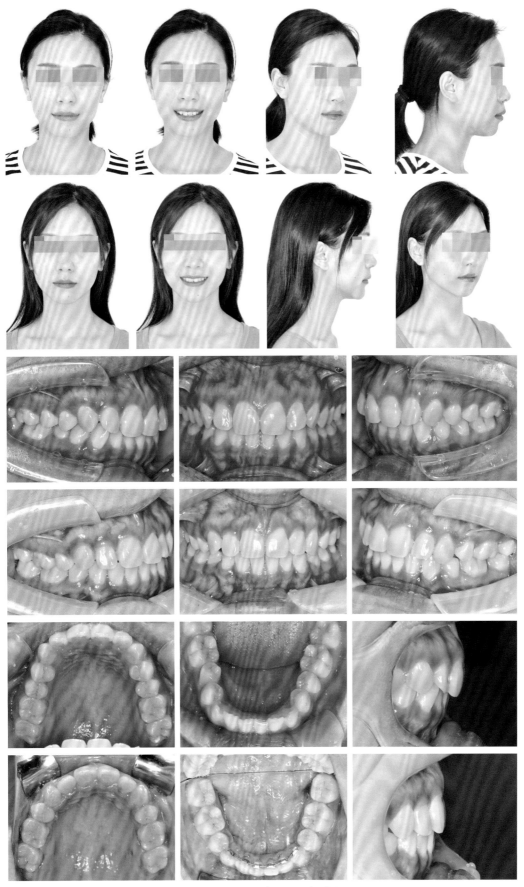

图9-15 矫治前后面𬌗相对比

—— 治疗前
—— 治疗后

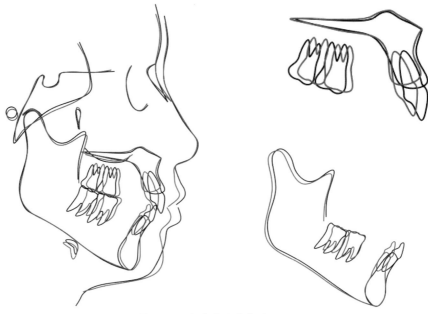

图 9-16 治疗前后重叠图

表 9-3 矫治前后头影测量数据对比

序号	项目	治疗前测量值	治疗后测量值	标准值	标准差
1	ANB（°）	6.51	5.55	3	2
2	FH-Np（°）	88.49	90.15	85	3
3	L1-MP（°）	97.93	93.21	97	6
4	L1-NB（°）	32.68	27.22	30	6
5	L1-NB（mm）	7.75	4.25	7	2
6	NA-APo（°）	14.81	11.16	6	4
7	Po-NB（mm）	0.00	1.25	4	2
8	SNA（°）	83.48	82.72	83	4
9	SNB（°）	76.96	77.17	80	4
10	SN-MP（°）	37.79	36.84	30	6
11	U1-L1（°）	127.42	131.38	124	8
12	U1-NA（°）	13.39	15.85	23	5
13	U1-NA（mm）	1.25	−0.25	5	2
14	U1-SN（°）	96.87	98.57	106	6
15	Y-Axis（°）	63.49	64.09	64	2

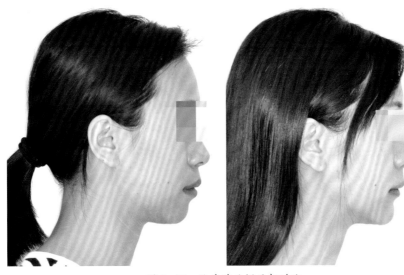

图 9-17　治疗前后侧面相对比

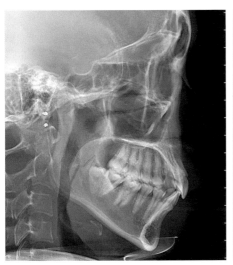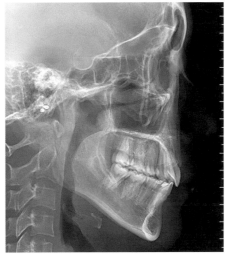

图 9-18　治疗前后头颅侧位片对比

五、小结

（1）矫治结束后，上下唇突度减少，牙齿排齐，覆殆改善，上下前牙内收明显。

（2）这是一例偏高角Ⅱ类骨型双颌前突病例，矫治的关键点在于充分内收上下前牙，并且要有效地控制咬合平面和防止下颌平面加大。舌侧活动翼托槽结扎翼有很强的可调节性，配合垂直向稳定性好的扁丝，对平面维护非常有意义。同时翼是可伸缩的，为内收上下前牙提供了一种非常便利有效的内收方法。

（3）颌面用片段弓丝，矫治33、43的牙轴，简化了操作。同时要注意片段弓丝对5的影响。

（4）本病例使用带槽翼，采用伸缩式分批内收前牙，支抗维护及前牙转矩控制效果好，患者对治疗结果满意。

病例完成人：詹永福

病例 10

拔除 14、24、35、45 矫治成人 II 类骨型高角开𬌗病例

一、病例简介

女，26 岁。

主诉

牙齿前突，要求矫治。

临床检查

恒牙列 17-27、37-47。双侧磨牙远中关系。尖牙远中关系。前牙深覆盖 II 度，开𬌗 1mm，上下牙列轻度拥挤，11 舌侧畸形尖。

面型：凸面型。上颌略突，颏部明显后缩，面下 1/3 过长，颏唇沟不明显。上下前牙前倾，上下唇突，闭唇紧张。（图 10-1）

X 线片检查及分析

曲面断层片显示：两侧髁状突不对称，18、28 低位阻生，38、48 前倾阻生。

头影测量显示：II 类骨型，下颌后缩，高角，上下唇相对 E 线突。（图 10-2，图 10-3）

测量值见表 10-1。

诊断

（1）牙型诊断：安氏 I 类，双牙弓前突。

（2）面型诊断：凸面型。

（3）骨型诊断：II 类骨型。

患者存在问题

（1）凸面型。

（2）双牙弓前突。

（3）开𬌗。

（4）11 畸形舌侧窝。

二、治疗设计

（1）拔除 14、24、35、45。

（2）舌侧活动翼矫治。

三、矫治过程

（1）1 ~ 6 个月，安装上颌舌侧活动翼矫治器，内收上前牙。

（2）7 ~ 19 个月，安装下颌舌侧活动翼矫治器，内收上下前牙。

（3）20 ~ 24 个月，细调。

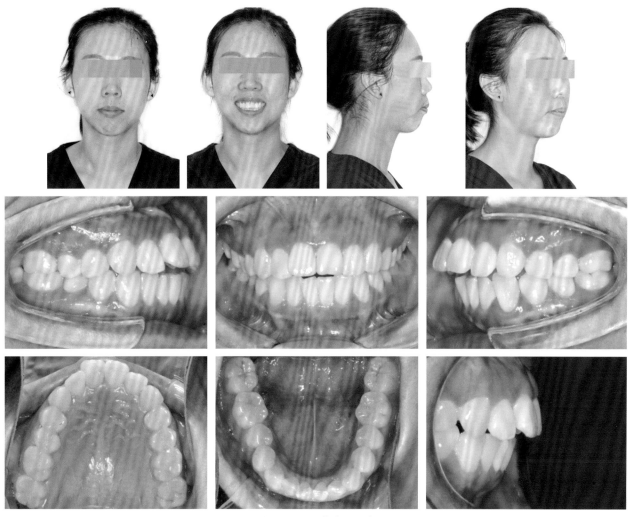

图 10-1　治疗前面𬌗相

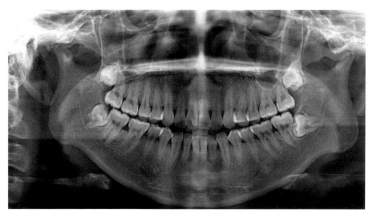

图 10-2　治疗前曲面断层片

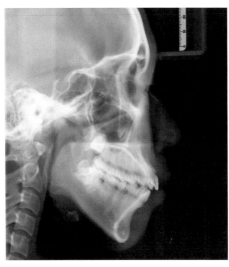
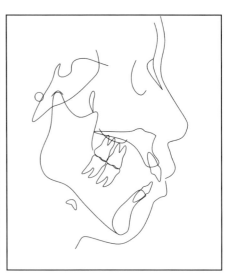

A   B

A. 治疗前头颅侧位片； B. 治疗前头颅侧位片描记图

图 10-3   治疗前头颅侧位片及描记图

表 10-1   矫治前头影测量数据表

序号	项目	治疗前测量值	标准值	标准差
1	ANB（°）	7.19	3	2
2	FH-Np（°）	84.17	85	3
3	L1-MP（°）	96.80	97	6
4	L1-NB（°）	36.79	30	6
5	L1-NB（mm）	10.93	7	2
6	NA-APo（°）	16.15	6	4
7	Po-NB（mm）	−0.78	4	2
8	SNA（°）	81.38	83	4
9	SNB（°）	74.18	80	4
10	SN-MP（°）	45.81	30	6
11	U1-L1（°）	113.92	124	8
12	U1-NA（°）	22.09	23	5
13	U1-NA（mm）	5.46	5	2
14	U1-SN（°）	103.47	106	6
15	Y-Axis（°）	67.97	64	2

● **矫治阶段 1** ●

临床处理： 拔除 14、24。黏结 16-26 舌侧活动翼矫治器，上颌安装 0.025in × 0.017in SS 丝，11、12 安装带槽翼，主弓丝回抽内收前牙，15-17、25-27 颊侧随形弓加强后牙支抗。（图 10-4）

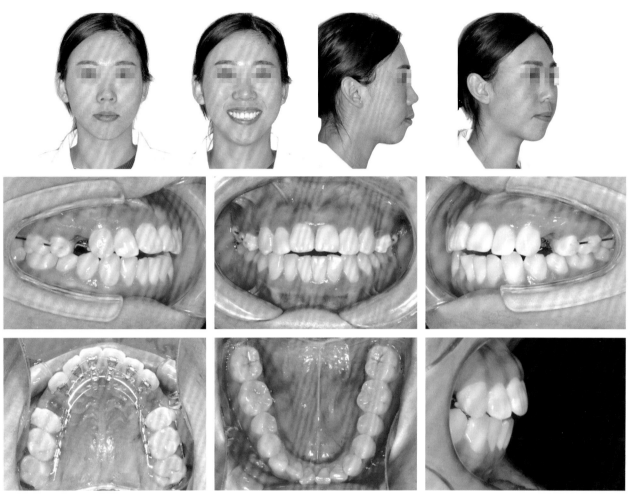

图 10-4 治疗中面𬌗相（一）

矫治要点：

（1）15-17、25-27 颊侧随形弓加强后牙支抗。

（2）SS 扁丝的应用，有利于咬合平面的保护与矫治。（图 10-5）

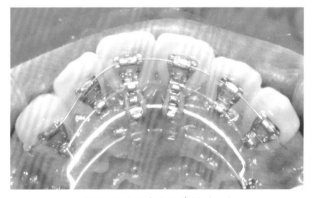

图 10-5 矫治要点细节图（一）

● 矫治阶段 2 ●

复诊可见：上前牙已部分内收，拔牙间隙减小，拔除 35、45。黏结 33、36、37、42、43、46、47 舌侧活动翼矫治器，安装 0.025in × 0.017in TN 扁丝，32-43 置入推簧开创间隙。

临床处理：拔除 35、45。上颌使用 0.025in × 0.017in SS 扁丝，增加个性化弯制，11、12 安装带槽翼回抽内收前牙，15-17、25-27 颊侧片段弓加强后牙支抗。黏结 37-47 舌侧活动翼矫治器，安装 0.025in × 0.017in TN 扁丝，32、43 间推簧开创间隙。（图 10-6）

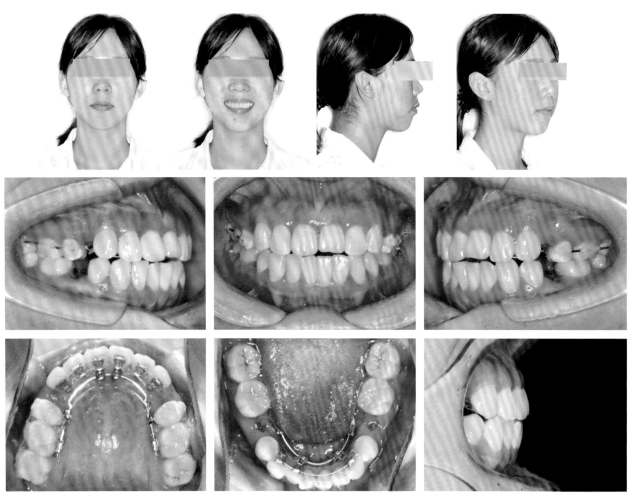

图 10-6 治疗中面𬌗相（二）

矫治要点：

（1）32-43 置入推簧开创间隙。

（2）主弓丝逐步后退，通过翼的伸缩引导前牙逐渐矫治至目标位。（图 10-7）

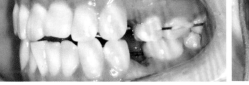
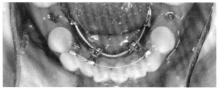
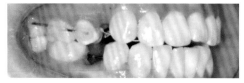

图 10-7 矫治要点细节图（二）

● 矫治阶段 3 ●

复诊可见：上前牙已部分内收，拔牙间隙减小，下前牙间隙有所增加。前牙覆盖正常，开𬌗减小。

临床处理：34-36、44-46 颊舌侧橡皮链分别对拉分配间隙，上颌继续更换结扎圈内收前牙。（图 10-8）

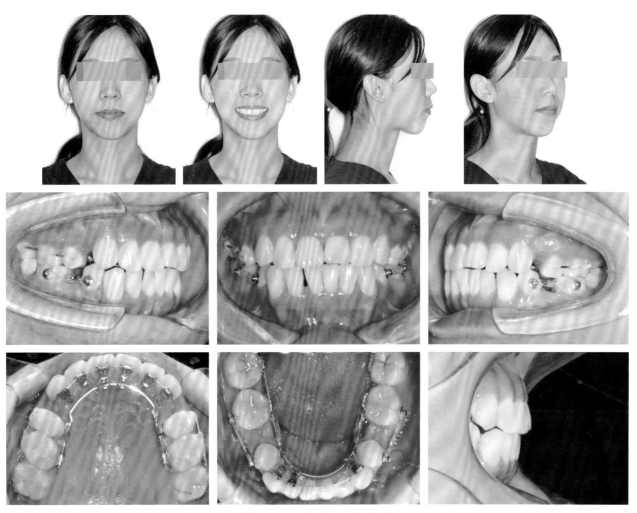

图 10-8　治疗中面𬌗相（三）

矫治要点：34-36、44-46 颊舌侧对拉关闭间隙，上颌继续内收。（图 10-9）

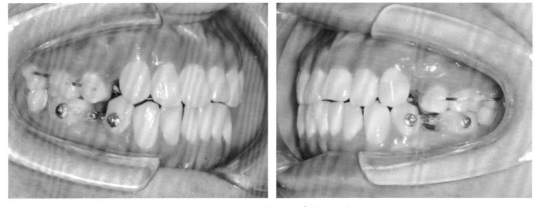

图 10-9　矫治要点细节图（三）

● 矫治阶段 4 ●

复诊可见： 双侧磨牙调整至中性关系，前牙覆𬌗、覆盖正常，下前牙区间隙充分。

临床处理： 黏结41、31、32矫治器，下前牙置入辅弓，排齐下前牙。（图10-10）

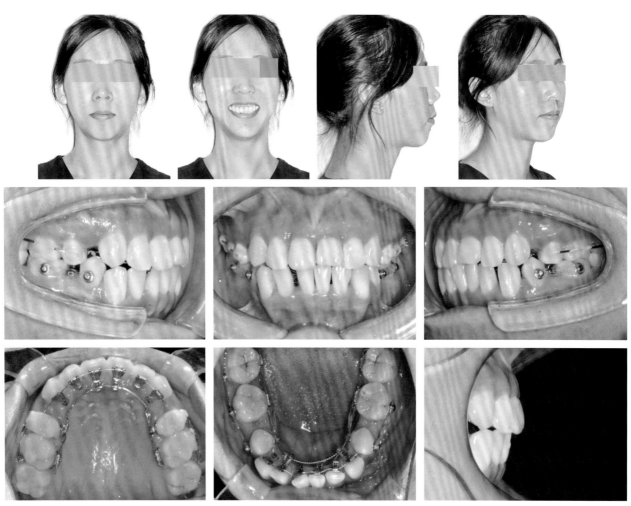

图 10-10　治疗中面𬌗相（四）

矫治要点： 黏结41、31、32矫治器，下前牙增加辅助弓丝，排齐下前牙。（图10-11）

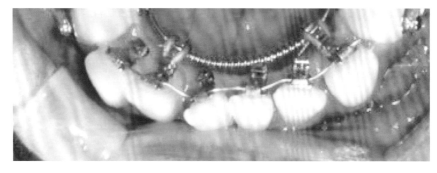

图 10-11　矫治要点细节图（四）

● 矫治阶段 5 ●

复诊可见： 上下弓形协调，上牙间隙明显减小，上前牙唇倾度正常，下前牙已排齐。（图 10-12）

临床处理： 上颌腭中缝植入支抗钉，下前牙继续内收。

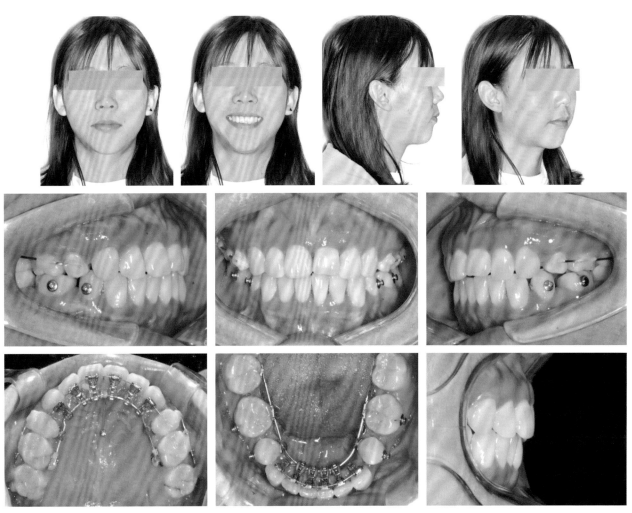

图 10-12　治疗中面𬌗相（五）

矫治要点： 上颌腭中缝植入支抗钉，用结扎丝与主弓丝相连，加强后牙支抗。（图 10-13）

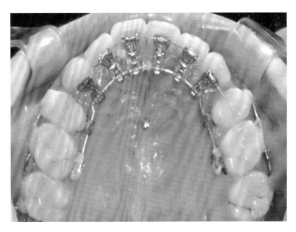

图 10-13　矫治要点细节图（五）

● 矫治阶段 6 ●

复诊可见：上颌间隙已关闭，下颌仍有少量间隙，前牙覆𬌗浅、覆盖小。（图 10-14）

临床处理：下颌主弓丝回抽，下前牙翼张开，弹性结扎。

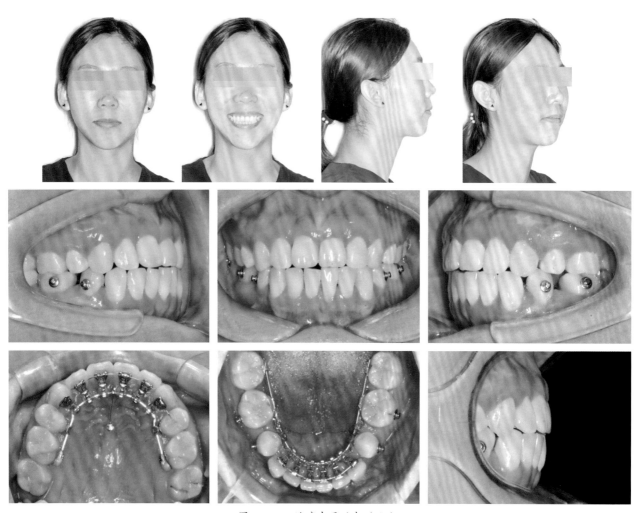

图 10-14　治疗中面𬌗相（六）

矫治要点：上前牙更换结扎圈，继续表达转矩，下颌主弓丝回抽，下前牙翼张开，弹性结扎。（图 10-15）

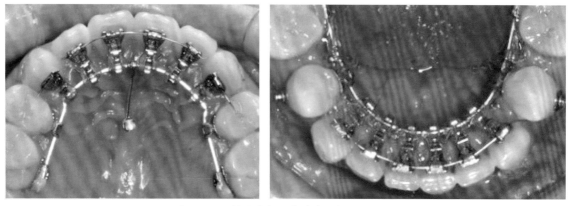

图 10-15　矫治要点细节图（六）

● 主动结束矫治 ●

经过 24 个月的治疗，上下牙列排列整齐，充分内收，唇型改善明显。前牙覆𬌗、覆盖正常，牙弓形态正常，咬合平面协调，后牙尖窝锁结关系良好。闭唇轻松，侧貌改善。（图 10-16，图 10-17，图 10-18）（表 10-2）

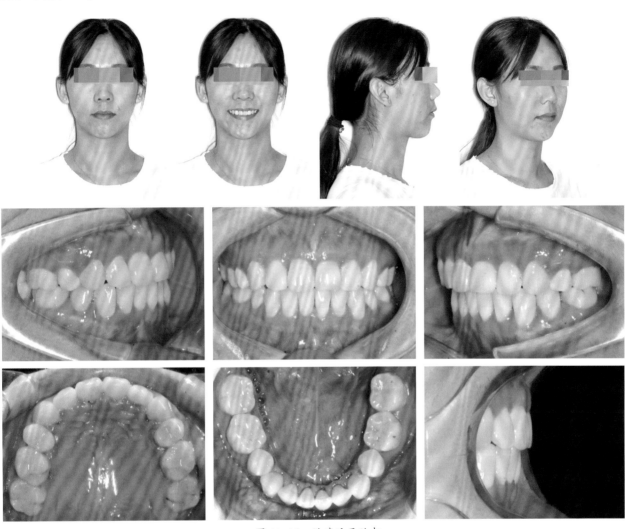

图 10-16　治疗后面𬌗相

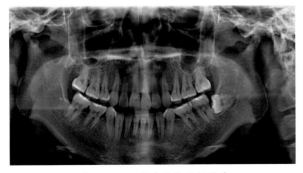

图 10-17　治疗后曲面断层片

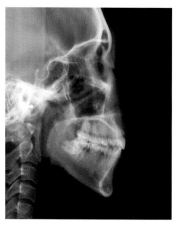 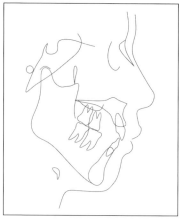

A　　　　　　　　　　　　　　B

A.治疗后头颅侧位片；B.治疗后头颅侧位片描记图

图 10-18　治疗后头颅侧位片及描记图

表 10-2　矫治后头影测量数据表

序号	项目	治疗后测量值	标准值	标准差
1	ANB（°）	7.49	3	2
2	FH-Np（°）	85.67	85	3
3	L1-MP（°）	86.55	97	6
4	L1-NB（°）	26.67	30	6
5	L1-NB（mm）	7.83	7	2
6	NA-APo（°）	14.98	6	4
7	Po-NB（mm）	0.29	4	2
8	SNA（°）	80.86	83	4
9	SNB（°）	73.37	80	4
10	SN-MP（°）	46.75	30	6
11	U1-L1（°）	135.07	124	8
12	U1-NA（°）	10.78	23	5
13	U1-NA（mm）	-0.39	5	2
14	U1-SN（°）	91.64	106	6
15	Y-Axis（°）	67.22	64	2

四、矫治前后对比

矫治后，双侧磨牙由远中关系调整为中性关系，后牙尖窝锁结关系良好，咬合平面控制良好，上下前牙大量内收，唇形突度减小侧貌改善。术前术后头影测量分析，上下前牙大量控根内收，咬合平面控制良好。术后全景片显示双侧髁突影像无明显改变。（图 10-19，图 10-20，图 10-21，图 10-22）（表 10-3）

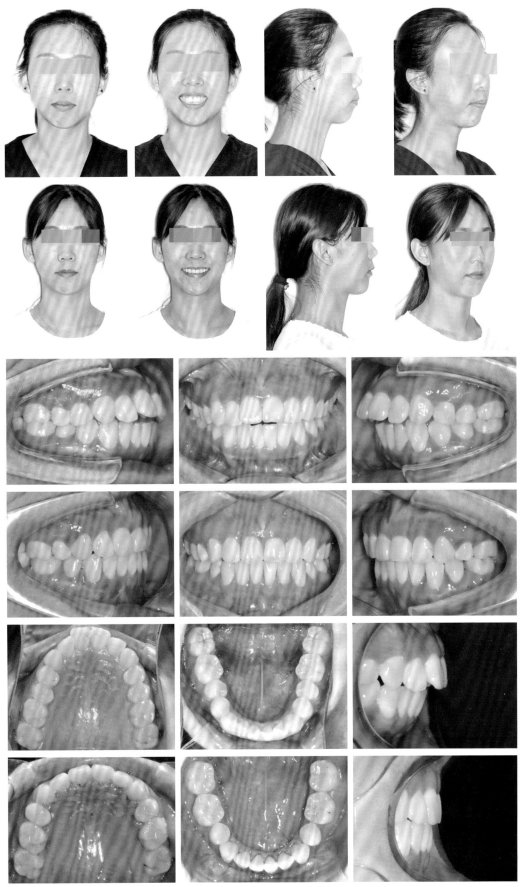

图 10-19 矫治前后面𬌗相对比

——治疗前
——治疗后

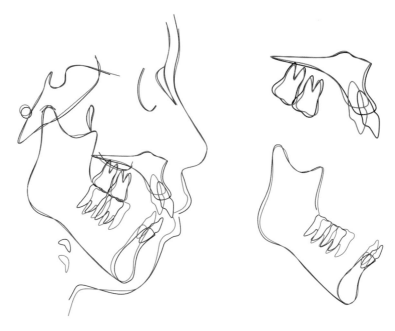

图 10-20　治疗前后重叠图

表 10-3　矫治前后头影测量数据对比

序号	项目	治疗前测量值	治疗后测量值	标准值	标准差
1	ANB（°）	7.19	7.49	3	2
2	FH-Np（°）	84.17	85.67	85	3
3	L1-MP（°）	96.80	86.55	97	6
4	L1-NB（°）	36.79	26.67	30	6
5	L1-NB（mm）	10.93	7.83	7	2
6	NA-APo（°）	16.15	14.98	6	4
7	Po-NB（mm）	-0.78	0.29	4	2
8	SNA（°）	81.38	80.86	83	4
9	SNB（°）	74.18	73.37	80	4
10	SN-MP（°）	45.81	46.75	30	6
11	U1-L1（°）	113.92	135.07	124	8
12	U1-NA（°）	22.09	10.78	23	5
13	U1-NA（mm）	5.46	-0.39	5	2
14	U1-SN（°）	103.47	91.64	106	6
15	Y-Axis（°）	67.97	67.22	64	2

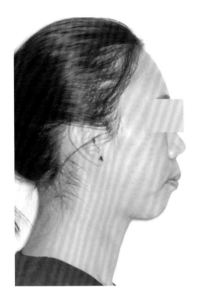
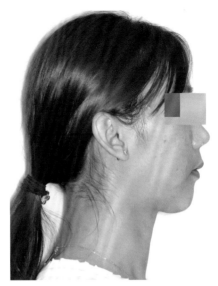

图 10-21　治疗前后侧面相对比

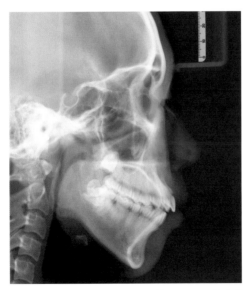
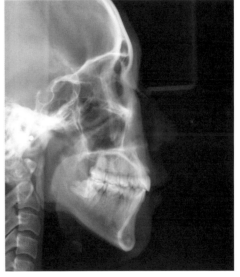

图 10-22　治疗前后头颅侧位片对比

五、小结

　　这是一例 II 类骨型、下颌后缩伴高角病例，首选正畸正颌联合治疗，单纯正畸代偿治疗难度较大。

　　治疗的关键点在于充分内收上下前牙，并且要有效地控制咬合平面和防止下颌平面角加大。早期使用垂直向稳定性好的扁丝加上舌侧活动翼托槽结扎翼有很强的可调节性，对咬合平面的维护有很重要的意义。术后下颌平面出现了一定程度的逆旋，这对颏部形态的改善非常有益。上颌使用带槽翼，配合扁丝控制前牙转矩，内收前牙。随形弓及支抗钉的使用加强上后牙支抗，使前牙获得最大程度的内收。

病例完成人：卢卫华

病例 11

拔除 14、24、34、44 矫治双颌前突病例（三）

一、病例简介

女，32 岁。

主诉

牙齿前突，要求矫治。

临床检查

恒牙列 18-28、37-48。上下弓形椭圆形，下前牙中度拥挤。双侧磨牙中性关系，尖牙中性关系；前牙浅覆𬌗、浅覆盖；口腔卫生及牙周良好。

面型：凸面型，上下前牙倾度稍大，上颌前突，颏后缩，面下 1/3 过高，上下唇前突，鼻唇角正常，颏唇沟消失，闭唇紧张。（图 11-1）

X 线片检查及分析

全景片显示：左右两侧髁突基本对称，无吸收，无明显异常。18 伸长，38、48 近中水平阻生。

头影测量显示：上颌骨前突，下颌后缩，Ⅱ类骨型，下颌平面角大，上前牙较直立，下前牙前倾。（图 11-2，图 11-3）

测量值见表 11-1。

诊断

（1）牙型诊断：安氏Ⅰ类错𬌗畸形，双颌前突。

（2）面型诊断：凸面型。

（3）骨型诊断：Ⅱ类骨型。

患者存在问题

（1）凸面型。

（2）双颌前突。

（3）Ⅱ类骨型。

（4）18 伸长，39、48 阻生。

二、治疗设计

方案一：正畸正颌联合治疗。

方案二：

（1）减数矫治，拔除 14、24、34、44、18、28。

（2）舌侧活动翼矫治技术，内收前牙，改善突度。

（3）上颌植入支抗钉维护磨牙支抗。

已详细告知患者其两种方案及其优缺点，患者拒绝手术治疗，选择方案二治疗计划。

三、矫治过程

（1）1 ～ 20 个月，内收上下前牙，关闭拔牙间隙，减少上下唇突度。

（2）21 ～ 22 个月，咬合细调。（总疗程 22 个月）

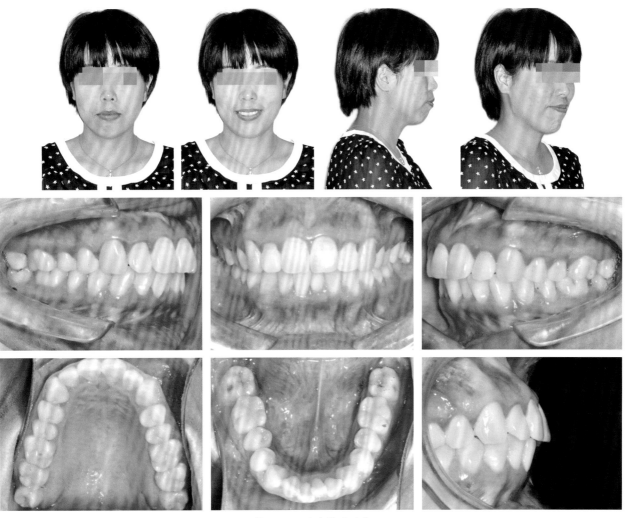

图 11-1　治疗前面𬌗相

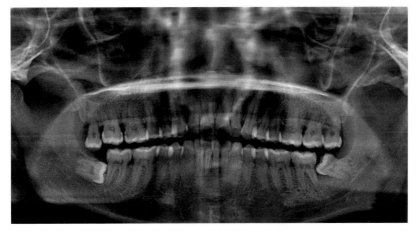

图 11-2　治疗前曲面断层片

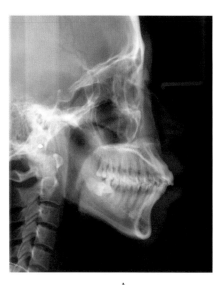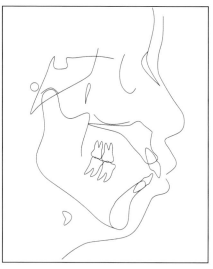

A   B

A. 治疗前头颅侧位片； B. 治疗前头颅侧位片描记图

图 11-3　治疗前头颅侧位片及描记图

表 11-1　矫治前头影测量数据表

序号	项目	治疗前测量值	标准值	标准差
1	ANB（°）	8.33	3	2
2	FH-Np（°）	89.14	85	3
3	L1-MP（°）	101.28	97	6
4	L1-NB（°）	40.64	30	6
5	L1-NB（mm）	12.65	7	2
6	NA-APo（°）	18.64	6	4
7	Po-NB（mm）	−0.44	4	2
8	SNA（°）	84.13	83	4
9	SNB（°）	75.80	80	4
10	SN-MP（°）	43.55	30	6
11	U1-L1（°）	109.28	124	8
12	U1-NA（°）	21.76	23	5
13	U1-NA（mm）	5.00	5	2
14	U1-SN（°）	105.89	106	6
15	Y-Axis（°）	63.07	64	2

● **矫治阶段 1** ●

临床处理： 上颌 6-6 黏结舌侧矫治器，3-3 置入辅弓，11、12 安装带槽翼回抽内收前牙。下颌黏结舌侧矫治器；31、42 安装带槽翼，31、42 间放置 0.008in 推簧。（图 11-4）

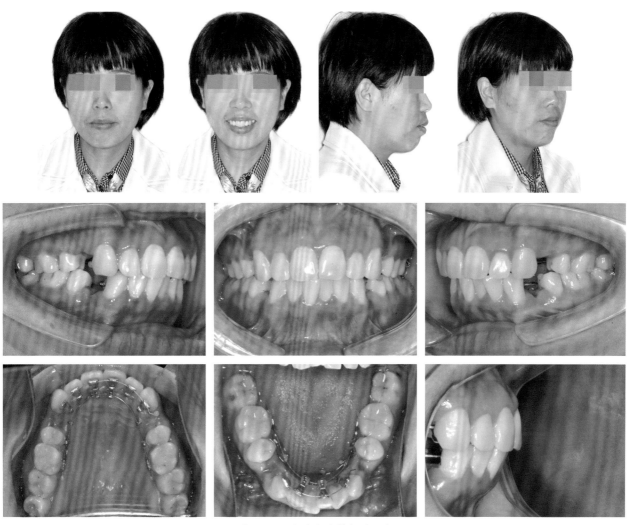

图 11-4　治疗中面殆相（一）

矫治要点： 11、12 安装带槽翼让前牙表达转矩，同时内收前牙。31、42 间放置推簧开创间隙。（图 11-5）

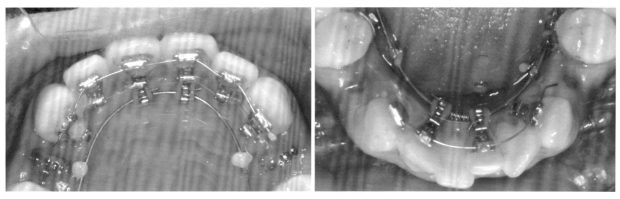

图 11-5　矫治要点细节图（一）

● 矫治阶段 2 ●

复诊可见：双侧磨牙中性关系，上下前牙已大量内收，13、23、33、43 转矩丢失，根型明显。（图 11-6）

临床处理：上颌更换 0.025 in×0.017 in SS 丝，上颌 3-3 已安装带槽翼，上颌置入支抗钉，稳定磨牙支抗，两侧 5、6、7 置入 0.025 in×0.017 in 片段弓。下颌间隙已关闭，3-3 安装带槽翼。

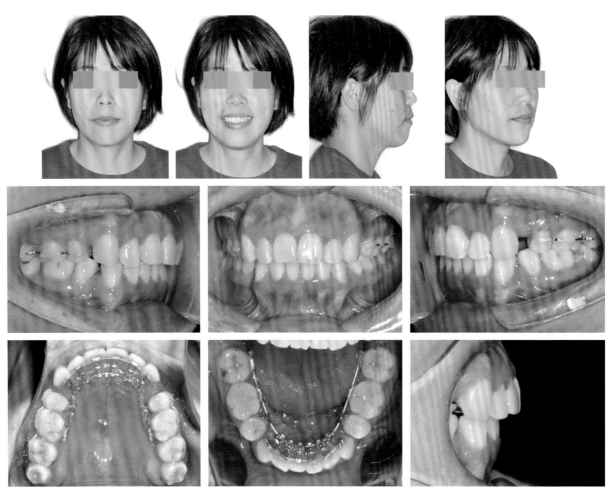

图 11-6　治疗中面殆相（二）

矫治要点：上颌 7 未安装矫治器，5、6、7 利用片段弓连接，增强磨牙区支抗。（图 11-7）

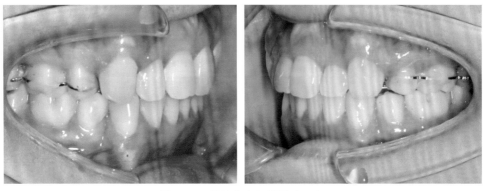

图 11-7　矫治要点细节图（二）

● 矫治阶段 3 ●

复诊可见：上下拔牙间隙已基本关闭，上下牙列已接近目标位，上下前牙明显内收，唇部突度也明显减小，咬合平面维护良好，前牙覆𬌗、覆盖正常。（图 11-8）

临床处理：上颌回抽更换结扎圈，交换结扎圈，关闭剩余间隙，下颌弯置 0.025in×0.017in 弓丝带蘑菇曲。

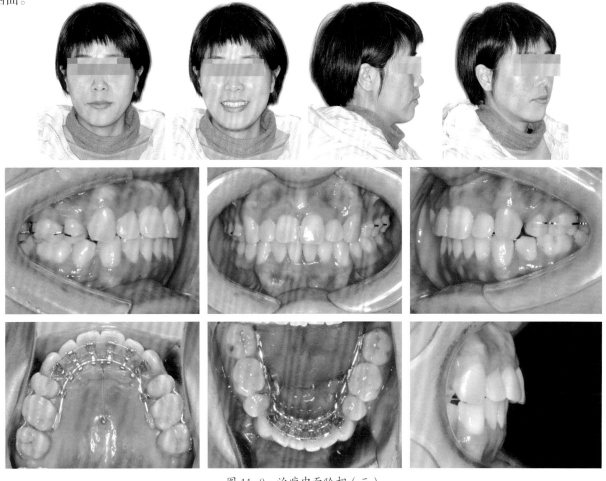

图 11-8　治疗中面𬌗相（三）

矫治要点：下颌更换 0.025in×0.017in SS 弓丝，弯制蘑菇曲，进一步表达下颌弓形及下前牙转矩。（图 11-9）

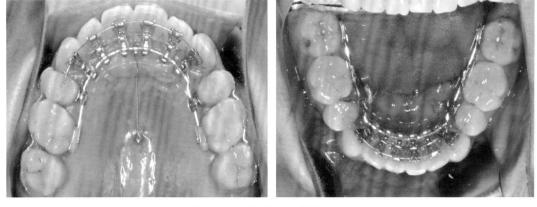

图 11-9　矫治要点细节图（三）

● 矫治阶段 4 ●

复诊可见： 上下牙列拔牙间隙已关闭。上下前牙突度明显减小。磨牙尖牙中性关系。但尚有个别牙位没有完全到位，4 个尖牙的转矩表达不充分，上颌切牙转矩表达稍显过多。（图 11-10）

临床处理： 13、23、33、43 置入 0.016in TN 圆丝，控根进一步表达牙轴及转矩，11、12、21、22 弹力橡皮链悬吊，减少正转矩表达。

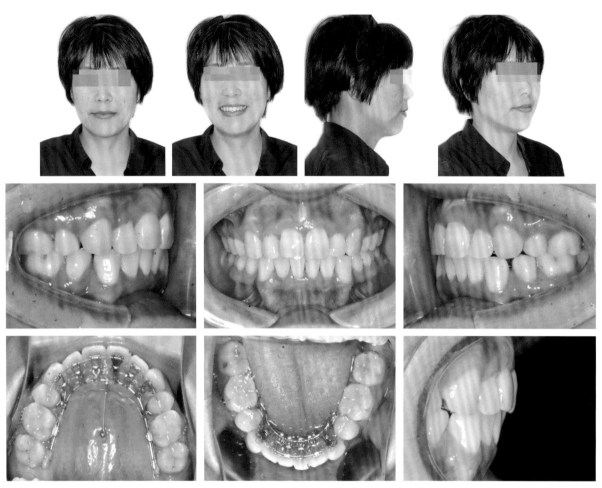

图 11-10　治疗中面𬌗相（四）

矫治要点： 将 0.016in TN 圆丝的一端置入 13、23、33、43 托槽座的孔内，另一端用结扎丝固定在双尖牙的槽沟内，末端可以用流体树脂球化处理。（图 11-11）

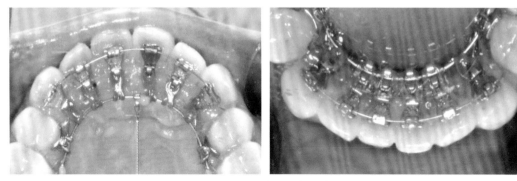

图 11-11　矫治要点细节图（四）

● 主动结束矫治 ●

矫治结束后上下牙弓形态基本正常，双侧磨牙尖牙中性关系，后牙尖窝咬合情况良好，前牙覆𬌗、覆盖正常，上下唇突度明显减小，颏部外观改善。（图 11-12，图 11-13，图 11-14）（表 11-2）

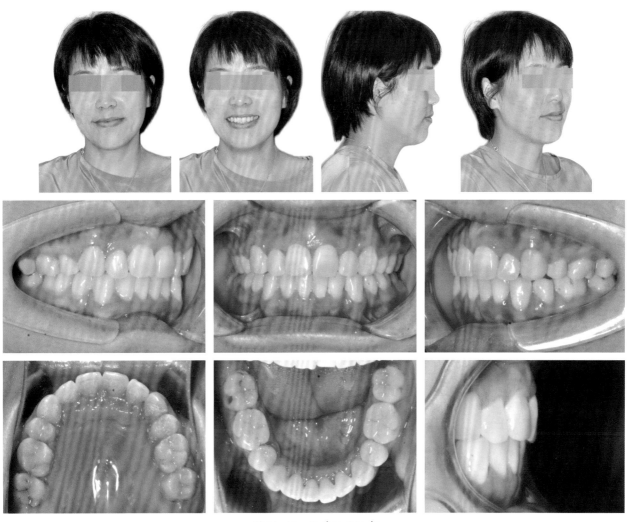

图 11-12　治疗后面𬌗相

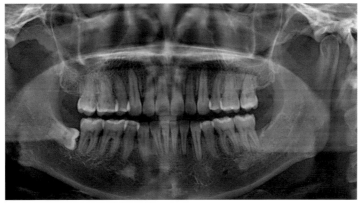

图 11-13　治疗后曲面断层片

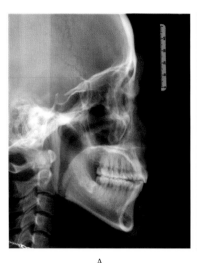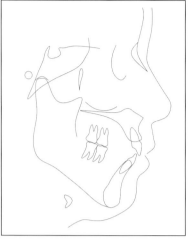

A   B

A. 治疗后头颅侧位片；B. 治疗后头颅侧位片描记图

图 11-14 治疗后头颅侧位片及描记图

表 11-2 矫治后头影测量数据表

序号	项目	治疗后测量值	标准值	标准差
1	ANB（°）	6.94	3	2
2	FH-Np（°）	89.84	85	3
3	L1-MP（°）	97.17	97	6
4	L1-NB（°）	34.77	30	6
5	L1-NB（mm）	8.43	7	2
6	NA-APo（°）	14.89	6	4
7	Po-NB（mm）	0.00	4	2
8	SNA（°）	82.91	83	4
9	SNB（°）	75.96	80	4
10	SN-MP（°）	41.64	30	6
11	U1-L1（°）	123.47	124	8
12	U1-NA（°）	14.82	23	5
13	U1-NA（mm）	0.46	5	2
14	U1-SN（°）	97.72	106	6
15	Y-Axis（°）	62.51	64	2

四、矫治前后对比

主动矫治结束，上下前牙明显内收，上下牙弓长度减小，上下唇突度明显减小，闭唇轻松，侧貌改善明显，术前术后头影测量显示，上下前牙及牙槽骨大量内收，咬合平面维护良好，下颌平面有少量逆旋。（图 11-15，图 11-16，图 11-17，图 11-18）（表 11-3）

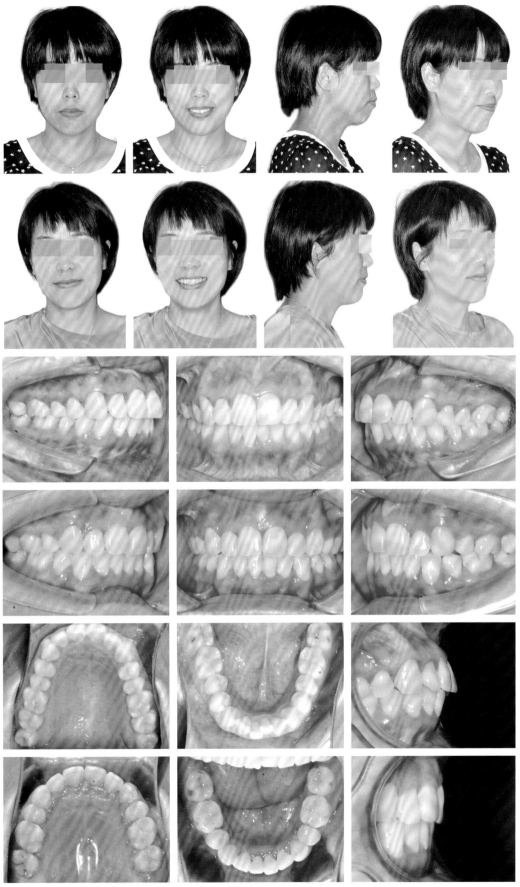

图 11-15　矫治前后面𬌗相对比

—— 治疗前
—— 治疗后

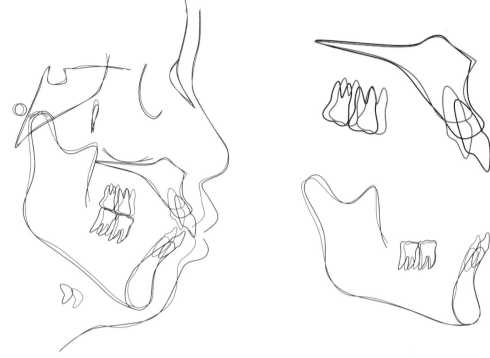

图 11-16　治疗前后重叠图

表 11-3　矫治前后头影测量数据对比

序号	项目	治疗前测量值	治疗后测量值	标准值	标准差
1	ANB（°）	8.33	6.94	3	2
2	FH-Np（°）	89.14	89.84	85	3
3	L1-MP（°）	101.28	97.17	97	6
4	L1-NB（°）	40.64	34.77	30	6
5	L1-NB（mm）	12.65	8.43	7	2
6	NA-APo（°）	18.64	14.89	6	4
7	Po-NB（mm）	−0.44	0.00	4	2
8	SNA（°）	84.13	82.91	83	4
9	SNB（°）	75.80	75.96	80	4
10	SN-MP（°）	43.55	41.64	30	6
11	U1-L1（°）	109.28	123.47	124	8
12	U1-NA（°）	21.76	14.82	23	5
13	U1-NA（mm）	5.00	0.46	5	2
14	U1-SN（°）	105.89	97.72	106	6
15	Y-Axis（°）	63.07	62.51	64	2

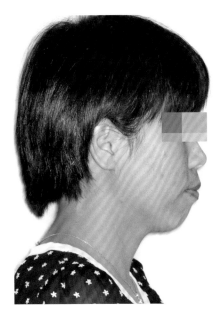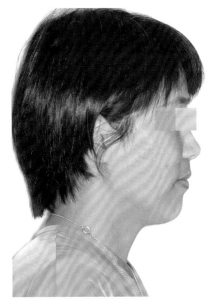

图 11-17　治疗前后侧面相对比

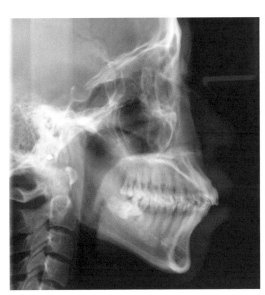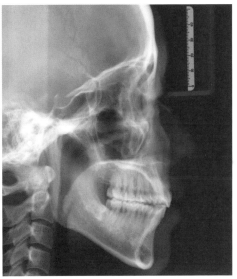

图 11-18　治疗前后头颅侧位片对比

五、小结

（1）这是一例高角型Ⅱ类骨型双颌前突病例，前牙需要大量的内收，上颌需要强支抗。后牙区的颊侧片段弓和腭中缝的种植支抗对上后牙支抗的保护很有帮助。

（2）术前上前牙偏直立，需控根内收，舌侧活动翼扁丝加上带槽翼伸缩式内收有利于前牙转矩控制。

（3）早期阶段稳定弓丝的置入，加上舌侧活动翼托槽的可调节性，有利于平面的稳定。下颌平面的逆旋对侧貌的改善有较大的作用。

病例完成人：卢卫华

病例 12

拔除 14、24、35、45 矫治恒牙早期双牙弓前突病例

一、病例简介

女，11 岁。

主诉

上牙前突，要求矫治。

临床检查

恒牙列 17-27、37-47，双侧磨牙中性关系；上下前牙唇倾度大，上下弓形中段稍显狭窄，前牙覆𬌗、覆盖基本正常。13-23 散在间隙约 2mm，33、34 和 43、44 间隙约 1mm。

面型：凸面型，鼻唇角小，颏部稍显后缩，上下唇明显前突，颏唇沟不清晰。颞下颌关节功能检查未见明显异常。（图 12-1）

X 线片检查及分析

全景片显示：18、28、38、48 牙冠已钙化。

头影测量显示：上颌骨突度正常，下颌骨发育不足，上下前牙唇倾，下颌平面角偏高。（图 12-2，图 12-3）

测量值见表 12-1。

诊断

（1）牙型诊断：安氏Ⅰ类错𬌗畸形，双牙弓前突。

（2）面型诊断：凸面型。

（3）骨型诊断：Ⅱ类骨型。

患者存在问题

（1）双牙弓前突。

（2）凸面型，上下唇明显前突，颏部稍显后缩。

（3）上下牙列弓形中段稍显狭窄。

（4）37、47 萌出高度不足，不方便黏结矫治器。

二、治疗设计

（1）拔除 14、24、35、45。

（2）内收上下前牙，减少牙弓突度以及改善唇形。

（3）尽量维护上下牙列弓形中后段的宽度。

（4）使用结扎式舌侧活动翼矫治器。

三、矫治过程

（1）上牙使用 0.025in×0.017inSS 扁丝，利用活动翼伸缩式分批内收前牙到目标位。

（2）上下牙使用弹力链关闭剩余间隙。

（3）微调。

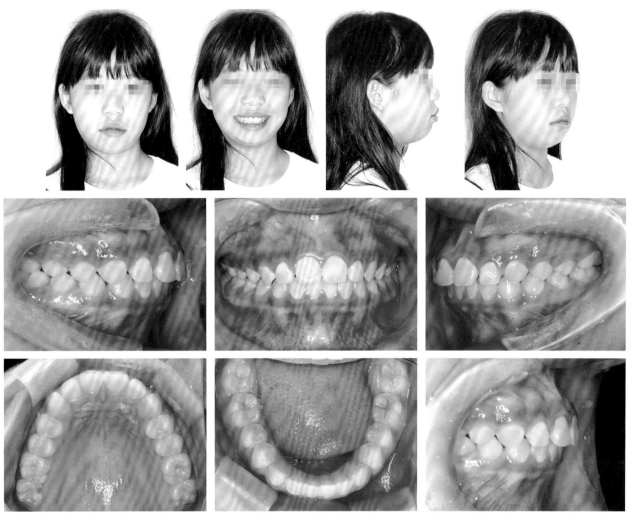

图 12-1 治疗前面𬌗相

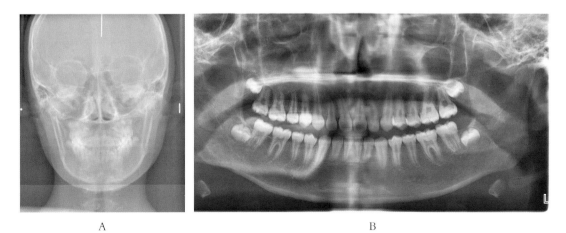

A   B

A. 治疗前头颅正位片；B. 治疗前曲面断层片

图 12-2 治疗前 X 线片

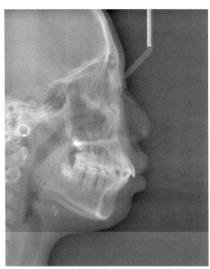
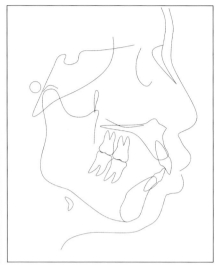

A   B

A. 治疗前头颅侧位片； B. 治疗前头颅侧位片描记图

图 12-3　治疗前头颅侧位片及描记图

表 12-1　矫治前头影测量数据表

序号	项目	治疗前测量值	标准值	标准差
1	ANB（°）	6.25	3	2
2	FH-Np（°）	86.11	85	3
3	L1-MP（°）	106.51	97	6
4	L1-NB（°）	37.67	30	6
5	L1-NB（mm）	9.71	7	2
6	NA-APo（°）	17.95	6	4
7	Po-NB（mm）	-2.89	4	2
8	SNA（°）	82.42	83	4
9	SNB（°）	76.17	80	4
10	SN-MP（°）	34.99	30	6
11	U1-L1（°）	114.23	124	8
12	U1-NA（°）	21.85	23	5
13	U1-NA（mm）	4.16	5	2
14	U1-SN（°）	104.27	106	6
15	Y-Axis（°）	66.90	64	2

● 矫治阶段 1 ●

临床处理： 上下牙均使用 0.025in×0.017in SS 扁丝，上牙 11、21 安装带槽翼，上牙主弓丝后退，内收 11、21；下牙先安装 31、41 带槽翼，后逐步安装 32、42 带槽翼，主弓丝逐步后退，结扎加力。在 34、36、44、46 颊侧黏结舌侧扣，34–36 以及 44–46 颊侧和舌侧同时弹性结扎，拉 34、44 向远中。（图 12-4）

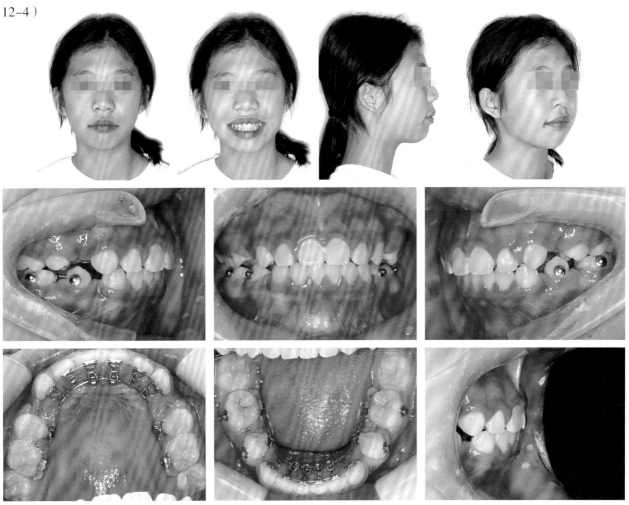

图 12-4　治疗中面𬌗相（一）

矫治要点： 对于下牙拔除第二前磨牙的病例，尽可能把矫治器黏结到第二磨牙，如果第二磨牙萌出高度不足，无法黏结，则要使用稳定度更佳的 SS 类钢丝，或者在第一磨牙和第二磨牙颊侧使用片段弓辅助。（图 12-5）

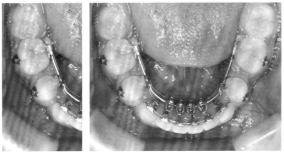

图 12-5　矫治要点细节图（一）

● 矫治阶段 2 ●

复诊可见： 上下前牙明显内收，转矩控制良好。（图 12-6）

临床处理： 上下牙主弓丝继续回抽，上牙继续内收 11、21，下牙继续内收 32-42。

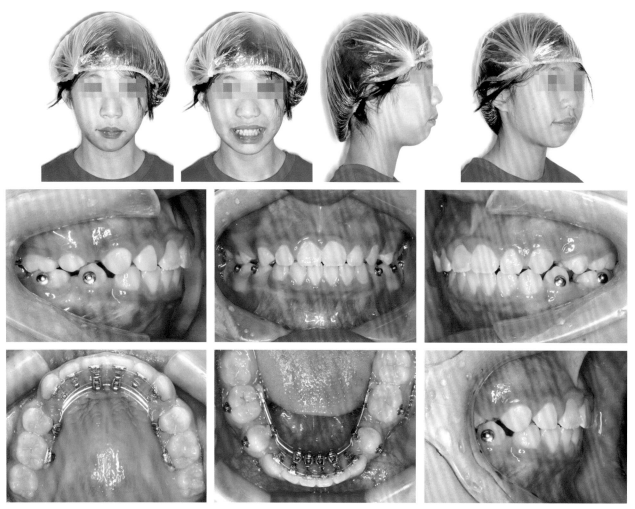

图 12-6　治疗中面𬌗相（二）

矫治要点： 当上下前牙内收到要严格控制转矩内收时，带槽翼拉开的幅度需注意控制，不可过大。（图 12-7）

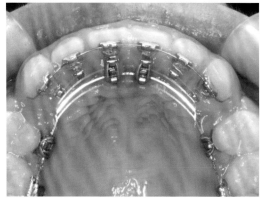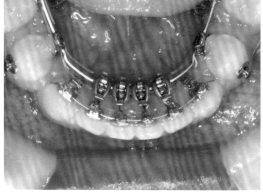

图 12-7　矫治要点细节图（二）

● **矫治阶段 3** ●

复诊可见： 上下弓丝基本接近目标位，患者唇型明显改善。（图 12-8）

临床处理： 上牙加入 12、22 带槽翼，使用结扎圈弹性结扎，对 12-22 进行目标位的表达。下牙加入 33、43 带槽翼，同样使用结扎圈弹性结扎，对 33-43 进行目标位的表达。

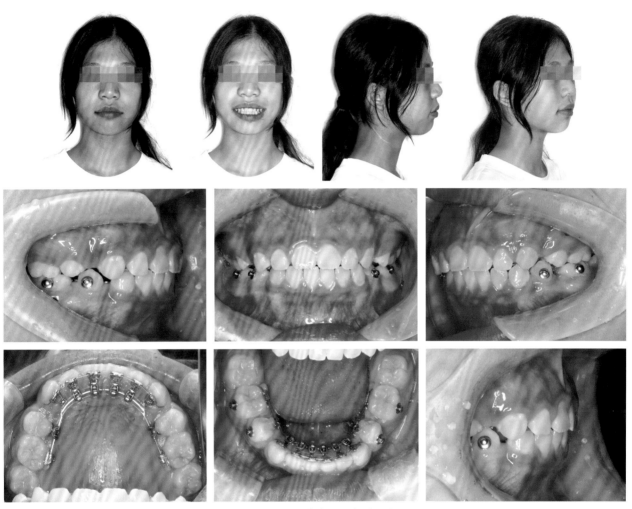

图 12-8　治疗中面𬌗相（三）

矫治要点： 上牙分批加入 12、22，下牙加入 33、43，对目标位进行逐步完善。（图 12-9）

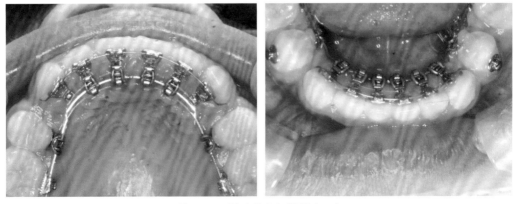

图 12-9　矫治要点细节图（三）

● 矫治阶段 4 ●

复诊可见： 上牙加入 13、23 带槽翼表达后，家长认为上前牙已经内收到位，坚决要求不再内收，拍术中侧位片分析，认为基本达到内收效果，详见术中侧位片分析。（图 12-10，图 12-12）（表 12-2）

临床处理： 13-15、23-25、33-34 以及 43-44 弹性结扎，关闭剩余间隙。

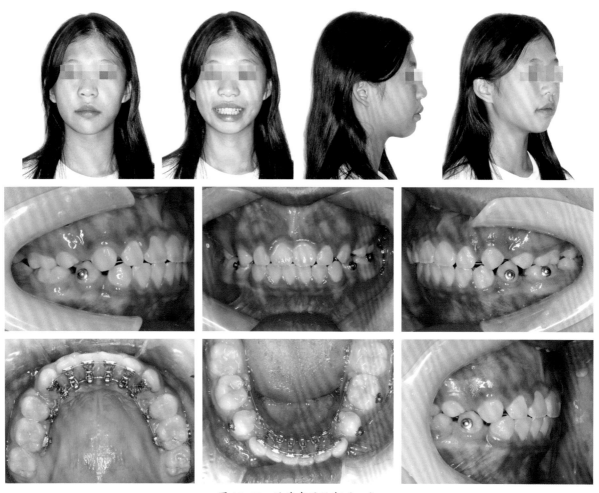

图 12-10　治疗中面𬌗相（四）

矫治要点： 上下前牙内收到位，3-3 使用带槽翼结扎充分表达转矩后，剩余间隙可以使用分批开闭的方式，即利用 3-3 的拱形结构把主弓丝结扎固定在目标位，先把 3-5 间隙关闭，之后再关闭 5-6 间隙。（图 12-11）

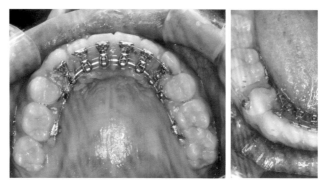

图 12-11　矫治要点细节图（四）

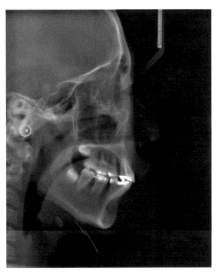

图 12-12　治疗中头颅侧位片

表 12-2　矫治中头影测量数据表

序号	项目	治疗前测量值	治疗中测量值	标准值	标准差
1	ANB（°）	6.25	6.4	3	2
2	FH-Np（°）	86.11	83.3	85	3
3	L1-MP（°）	106.51	111.8	97	6
4	L1-NB（°）	37.67	46.0	30	6
5	L1-NB（mm）	9.71	8.3	7	2
6	NA-APo（°）	17.95	14.3	6	4
7	Po-NB（mm）	-2.89	0.8	4	2
8	SNA（°）	82.42	81.7	83	4
9	SNB（°）	76.17	75.3	80	4
10	SN-MP（°）	34.99	38.9	30	6
11	U1-L1（°）	114.23	107.8	124	8
12	U1-NA（°）	21.85	19.8	23	5
13	U1-NA（mm）	4.16	1.0	5	2
14	U1-SN（°）	104.27	101.5	106	6
15	Y-Axis（°）	66.90	67.5	64	2

● 主动结束矫治 ●

术后上下前牙转矩控制良好，患者上下唇突度明显减小，因患者微调阶段未认真挂牵引，故两侧尖牙区咬合不紧密，另因其居住地较远，复诊不方便，结束其固定矫治阶段，进入主动保持阶段。（图12-13，图12-14，图12-15）（表12-3）

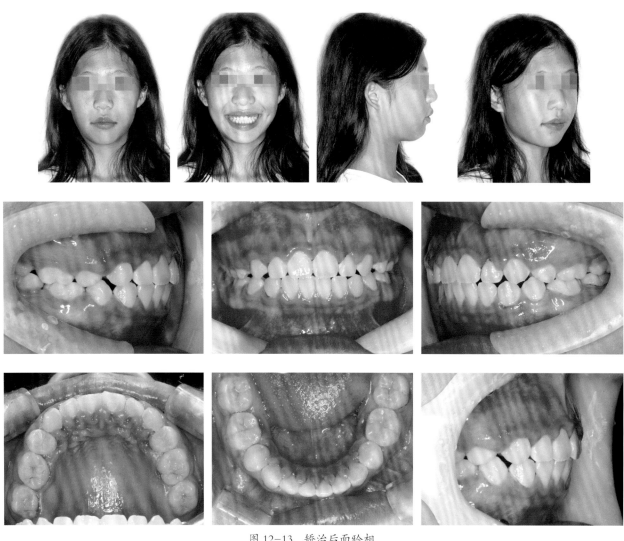

图 12-13　矫治后面𬌗相

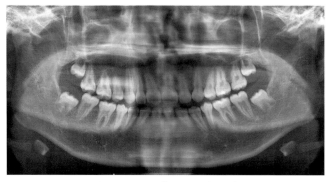

图 12-14　治疗后曲面断层片

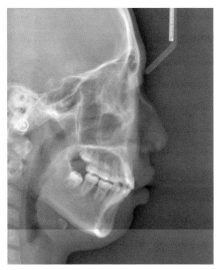
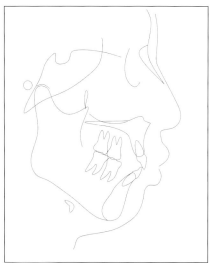

A   B

A.治疗后头颅侧位片；B.治疗后头颅侧位片描记图

图 12-15 治疗后头颅侧位片及描记图

表 12-3 矫治后头影测量数据表

序号	项目	治疗后测量值	标准值	标准差
1	ANB（°）	5.67	3	2
2	FH-Np（°）	86.06	85	3
3	L1-MP（°）	106.86	97	6
4	L1-NB（°）	40.77	30	6
5	L1-NB（mm）	7.54	7	2
6	NA-APo（°）	15.49	6	4
7	Po-NB（mm）	-2.62	4	2
8	SNA（°）	80.12	83	4
9	SNB（°）	74.45	80	4
10	SN-MP（°）	39.45	30	6
11	U1-L1（°）	115.92	124	8
12	U1-NA（°）	17.64	23	5
13	U1-NA（mm）	0.87	5	2
14	U1-SN（°）	97.76	106	6
15	Y-Axis（°）	68.41	64	2

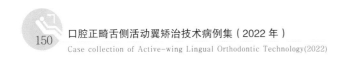
四、矫治后随访

三个月后复诊检查：上下牙列保持良好，两侧尖牙区咬合较拆除矫治器时更紧密，唇形更协调。（图 12-16）

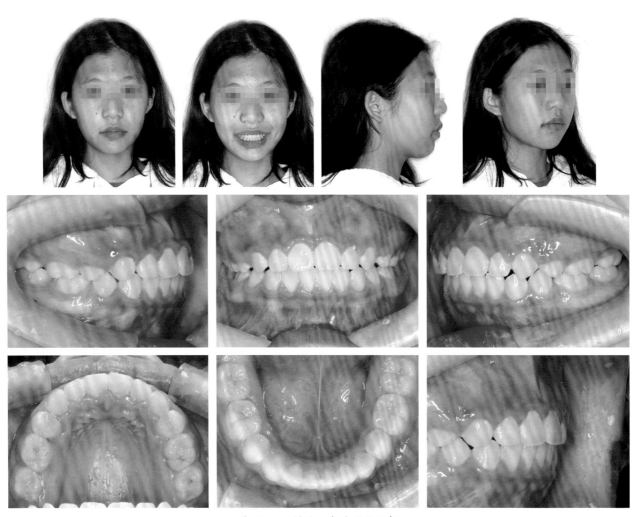

图 12-16　矫治 3 个月后面𬌗相

五、矫治前后对比

术后上下牙弓的弓形形态正常，上下前牙转矩控制良好，上下唇突度明显减小，颏唇沟形态改善。（图 12-17，图 12-18）（表 12-4）

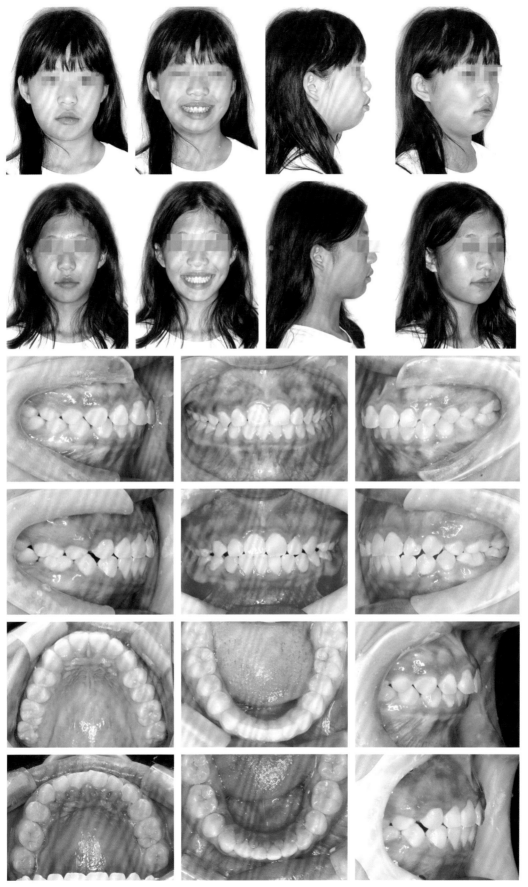

图 12-17　矫治前后牸相对比

——治疗前
——治疗后

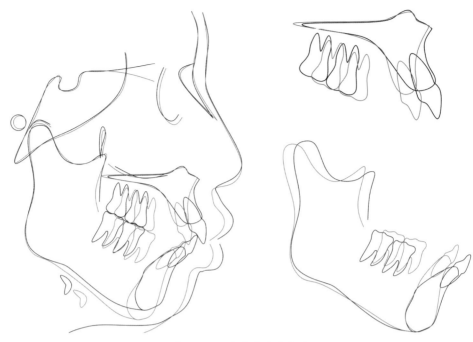

图 12-18　治疗前后重叠图

表 12-4　矫治前后头影测量数据对比

序号	项目	治疗前测量值	治疗后测量值	标准值	标准差
1	ANB（°）	6.25	5.67	3	2
2	FH–Np（°）	86.11	86.06	85	3
3	L1–MP（°）	106.51	106.86	97	6
4	L1–NB（°）	37.67	40.77	30	6
5	L1–NB（mm）	9.71	7.54	7	2
6	NA–APo（°）	17.95	15.49	6	4
7	Po–NB（mm）	−2.89	−2.62	4	2
8	SNA（°）	82.42	80.12	83	4
9	SNB（°）	76.17	74.45	80	4
10	SN–MP（°）	34.99	39.45	30	6
11	U1–L1（°）	114.23	115.92	124	8
12	U1–NA（°）	21.85	17.64	23	5
13	U1–NA（mm）	4.16	0.87	5	2
14	U1–SN（°）	104.27	97.76	106	6
15	Y–Axis（°）	66.90	68.41	64	2

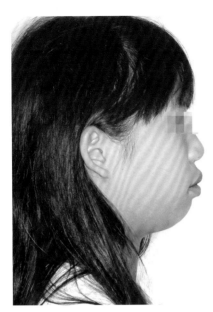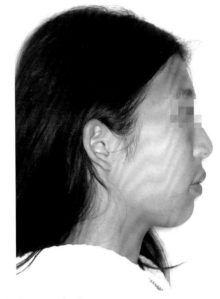

图 12-19　治疗前后侧面相对比

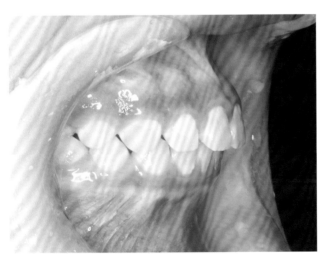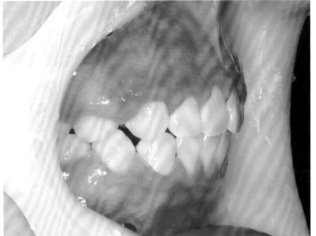

图 12-20　治疗前后覆盖相对比

六、小结

　　本病例是在生长发育期的 Ⅱ 类骨型患者，术中并没有使用 Ⅱ 类牵引，术后看，舌侧活动翼矫治器对上下前牙转矩的良好控制与患者的生长发育相得益彰。患者唇形及颏部形态明显改善，这得益于舌侧活动翼矫治器巧妙地采用了分批对前牙转矩控制的方式。面对 3-3 强大的拱形结构体，舌侧活动翼矫治器可以灵活地对其进行分解，运用 3：1 的原则，在内收过程中逐步分批对前牙转矩进行控制，这样不仅可以达到对前牙转矩的有效控制，还可以最大限度地节约对磨牙区支抗的消耗；并且在早期使用 SS 类的扁丝作为主弓丝，SS 类的扁丝在垂直向有非常好的稳定性，有利于稳定正确的咬合平面，这对于前牙转矩的有效控制提供了良好的基础。

病例完成人：李强

病例 13
矫治成人深覆骀伴 36 缺失病例

一、病例简介

男，20 岁。

主诉

牙齿不齐，上前牙伸长，要求矫治。

临床检查

恒牙列 17-27、37-47。磨牙中性关系，前牙覆盖Ⅱ度，深覆骀Ⅲ度，上下切牙内倾，下中线右偏 4mm，43、13 呈反锁骀关系，36 缺失（3 周前在外院拔除）。

面型：凸面型。面下 1/3 垂直高度不足。上颌稍前突，下颌突度正常。鼻唇角偏小，颏唇沟正常。颞下颌关系检查未见异常，功能检查示下颌颌位稳定。（图 13-1）

X 线片检查及分析

曲面断层片显示：未见 18 牙胚，28、38、48 牙体已发育完整，28、38、48 近中水平阻生。

头影测量显示：Ⅰ类骨型，低角，上颌骨稍前突，下颌骨突度正常，上下前牙过于直立。（图 13-2，图 13-3）

测量值见表 13-1。

诊断

（1）牙型诊断：安氏Ⅰ类，低角型深覆骀。

（2）面型诊断：凸面型。

（3）骨型诊断：Ⅰ类骨型。

患者存在问题

（1）前牙闭锁性深覆骀。

（2）36 缺失。

（3）上下中线不齐，下中线右偏 4mm。

（4）上牙轻度拥挤，下牙中度拥挤。

二、治疗设计

（1）近中前移 37、直立 38。上下磨牙建立中性关系。

（2）完善上下牙列弓形，前倾上下切牙，订正上下中线，恢复前牙正常覆骀、覆盖。

（3）舌侧活动翼矫治技术。

三、矫治过程

（1）1 ~ 7 个月，安装下牙舌侧活动翼矫治器，应用 TN 推簧开创间隙，定下中线，近中前移 37。

（2）7 ~ 12 个月，安装上牙舌侧活动翼矫治器，压低上前牙，恢复前牙转矩。下牙进一步排齐牙列，直立与近中前移 38。

（3）12 ~ 14 个月，细调。（总疗程 14 个月）

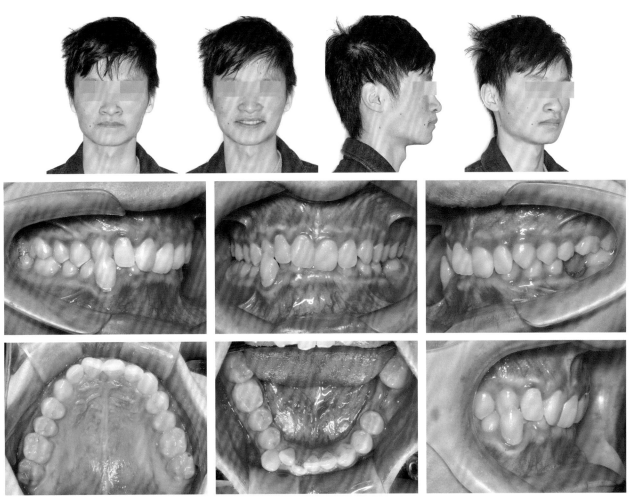

图 13-1　治疗前面𬌗相

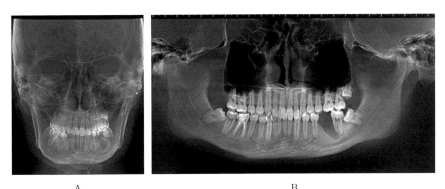

A. 治疗前头颅正位片；B. 治疗前曲面断层片

图 13-2　治疗前 X 线片

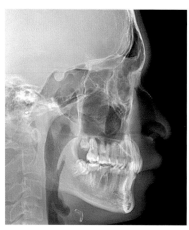
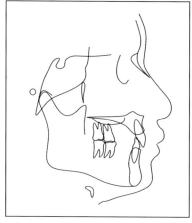

A　　　　　　　　　　　　　　　B

A. 治疗前头颅侧位片； B. 治疗前头颅侧位片描记图

图 13-3　治疗前头颅侧位片及描记图

表 13-1　矫治前头影测量数据表

序号	项目	治疗前测量值	标准值	标准差
1	ANB（°）	2.86	3	2
2	FH-Np（°）	90.91	85	3
3	L1-MP（°）	83.21	97	6
4	L1-NB（°）	6.00	30	6
5	L1-NB（mm）	-2.12	7	2
6	NA-APo（°）	3.93	6	4
7	Po-NB（mm）	3.39	4	2
8	SNA（°）	86.26	83	4
9	SNB（°）	83.40	80	4
10	SN-MP（°）	19.39	30	6
11	U1-L1（°）	160.22	124	8
12	U1-NA（°）	10.92	23	5
13	U1-NA（mm）	-0.42	5	2
14	U1-SN（°）	97.17	106	6
15	Y-Axis（°）	59.72	64	2

● 矫治阶段 1 ●

临床处理： 安装下颌结扎式舌侧活动翼矫治器，0.025in×0.017in TN 丝，44 颊面黏结𬌗面微管，于 31、42、44 切端辅弓放置 0.008inTN 推簧，轻力牵引 37 近中前移。目的在于订正中线并且为 41、43 排齐开创间隙。由于覆𬌗比较深，选择将上牙托槽黏结时间适当后推。（图 13-4）

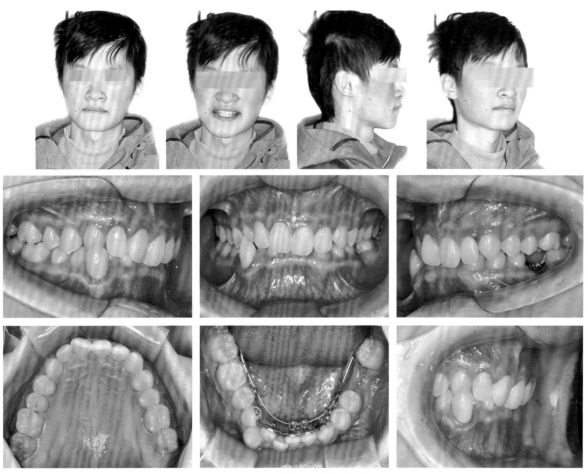

图 13-4　治疗中面𬌗相（一）

矫治要点：

（1）弓丝的中点要放置正确，早期应用主弓丝确定治疗平面。

（2）当拔除第一磨牙需要第二磨牙近中移动时，要尽早激活第二磨牙，这有利于第二磨牙近中移动。（图 13-5）

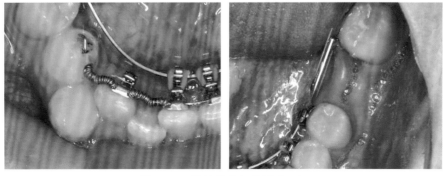

图 13-5　矫治要点细节图（一）

● 矫治阶段 2 ●

复诊可见：37 明显近中移动，拔牙创已减小，此时 37 与 26 尖对尖关系。下颌中线有改善，深覆𬌗有所减小。（图 13-6）

临床处理：于主弓上 34、32 间和 31、45 间放置 0.010in TN 推簧，31、42、44 切端辅弓上的 TN 推簧继续保持。轻力牵引 37 近中前移。

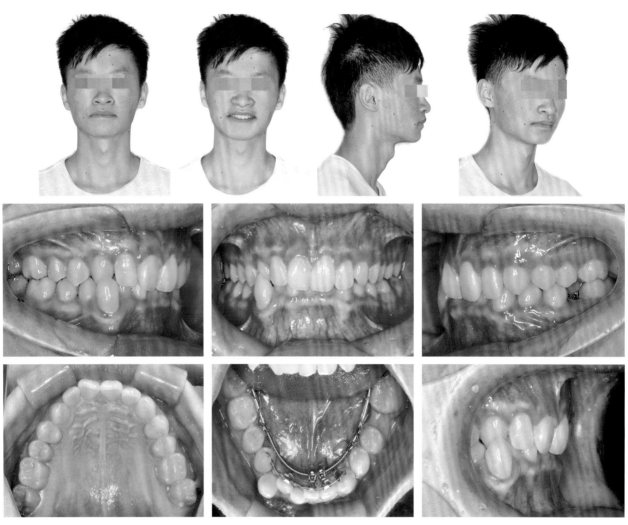

图 13-6 治疗中面𬌗相（二）

矫治要点：

（1）延长下牙弓的长度是减小深覆𬌗的有效办法之一。

（2）下前牙的唇向移动，上前牙会受到向唇侧的力，这对于上前牙转矩恢复有所帮助，所以上牙先不安装矫治器。（图 13-7）

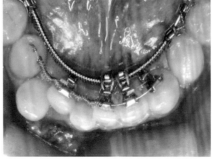
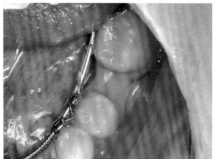

图 13-7 矫治要点细节图（二）

● 矫治阶段 3 ●

复诊可见： 下颌牙列弓形明显改善。41、42 拥挤已解除。下切牙唇倾度加大，37 与 26 建立中性关系，36 拔牙间隙余 2mm。前牙深覆殆明显减少。（图 13-8）

临床处理： 下颌去除前牙切端辅弓，于 42、44 间放置 0.010in TN 推簧，订正下颌中线并继续开创 43 间隙，37、38 颊侧黏结微正畸用 0.014in TN 片段弓直立 38。上牙黏结结扎式舌侧活动翼托槽，0.025in×0.017in SS 扁丝，13-23 托槽辅助管上置入高弹性 TN 辅弓进行排齐，采用分批矫治上切牙唇倾度及调整上牙弓形。14、46 进行短 II 类颌间牵引。

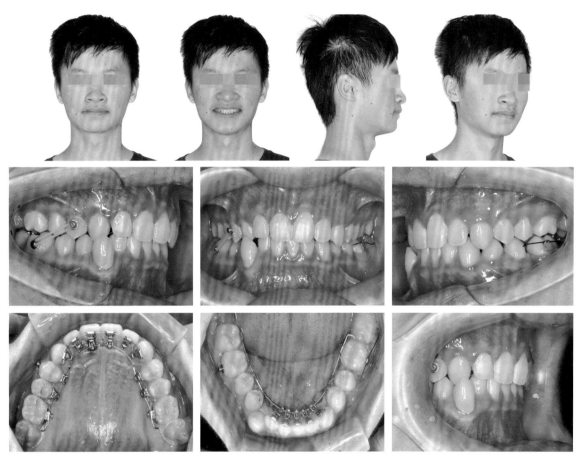

图 13-8　治疗中面殆相（三）

矫治要点：

（1）不锈钢扁丝的应用更有利于牙弓形态的调整与平面的维护及对上切牙垂直向进行矫治。

（2）14、46 进行短 II 类颌间牵引，目的是维护右侧功能平面，同时加强右后牙支抗更有利于订正中线。

（3）微正畸与片段弓组合在不影响主弓丝的弓形和平面的情况下直立 38。（图 13-9）

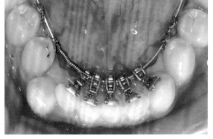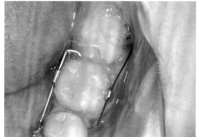

图 13-9　矫治要点细节图（三）

● 矫治阶段 4 ●

复诊检查： 前牙覆𬌗、覆盖已基本正常。13 未完全进入弓形，11、21 之间有 1.5mm 间隙，38 已直立，上下牙列弓形正常。（图 13-10）

临床处理： 上颌其他牙位安装带槽翼，主弓丝入槽后弹性结扎圈结扎托槽座与托槽翼，逐步矫治前牙转矩，同时用橡皮圈关闭上切牙间隙。下颌黏结 43 托槽安装带槽翼，在下前牙托槽辅助管上置入高弹性 TN 辅弓进行排齐，37、38 黏结颊面管应用片段弓牵引 38 近中前移。

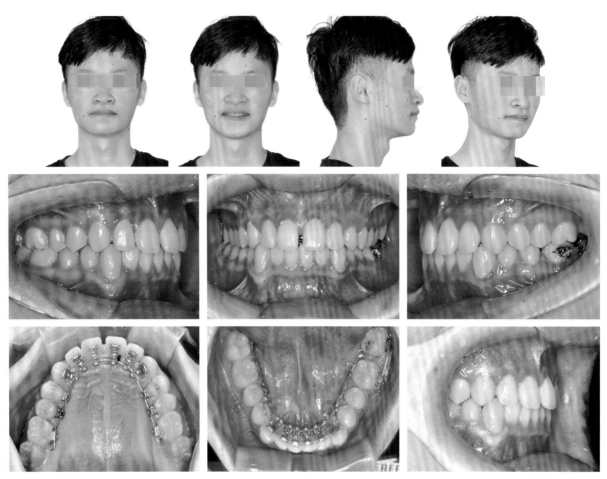

图 13-10 治疗中面𬌗相（四）

矫治要点：

（1）结扎圈弹性结扎对个别牙位的矫治非常灵活有效。

（2）切方辅助管距离邻面接触点比较近，所以辅助弓能有效地矫治相邻牙位的邻面接触关系。（图 13-11）

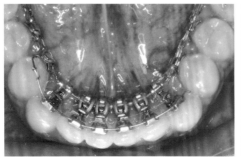
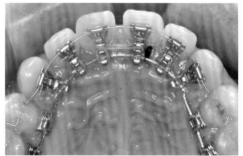

图 13-11 矫治要点细节图（四）

● 主动结束矫治 ●

经过 14 个月的主动矫治，上下牙列整齐，中线一致，上下牙弓形对称，咬合平面协调，后牙尖窝锁结关系良好，前牙覆殆、覆盖正常。唇形良好，鼻唇角与颏唇沟形态尚可（图 13-12，图 13-13，图 13-14）（表 13-2）

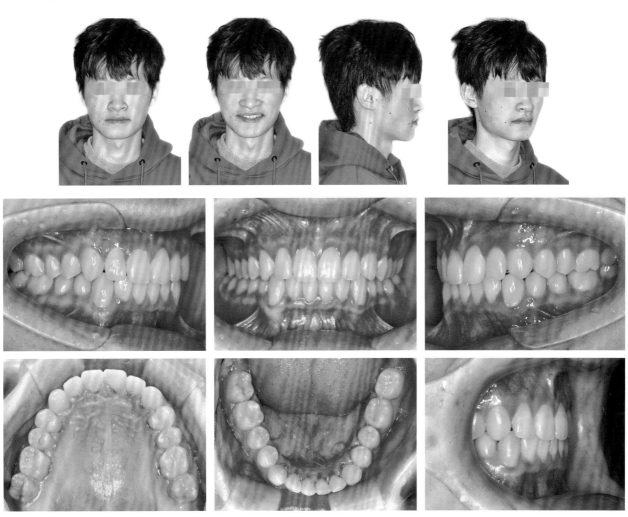

图 13-12　治疗后面殆相

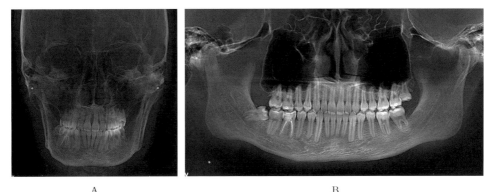

A　　　　　　　　　　　　　　B

A. 治疗后头颅正位片；B. 治疗后曲面断层片

图 13-13　治疗后 X 线片

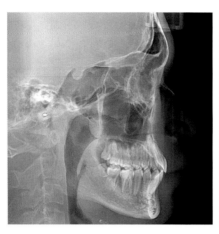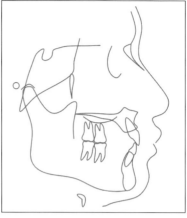

A.治疗后头颅侧位片；B.治疗后头颅侧位片描记图

图13-14 治疗后头颅侧位片及描记图

表13-2 矫治后头影测量数据表

序号	项目	治疗后测量值	标准值	标准差
1	ANB（°）	1.73	3	2
2	FH-Np（°）	92.07	85	3
3	L1-MP（°）	101.01	97	6
4	L1-NB（°）	23.56	30	6
5	L1-NB（mm）	3.37	7	2
6	NA-APo（°）	1.04	6	4
7	Po-NB（mm）	3.00	4	2
8	SNA（°）	86.94	83	4
9	SNB（°）	83.21	80	4
10	SN-MP（°）	19.35	30	6
11	U1-L1（°）	133.27	124	8
12	U1-NA（°）	21.44	23	5
13	U1-NA（mm）	3.00	5	2
14	U1-SN（°）	106.38	106	6
15	Y-Axis（°）	58.91	64	2

四、矫治前后对比

该病例矫治前后变化主要表现在弓形的良好维护（尤其下牙列）和咬合平面的控制，在此基础上实现了上下前牙转矩的恢复和中线的矫治，从而达到良好的前后牙齿的咬合关系和协调的软组织面型。（图13-15，图13-16，图13-17，图13-18）（表13-3）

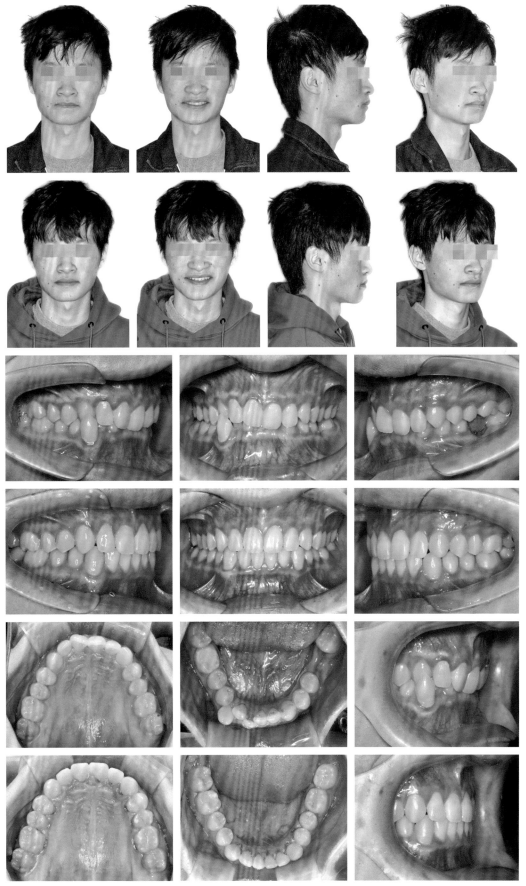

图 13-15 矫治前后面殆相对比

——治疗前
——治疗后

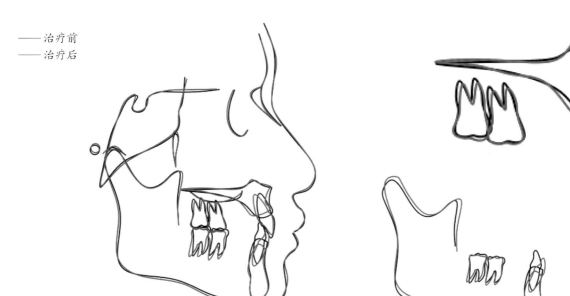

图 13-16　治疗前后重叠图

表 13-3　矫治前后头影测量数据对比

序号	项目	治疗前测量值	治疗后测量值	标准值	标准差
1	ANB（°）	2.86	1.73	3	2
2	FH-Np（°）	90.91	92.07	85	3
3	L1-MP（°）	83.21	101.01	97	6
4	L1-NB（°）	6.00	23.56	30	6
5	L1-NB（mm）	−2.12	3.37	7	2
6	NA-APo（°）	3.93	1.04	6	4
7	Po-NB（mm）	3.39	3.00	4	2
8	SNA（°）	86.26	86.94	83	4
9	SNB（°）	83.40	83.21	80	4
10	SN-MP（°）	19.39	19.35	30	6
11	U1-L1（°）	160.22	133.27	124	8
12	U1-NA（°）	10.92	21.44	23	5
13	U1-NA（mm）	−0.42	3.00	5	2
14	U1-SN（°）	97.17	106.38	106	6
15	Y-Axis（°）	59.72	58.91	64	2

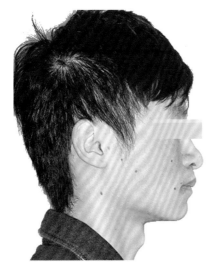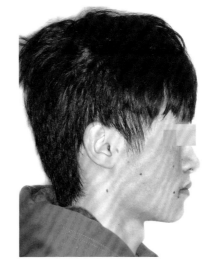

图 13-17　治疗前后侧面相对比

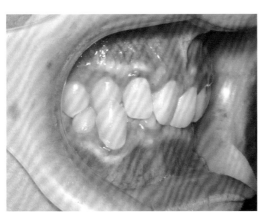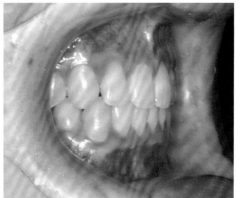

图 13-18　治疗前后覆盖相对比

五、小结

（1）这是一例成人低角型深覆𬌗的病例，上下前牙明显伸长，而且患者没有太多的生长发育潜力。因此，下颌对于上下前牙垂直向的矫治和唇倾度订正成了治疗的主要内容，另外 36 的拔除也加大了临床的难度。

（2）舌侧活动翼托槽翼的可调节性为主弓丝保持在正确的垂直向位置提供了条件，而翼在伸缩时对前牙转矩的有效控制也表现得非常好。

（3）正确的牙弓形态与牙弓突度对于深覆𬌗的矫治有很大的帮助，在矫治前进行牙列目标弓形和间隙的分配的预测，对治疗有很好的指导作用，特别对于不对称拔牙病例非常有必要。

病例完成人：陈少华

病例 14

非拔牙矫治成人牙列拥挤病例

一、病例简介

男，28 岁。

主诉

牙齿不齐，要求矫治。

临床检查

恒牙列 18-28，38-48 磨牙尖牙中性关系。前牙深覆盖 I 度，深覆𬌗 II 度，上牙中度拥挤，下牙重度拥挤，下颌中线左偏 3mm。33 舌向错位，上下颌牙弓狭窄

面型：直面型，上下颌突度正常，上下唇突度正常，鼻唇角正常，颏唇沟尚可。面下 1/3 稍短，左右略不对称。颞下颌关节检查未见异常。（图 14-1）

X 线片检查及分析

全景片显示：18、28、38、48 阻生，双侧髁突基本对称，形态良好。

头影测量显示：下颌低角型，面下 1/3 高度不足。颏部突度尚可。（图 14-2，图 14-3）

测量值见表 14-1。

诊断

（1）牙型诊断：安氏 I 类；牙列拥挤。

（2）面型诊断：直面型。

（3）骨型诊断： I 类骨型。

患者存在问题

（1）内倾型深覆𬌗。

（2）上下颌牙弓形态狭窄。

（3）33 完全舌侧异位。

（4）低角重咬合力。

二、治疗设计

（1）非拔牙矫治。

（2）扩大上下牙弓。

（3）舌侧活动翼矫治技术。

三、矫治过程

（1）上下颌使用 0.016in TN 圆丝，推簧加力扩弓的同时为拥挤牙开创间隙。逐步黏结剩余牙位（4 个月）同时上颌后牙辅弓加固。

（2）上下颌更换 0.022in × 0.016in TN 扁丝进一步排齐修正弓形。

（3）9 个月结束治疗拆托槽保持。

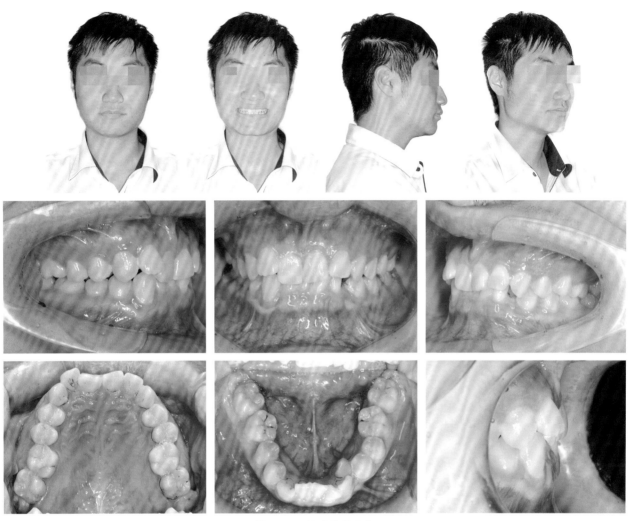

图 14-1　治疗前面牙合相

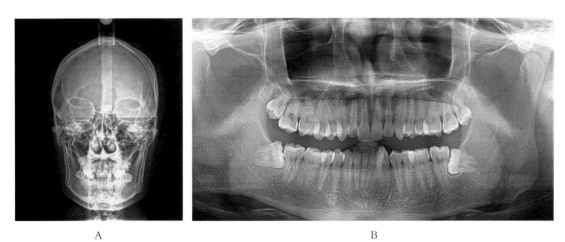

A　　　　　　　　　　　　　　　　　B

A. 治疗前头颅正位片；　B. 治疗前曲面断层片

图 14-2　治疗前 X 线片

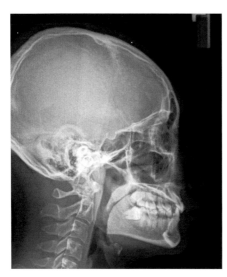 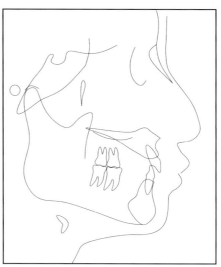

A   B

A. 治疗前头颅侧位片；B. 治疗前头颅侧位片描记图

图 14-3　治疗前头颅侧位片及描记图

表 14-1　矫治前头影测量数据表

序号	项目	治疗前测量值	标准值	标准差
1	ANB（°）	1.07	3	2
2	FH-Np（°）	89.70	85	3
3	L1-MP（°）	83.26	97	6
4	L1-NB（°）	5.71	30	6
5	L1-NB（mm）	-1.27	7	2
6	NA-APo（°）	-0.65	6	4
7	Po-NB（mm）	2.54	4	2
8	SNA（°）	81.88	83	4
9	SNB（°）	80.81	80	4
10	SN-MP（°）	21.64	30	6
11	U1-L1（°）	146.73	124	8
12	U1-NA（°）	26.49	23	5
13	U1-NA（mm）	2.92	5	2
14	U1-SN（°）	108.37	106	6
15	Y-Axis（°）	59.57	64	2

● 矫治阶段 1 ●

临床处理： 上下颌前牙深覆𬌗，牙周情况良好。安装矫治器黏结 37-47 舌侧活动翼矫治器结扎式，应用 0.016in TN 圆丝进行初步排齐，用推簧开创间隙进行间隙分配。（图 14-4）

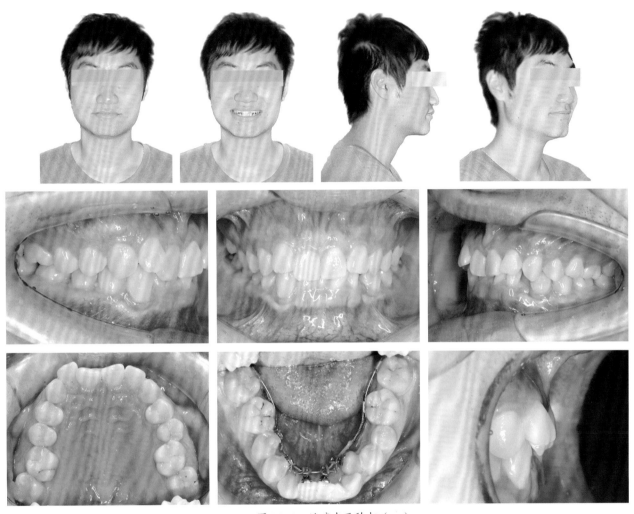

图 14-4　治疗中面𬌗相（一）

矫治要点： 使用细丝拓展牙弓避免破坏支抗。分步黏结托槽，使用推簧扩展牙弓的同时减少对正常牙弓支抗的破坏。内倾型深覆𬌗先黏结下颌有利于避免使用𬌗垫。（图 14-5）

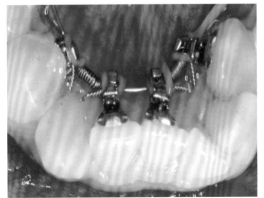
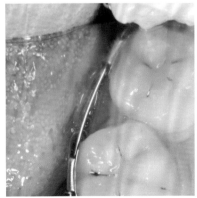

图 14-5　矫治要点细节图（一）

● 矫治阶段 2 ●

复诊可见： 前牙深覆殆改善，下颌弓形态改善。（图 14-6）

临床处理： 两周复诊，黏结 16-26 舌侧活动翼矫治器结扎式，颊侧片段弓，应用 0.016in TN 丝进行初步排齐。利用推簧开创间隙；置入 13-23 辅弓排齐。

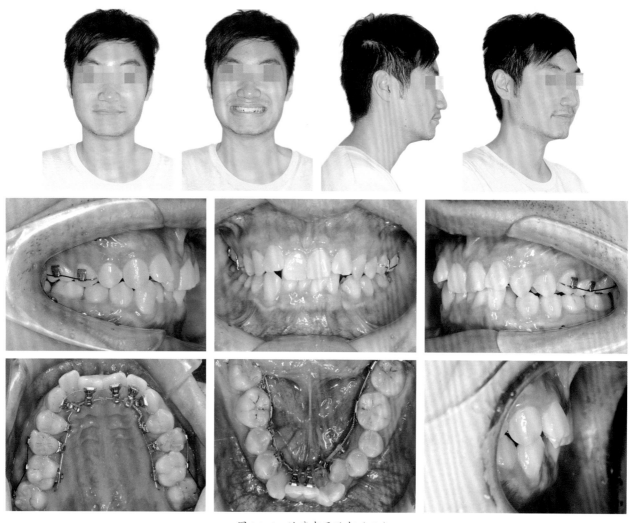

图 14-6　治疗中面殆相（二）

矫治要点： 颊侧辅弓帮助后牙扩弓的同时稳定后牙支抗。细丝推簧的组合在初期扩大牙弓有较好的效果。（图 14-7）

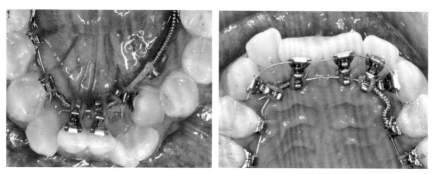

图 14-7　矫治要点细节图（二）

● 矫治阶段 3 ●

复诊可见：上下颌弓形形态恢复正常，覆𬌗、覆盖正常。等力推簧开创间隙，12、33、34、35、43 自行排齐，中线自行调整，高效实现目标化矫治。（图 14-8）

临床处理：下颌去除前牙切端辅弓，于 41、33 间置入 0.010in TN 推簧，订正下颌中线并继续开创 31、32 间隙。12 黏结结扎式舌侧活动翼托槽，0.022in×0.016in SS 扁丝，13-23 托槽辅助管上置入高弹性 TN 辅弓进行排齐，采用分批矫治上切牙唇倾度及调整上牙弓形。

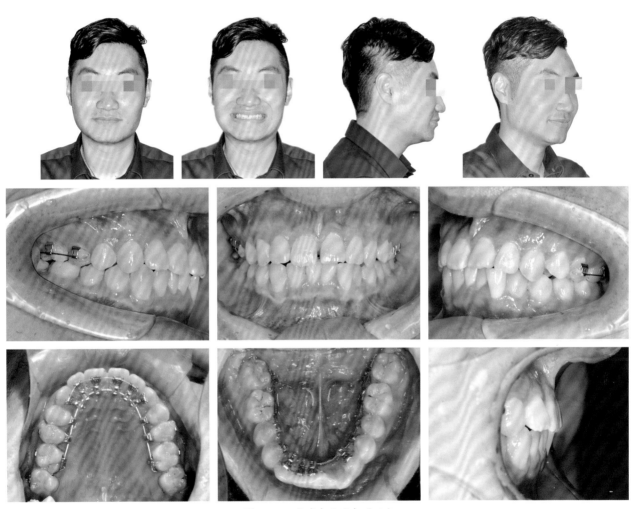

图 14-8　治疗中面𬌗相（三）

矫治要点：此时注意使用轻力排齐前牙，避免破坏正确的弓形及平面。（图 14-9）

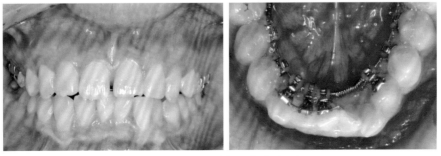

图 14-9　矫治要点细节图（三）

● 矫治阶段 4 ●

复诊可见： 上下颌前牙排齐，牙弓形态良好。覆𬌗、覆盖正常。（图 14-10）

临床处理： 8 个月复诊，黏结 31、32 托槽，下颌 33-43 辅弓。

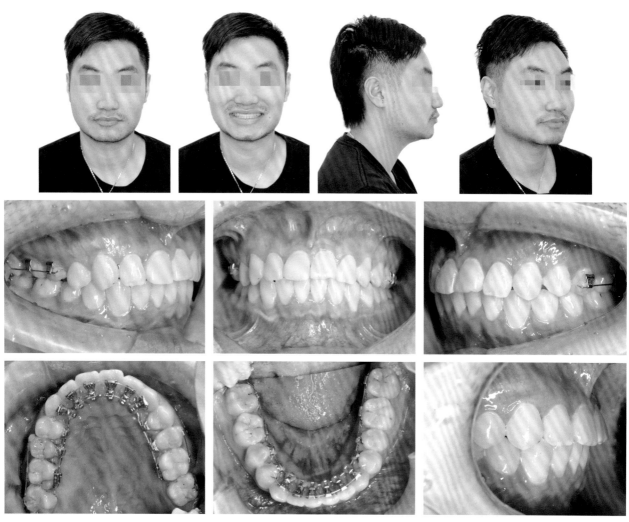

图 14-10　治疗中面𬌗相（四）

矫治要点： 避免频繁加力即可。（图 14-11）

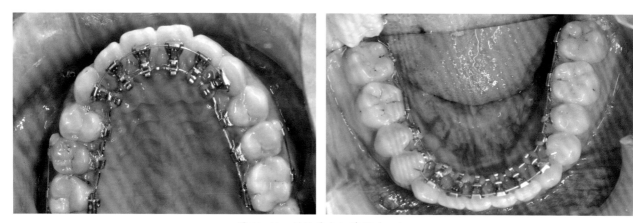

图 14-11　矫治要点细节图（四）

● 主动结束矫治 ●

经过 9 个月的治疗，原来狭窄的弓形已经调整正常。前牙覆𬌗、覆盖正常，面下 1/3 高度正常，上下唇突度正常，鼻唇角正常，颏唇沟形态尚可。颞下颌检查未见异常。牙弓突度在正常范围内。上下牙列整齐，咬合平面协调，中线齐。后牙咬合关系良好，择期拔除智齿。（图 14-12，图 14-13，图 14-14）（表 14-2）

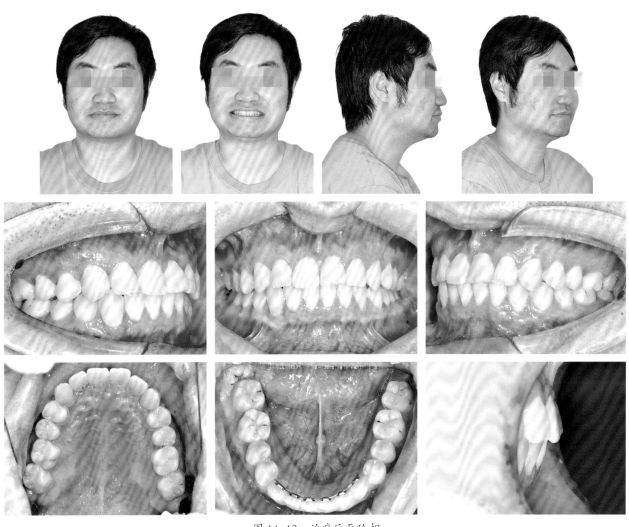

图 14-12　治疗后面𬌗相

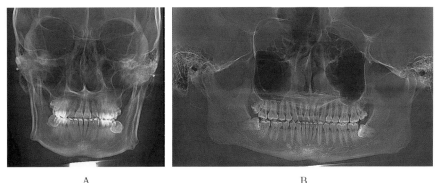

A　　　　　　　　　　　　　　　　　B

A. 治疗后头颅正位片；B. 治疗后曲面断层片

图 14-13　治疗后 X 线片

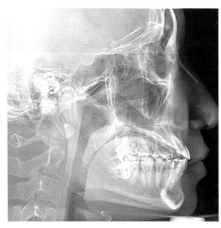 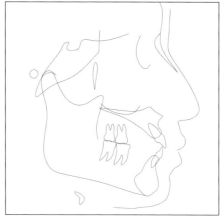

A   B

A. 治疗后头颅侧位片；B. 治疗后头颅侧位片描记图

图 14-14 　治疗后头颅侧位片及描记图

表 14-2 　矫治后头影测量数据表

序号	项目	治疗后测量值	标准值	标准差
1	ANB（°）	0.73	3	2
2	FH-Np（°）	89.45	85	3
3	L1-MP（°）	104.07	97	6
4	L1-NB（°）	24.74	30	6
5	L1-NB（mm）	4.75	7	2
6	NA-APo（°）	-1.55	6	4
7	Po-NB（mm）	2.75	4	2
8	SNA（°）	81.10	83	4
9	SNB（°）	80.37	80	4
10	SN-MP（°）	23.30	30	6
11	U1-L1（°）	115.86	124	8
12	U1-NA（°）	35.67	23	5
13	U1-NA（mm）	5.75	5	2
14	U1-SN（°）	116.78	106	6
15	Y-Axis（°）	61.66	64	2

四、矫治前后对比

　　这是一例过了生长发育期的牙列拥挤病例，矫治前上下牙弓狭窄，中线不齐深覆𬌗，上前牙下坠。下颌后牙近中倾斜。利用推簧开创间隙，使拥挤的牙齿在间隙足够后得以快速排齐。在目标弓丝的引导下，使用 TN 推簧快速扩大牙弓，恢复正常弓形。在开创间隙和恢复正常弓形后，中线问题在肌力的引导下自行矫治。（图 14-15，图 14-16，图 14-17，图 14-18）（表 14-3）

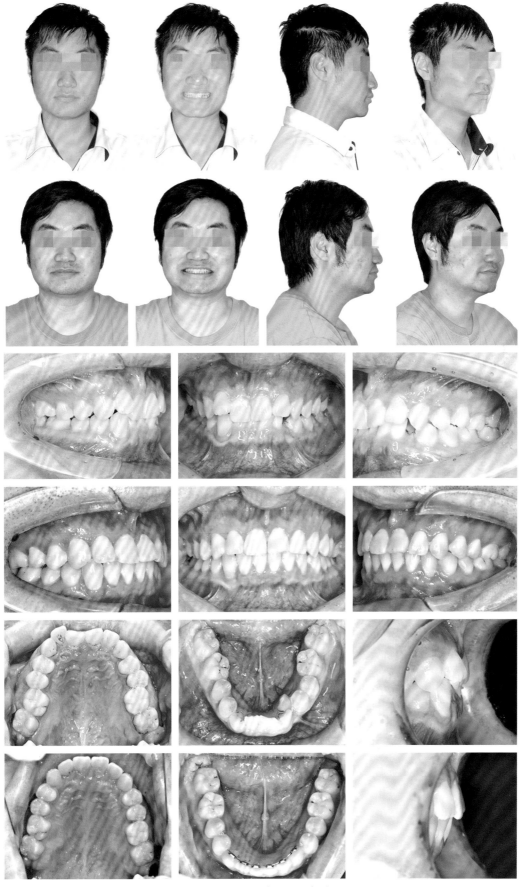

图 14-15 矫治前后面𬌗相对比

—— 治疗前
—— 治疗后

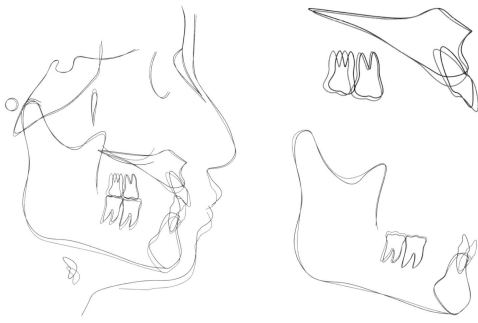

图 14-16　治疗前后重叠图

表 14-3　矫治前后头影测量数据对比

序号	项目	治疗前测量值	治疗后测量值	标准值	标准差
1	ANB（°）	1.07	0.73	3	2
2	FH-Np（°）	89.70	89.45	85	3
3	L1-MP（°）	83.26	104.07	97	6
4	L1-NB（°）	5.71	24.74	30	6
5	L1-NB（mm）	-1.27	4.75	7	2
6	NA-APo（°）	-0.65	-1.55	6	4
7	Po-NB（mm）	2.54	2.75	4	2
8	SNA（°）	81.88	81.10	83	4
9	SNB（°）	80.81	80.37	80	4
10	SN-MP（°）	21.64	23.30	30	6
11	U1-L1（°）	146.73	115.86	124	8
12	U1-NA（°）	26.49	35.67	23	5
13	U1-NA（mm）	2.92	5.75	5	2
14	U1-SN（°）	108.37	116.78	106	6
15	Y-Axis（°）	59.57	61.66	64	2

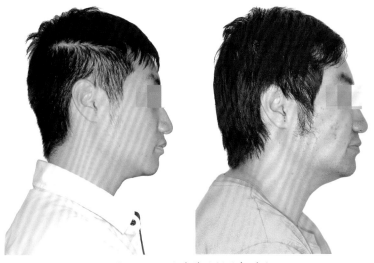

图 14-17　治疗前后侧面相对比

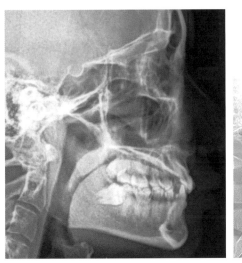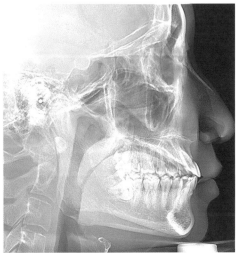

图 14-18　治疗前后头颅侧位片对比

五、小结

（1）本病例为成人低角重度拥挤病例。考虑到颏部形态良好且基骨空间充足、软组织较厚，有选择非减数矫治方案的基础。

（2）低角成人病例骨质通常偏硬，咬合力强大。应当慎重选择拔牙方案。

（3）患者面下部高度发育不足，拔牙矫治有可能导致咬合距离进一步压缩。又因患者颏部形态良好，矫治前上下颌前牙直立，所以选择非拔牙矫治。

（4）因患者平面稳定且咬合力强，治疗中要维护正确的平面，注意不要在一开始使用硬丝，等弓形得到纠正后矢向的问题自然就迎刃而解了。

（5）从治疗结果来看，患者虽然上下颌前牙稍有唇倾，但是侧貌维持良好。证明治疗方案得到了很好的执行。

病例完成人：冼逢珠

病例 15

拔除 14、24、34、44 矫治青少年双颌前突病例

一、病例简介

女，15 岁。

主诉

牙齿前突，要求矫治。

临床检查

恒牙列 17-27、37-47、36、46 龋坏已充填。下牙列轻度拥挤；右侧磨牙Ⅰ类关系、尖牙Ⅱ类关系；左侧尖牙Ⅰ类关系；前牙深覆盖Ⅱ度，深覆𬌗Ⅰ度。上下前牙突度明显，Spee 曲线较深。前牙 Bolton 比 77.3%，全牙 Bolton 比 91.8%。（图 15-1）

面型：凸面型，面下 1/3 偏短，上颌突度尚可，下颌后缩，颏偏后。鼻唇角小，颏唇沟不清晰。颞下颌关节功能检查未见异常。

X 线片检查及分析

全景片显示：全口牙列未见先天缺失及多生牙。18、28、38、48 牙冠已钙化，36、46 显示充填影响。

头影测量显示：Ⅱ类骨型，上颌骨轻度前突，下颌后缩，上下前牙前倾，平均角型。（图 15-2，图 15-3）

测量值见表 15-1。

诊断

（1）牙型诊断：安氏Ⅱ类亚类错𬌗畸形。

（2）面型诊断：凸面型。

（3）骨型诊断：Ⅱ类骨型。

患者存在问题

（1）凸面型。

（2）颏部外观不佳，颏偏后位。

（3）高笑线，注意垂直向的控制。

二、治疗设计

（1）拔牙设计：14、24、34、44。

（2）矫治目标：内收上下前牙，减小牙弓突度和上下唇突度。注意垂直向控制，引导下颌向前，改善颏部外观。

（3）使用舌侧活动翼矫治器。

三、矫治过程

（1）1~7个月，目标表达期。上下牙列排齐整平，内收上下前牙，主弓丝到达目标位。

（2）7~10个月，目标完善期。主弓丝稳定在目标位，分次分批矫治其他牙位。

（3）10~12个月，微调、结束主动矫治。（总疗程12个月）

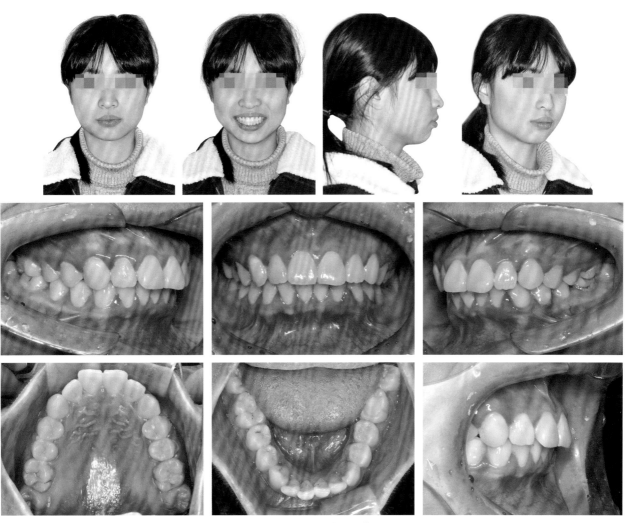

图 15-1　治疗前面𬌗相

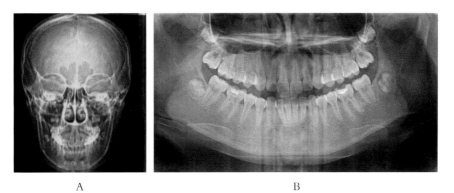

A. 治疗前头颅正位片；B. 治疗前曲面断层片

图 15-2　治疗前 X 线片

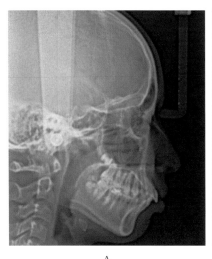
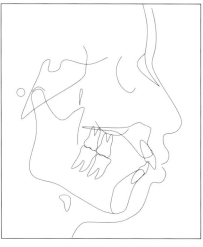

A   B

A. 治疗前头颅侧位片；B. 治疗前头颅侧位片描记图

图 15-3　治疗前头颅侧位片及描记图

表 15-1　矫治前头影测量数据表

序号	项目	治疗前测量值	标准值	标准差
1	ANB（°）	6.87	3	2
2	FH-Np（°）	87.67	85	3
3	L1-MP（°）	105.81	97	6
4	L1-NB（°）	34.72	30	6
5	L1-NB（mm）	9.25	7	2
6	NA-APo（°）	19.92	6	4
7	Po-NB（mm）	-3.04	4	2
8	SNA（°）	84.20	83	4
9	SNB（°）	77.33	80	4
10	SN-MP（°）	31.59	30	6
11	U1-L1（°）	114.97	124	8
12	U1-NA（°）	23.43	23	5
13	U1-NA（mm）	4.31	5	2
14	U1-SN（°）	107.63	106	6
15	Y-Axis（°）	62.50	64	2

●矫治阶段 1●

临床处理： 拔除14、24，上牙黏结结扎式舌侧活动翼托槽，0.025in×0.017in TN扁丝，上牙弓丝在上拔牙间隙的近中各夹一个舌侧牵引圈，用0.020in SS结扎丝利用后牙将主弓丝稳定于阶段目标位，采用弹性结扎伸缩式分批内收11、21，13-23辅助管置入0.012in热激活TN辅弓，带动侧切牙和尖牙后移。（图15-4）

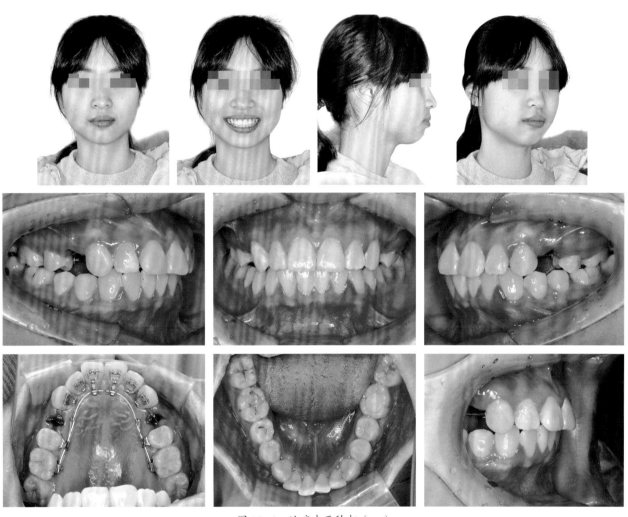

图 15-4　治疗中面𬌗相（一）

矫治要点： 结扎式舌侧活动翼托槽采用伸缩式内收前牙时，应该注意力的大小，尽量使用轻力。（图 15-5）

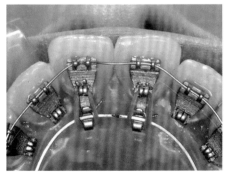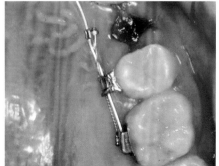

图 15-5　矫治要点细节图（一）

●矫治阶段 2 ●

复诊可见： 6 周复诊，11、21 托槽座翼完全合紧，上切牙明显内收，拔牙间隙减小，前牙覆盖减小。
（图 15-6）

临床处理：

（1）拔除 34、44，下牙黏结结扎式舌侧活动翼托槽，0.025in×0.017in TN 扁丝，在下颌拔牙间隙的近中各夹一个舌侧牵引钩，用 0.020in SS 结扎丝利用后牙将主弓丝稳定于阶段目标位，采用弹性结扎伸缩式分批内收 31、41，33-43 辅助管置入 0.012in 热激活 TN 辅弓，带动侧切牙和尖牙后移。

（2）上牙再次将主弓丝移到更接近最终目标位的阶段性目标位置，继续弹性结扎活动翼，内收上切牙。

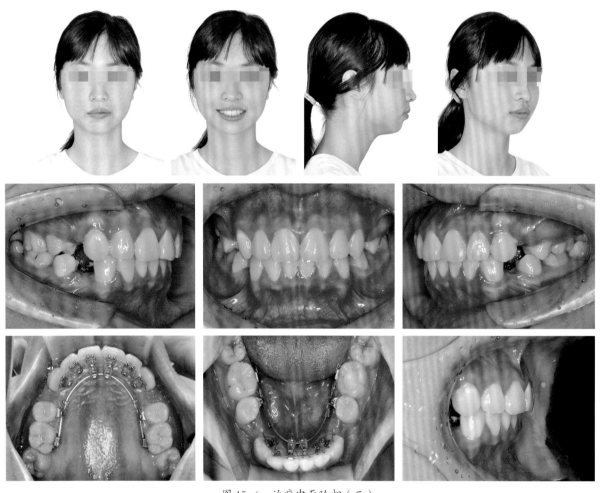

图 15-6　治疗中面𬌗相（二）

矫治要点：

（1）TN 扁丝在垂直向上有很好的稳定性，对咬合平面的维护有较大的帮助。

（2）采用分批内收前牙，有利于后牙支抗的固定。（图 15-7 ）

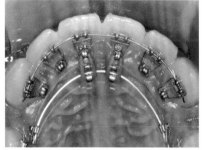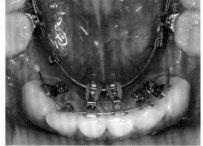

图 15-7　矫治要点细节图（二）

●矫治阶段 3●

复诊可见：上下牙列拔牙间隙已关闭，上下前牙突度明显减小，磨牙尖牙 I 类关系。11、21 转矩已充分表达、31、41 转矩表达不充分，尖牙牙轴欠佳。（图 15-8）

临床处理：

（1）上下颌根据个性化弓形图，弯制 0.025in×0.017in SS 扁丝。

（2）上牙 12、22 安装带槽翼，让主弓丝完全进入带槽翼的槽沟，弹性结扎圈加力，充分表达 12、22 转矩。

（3）下牙继续表达 31、41 转矩。

（4）上下尖牙和第二双尖牙的颌方增加片段辅助弓，目的是订正尖牙轴倾度。

（5）于下后牙颊侧黏结磨牙管，增加片段弓丝，排齐第二磨牙，在上颌第二双尖牙黏结牵引扣与下第二磨牙进行 II 类颌间牵引，有利于维护下颌平面。

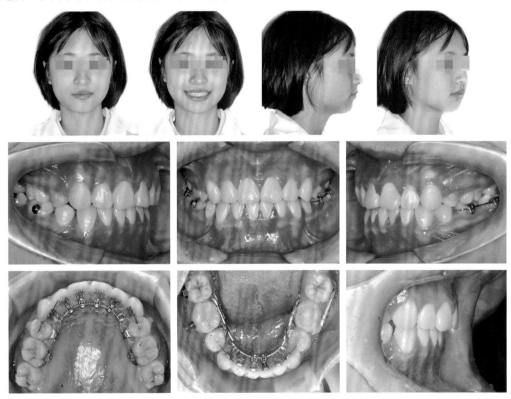

图 15-8 治疗中面𬌗相（三）

矫治要点：

（1）个性化目标主弓丝代表着矫治的设计目标不再内收，分批纳入矫治牙弹性结扎表达前牙转矩。

（2）在𬌗方增加正轴辅助弓，是舌侧活动翼矫治技术常用的一种订正尖牙牙轴的方法，能取得较好的效果，应用颌方正轴辅弓时，托槽座上的翼和主弓丝之间最好用弹性悬吊结扎，防止尖牙近中唇侧旋转。（图 15-9）

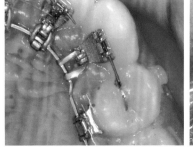
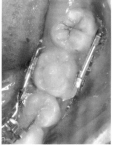

图 15-9 矫治要点细节图（三）

●矫治阶段 4●

复诊可见： 上下颌前牙排齐，牙弓形态良好。覆𬌗、覆盖正常。（图 15-10）

临床处理： 上下尖牙安装带槽翼，弹性结扎使其进一步矫治到位，继续给予每个托槽弹性结扎加力，充分表达出托槽与主弓丝所包含的目标数据。

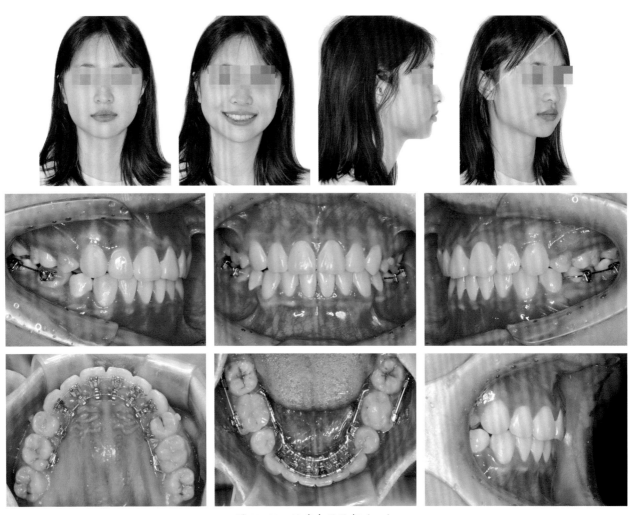

图 15-10　治疗中面𬌗相（四）

矫治要点： 较大力值的结扎圈有利于对个别牙位进一步调整。（图 15-11）

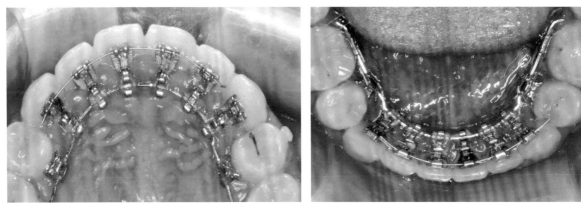

图 15-11　矫治要点细节图（四）

●主动结束矫治●

经过 12 个月的主动矫治，上下牙列中线对齐，上下弓形和咬合平面协调，后牙尖窝锁结关系良好，前牙覆𬌗、覆盖正常。上下唇突度正常，唇齿关系协调，颏唇沟明显，颏部外观改善，面下 1/3 高度正常。（图 15-12，图 15-13，图 15-14）（表 15-2）

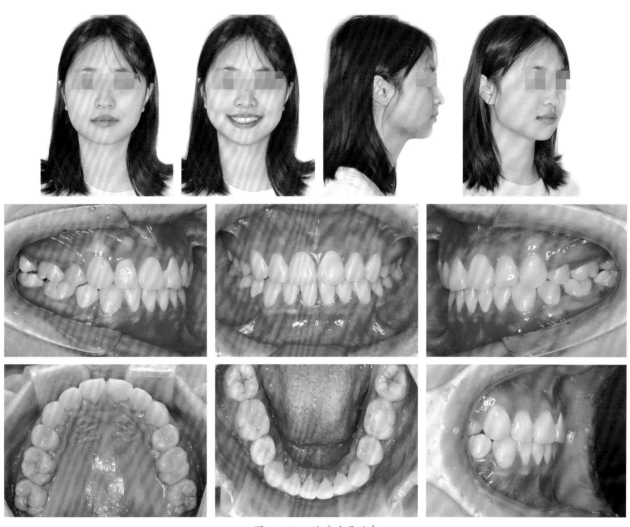

图 15-12　治疗后面𬌗相

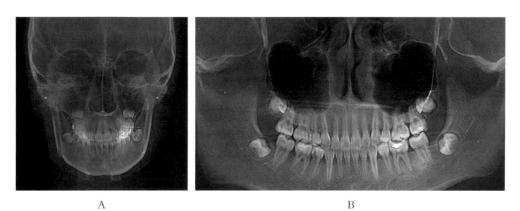

A　　　　　　　　　　　　　　　　B

A. 治疗后头颅正位片；B. 治疗后曲面断层片

图 15-13　治疗后 X 线片

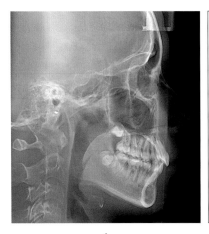 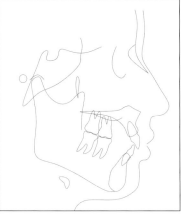

A   B

A. 治疗后头颅侧位片；B. 治疗后头颅侧位片描记图

图 15-14　治疗后头颅侧位片及描记图

表 15-2　矫治后头影测量数据表

序号	项目	治疗后测量值	标准值	标准差
1	ANB（°）	4.53	3	2
2	FH-Np（°）	89.63	85	3
3	L1-MP（°）	98.49	97	6
4	L1-NB（°）	27.14	30	6
5	L1-NB（mm）	4.79	7	2
6	NA-APo（°）	10.29	6	4
7	Po-NB（mm）	0.30	4	2
8	SNA（°）	82.63	83	4
9	SNB（°）	78.11	80	4
10	SN-MP（°）	30.55	30	6
11	U1-L1（°）	130.94	124	8
12	U1-NA（°）	17.39	23	5
13	U1-NA（mm）	1.80	5	2
14	U1-SN（°）	100.02	106	6
15	Y-Axis（°）	60.36	64	2

四、矫治前后对比

  该患者矫治前后的最大改变是上下前牙在精确控制转矩的情况下大量内收，尤其下前牙的内收为下颌的生长或适度的颌位调整提供必需的空间，方可产生"新生下巴"的美容效果。（图15-15，图15-16，图15-17，图15-18）（表15-3）

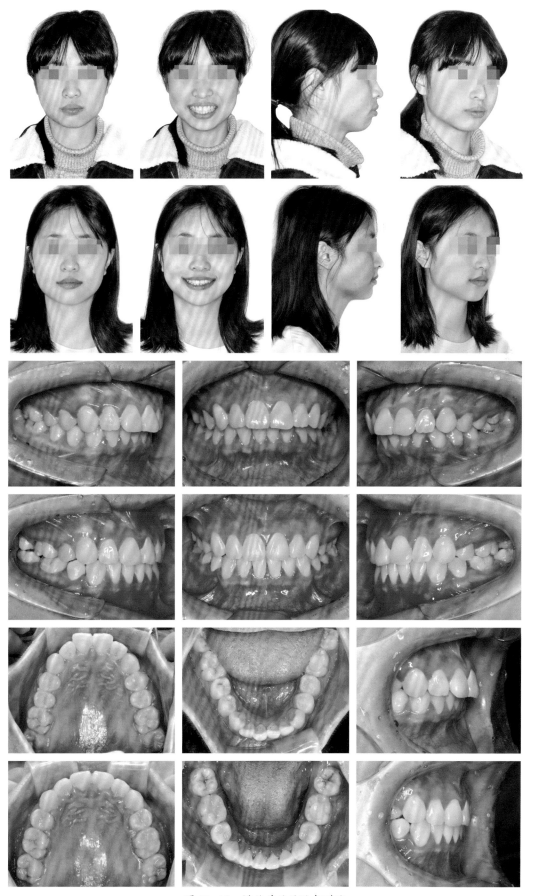

图 15-15 矫治前后面𬌗相对比

——治疗前
——治疗后

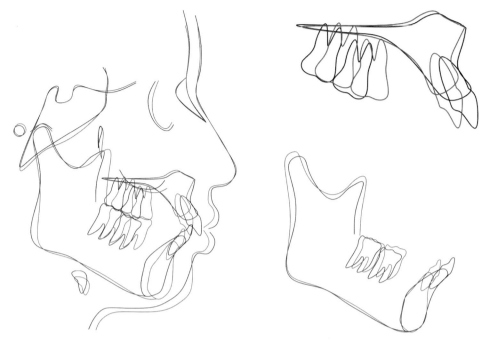

图 15-16　治疗前后重叠图

表 15-3　矫治前后头影测量数据对比

序号	项目	治疗前测量值	治疗后测量值	标准值	标准差
1	ANB（°）	6.87	4.53	3	2
2	FH-Np（°）	87.67	89.63	85	3
3	L1-MP（°）	105.81	98.49	97	6
4	L1-NB（°）	34.72	27.14	30	6
5	L1-NB（mm）	9.25	4.79	7	2
6	NA-APo（°）	19.92	10.29	6	4
7	Po-NB（mm）	-3.04	0.30	4	2
8	SNA（°）	84.20	82.63	83	4
9	SNB（°）	77.33	78.11	80	4
10	SN-MP（°）	31.59	30.55	30	6
11	U1-L1（°）	114.97	130.94	124	8
12	U1-NA（°）	23.43	17.39	23	5
13	U1-NA（mm）	4.31	1.80	5	2
14	U1-SN（°）	107.63	100.02	106	6
15	Y-Axis（°）	62.50	60.36	64	2

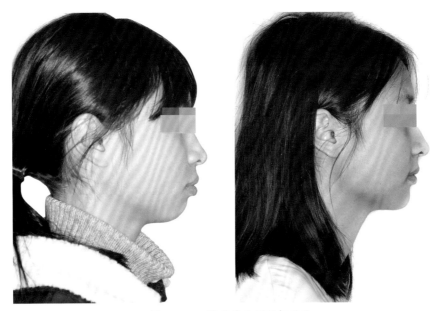

图 15-17　治疗前后侧面相对比

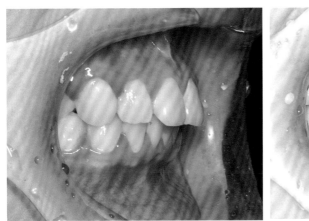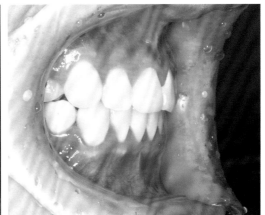

图 15-18　治疗前后覆盖相对比

五、小结

本病例是一例临床常见的错𬌗畸形——Ⅱ类骨型伴下颌后缩的双颌前突病例，内收上下前牙是治疗的主要内容。临床如控制不好常常产生"正畸面型"、前牙转矩失控、下颌后旋或者后牙支抗不够，导致临床治疗不完善、大突变小突等。往往疗程较长，甚至导致牙根吸收等并发症。

本病例采用了舌侧活动翼矫治技术，利用弧形翼的伸缩原理进行前牙的内收和转矩控制，应用对前牙分批、分期移动和目标化矫治的舌侧活动翼技术的天然优势，充分发挥后牙的自然生理支抗，从治疗效果看达到了比较理想的咬合关系，唇部外观也得到了很好的改善，颏部外观也有了改观。

病例完成人：陈少华

病例 16

拔除 14、24、75、85 矫治青少年双颌前突病例

一、病例简介

女，17岁。

主诉

牙齿前突，要求矫治。

临床检查

恒牙列下颌 35、45 先天缺失，乳牙滞留。右侧磨牙远中关系，上牙轻度拥挤。前牙覆盖、覆殆正常，上下前牙明显前倾。

面型：侧貌突，上下唇明显前突，闭唇紧张，鼻唇角小，颏唇沟不清晰。（图 16-1）

X 线片检查及分析

曲面断层片显示：35 、45 先天缺失，17、27、37、47 待萌。

头影测量显示：Ⅱ类骨型，高角，上下中切牙相对唇倾，上下唇部突度较大，上颌骨前突，下颌骨突度尚可。（图 16-2，图 16-3）

测量值见表 16-1。

诊断

（1）牙型诊断：安氏Ⅱ类错殆畸形，双牙弓前突。

（2）面型诊断：凸面型。

（3）骨型诊断：Ⅱ类骨型。

患者存在问题

（1）凸面型，上下牙弓前突。

（2）16、46 Ⅱ类关系。

（3）上颌骨前突。

（4）35、45 缺失。

二、治疗设计

（1）拔除 14、24；下颌乳牙Ⅴ。

（2）舌侧活动翼矫治器，排齐上下牙列，内收前牙。

三、矫治过程

（1）1 ~ 7 个月，安装下牙舌侧活动翼矫治器，内收下前牙。

（2）8 ~ 21 个月，安装上牙舌侧活动翼矫治器，内收上前牙。压低下前牙，关闭拔牙间隙。

（3）22 ~ 28 个月，细调。（总疗程 28 个月）

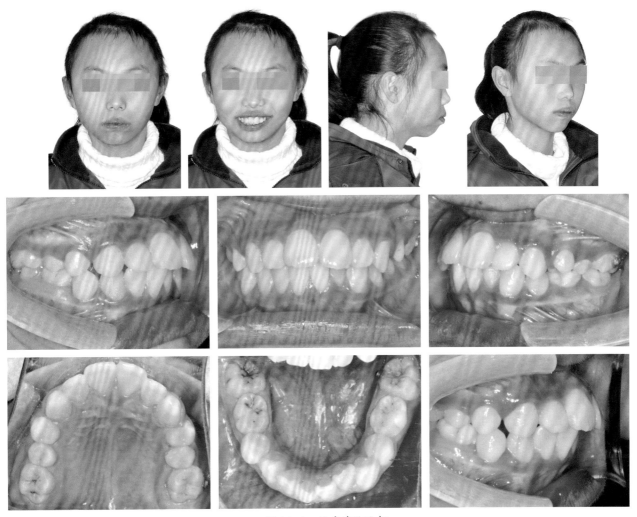

图 16-1　治疗前面殆相

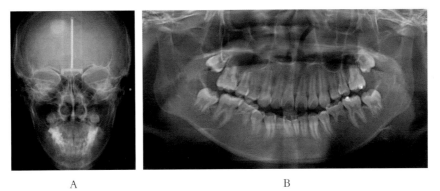

A　　　　　　　　　　　　B

A. 治疗前头颅正位片；B. 治疗前曲面断层片

图 16-2　治疗前 X 线片

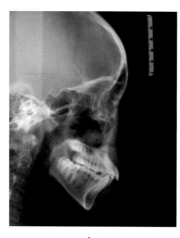 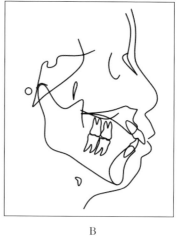

A. 治疗前头颅侧位片；B. 治疗前头颅侧位片描记图

图 16-3　治疗前头颅侧位片及描记图

表 16-1　矫治前头影测量数据表

序号	项目	治疗前测量值	标准值	标准差
1	ANB（°）	5.04	3	2
2	FH-Np（°）	83.94	85	3
3	L1-MP（°）	99.04	97	6
4	L1-NB（°）	37.54	30	6
5	L1-NB（mm）	8.69	7	2
6	NA-APo（°）	15.46	6	4
7	Po-NB（mm）	-2.61	4	2
8	SNA（°）	87.50	83	4
9	SNB（°）	82.46	80	4
10	SN-MP（°）	36.04	30	6
11	U1-L1（°）	104.15	124	8
12	U1-NA（°）	33.27	23	5
13	U1-NA（mm）	7.39	5	2
14	U1-SN（°）	120.78	106	6
15	Y-Axis（°）	64.08	64	2

●矫治阶段 1●

临床处理：拔除下颌乳牙 V，34-36、44-36 颊侧微正畸分配间隙。（图 16-4）

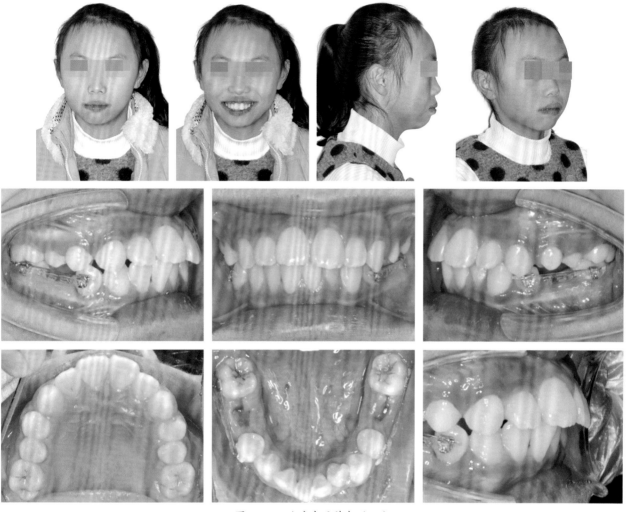

图 16-4　治疗中面𬌗相（一）

矫治要点：颊侧微正畸分配间隙。（图 16-5）

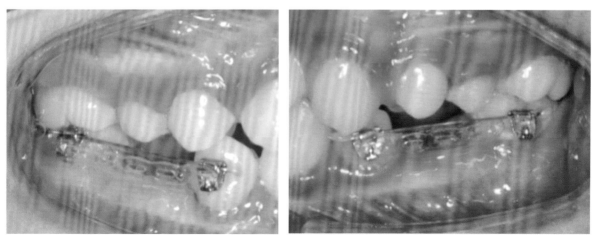

图 16-5　矫治要点细节图（一）

●矫治阶段 2●

复诊可见： 下颌第二乳磨牙的拔牙间隙有明显减小。下颌第一双尖牙近中可见少量间隙。下前牙明显内收，前牙覆盖增大。（图 16-6）

临床处理： 上颌拔除 14、24，黏结 16-26 舌侧活动翼矫治器，11、21 安装带槽翼 0.025in×0.017in TN 扁丝内收前牙。下颌黏结 36-46 矫治器，32、42 带槽翼 0.025in×0.017in TN 扁丝内收，上下前牙增加切方辅助弓丝，加强对下前牙的控制，上颌 16、26 黏结玻璃离子颌垫。

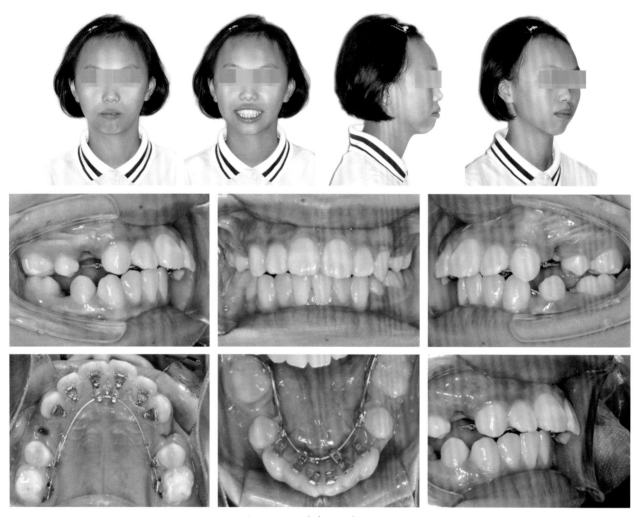

图 16-6　治疗中面𬌗相（二）

矫治要点： 上下前牙增加切方辅助弓丝，辅助排齐前牙。（图 16-7）

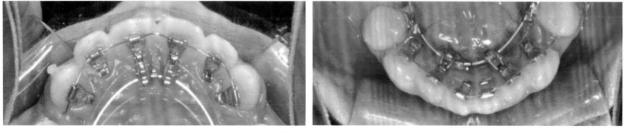

图 16-7　矫治要点细节图（二）

●矫治阶段 3●

复诊可见：上下前牙明显内收，上下前牙转矩基本正常，拔牙间隙已明显减小。上下唇突度有所减小。上下牙弓形态已初步表达。后牙区尖窝锁结关系初步建立。（图 16-8）

临床处理：双侧 Ⅱ 类牵引，继续内收前牙。

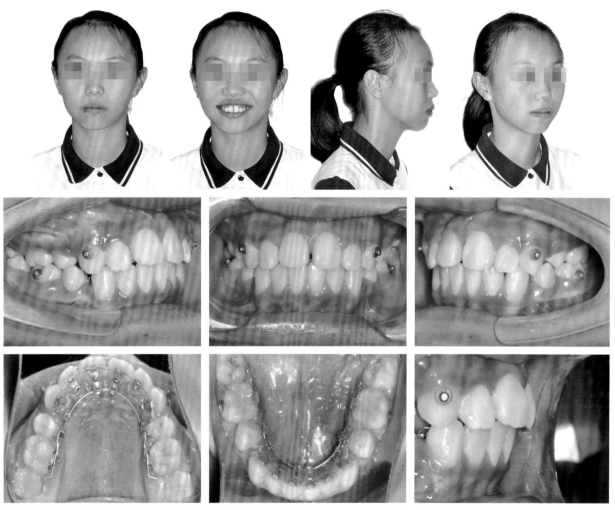

图 16-8　治疗中面𬌗相（三）

矫治要点：13、23、36、46 唇颊面黏结圆形舌扣，挂 Ⅱ 类牵引，调整尖牙、磨牙关系。（图 16-9）

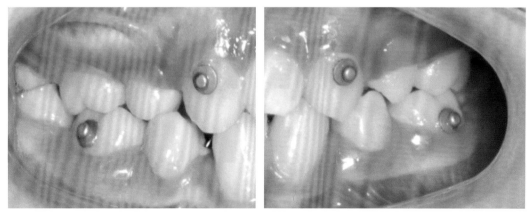

图 16-9　矫治要点细节图（三）

●矫治阶段 4 ●

复诊可见： 上下拔牙间隙已基本关闭，上下牙列已到达目标位，上下前牙明显内收。上下牙列突度减小。唇部突度也明显减小，前牙覆𬌗、覆盖正常，双侧磨牙区的咬合紧密度稍有不够。（图 16-10）

临床处理： 15-17 颊侧微正畸细调咬合。

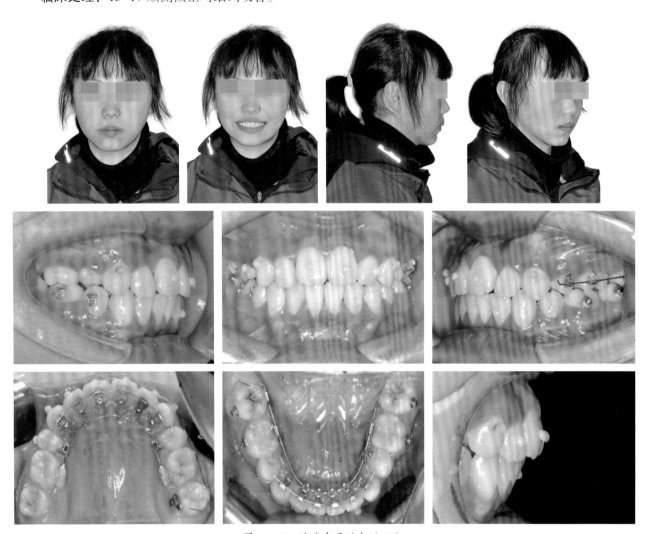

图 16-10　治疗中面𬌗相（四）

矫治要点： 上颌后牙颊侧黏结微正畸托槽细调咬合。（图 16-11）

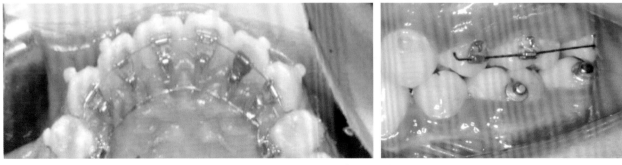

图 16-11　矫治要点细节图（四）

●主动结束矫治●

矫治疗程28个月。结束后上下牙弓形态正常，牙齿排列整齐，咬合平面正常。后牙尖窝咬合情况良好，前牙覆𬌗、覆盖正常。上下唇突度明显减小，颊部外观改善明显。面下 1/3 高度正常。颞下颌关节功能检查未见异常。（图 16-12，图 16-13，图 16-14）（表 16-2）

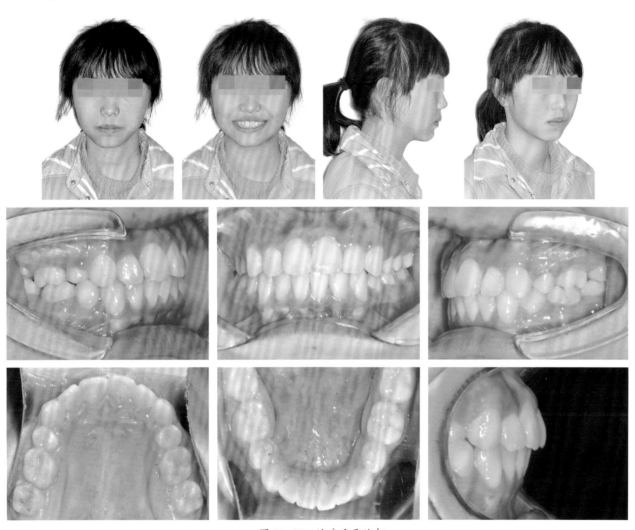

图 16-12　治疗后面𬌗相

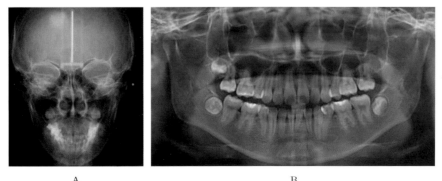

A　　　　　　　　　　　B

A. 治疗后头颅正位片；B. 治疗后曲面断层片

图 16-13　治疗后 X 线片

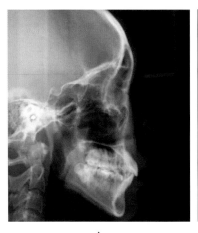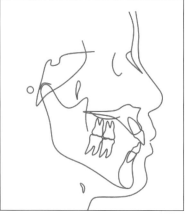

A　　　　　　　　　　　　　B

A.治疗后头颅侧位片；B.治疗后头颅侧位片描记图

图 16-14　治疗后头颅侧位片及描记图

表 16-2　矫治后头影测量数据表

序号	项目	治疗后测量值	标准值	标准差
1	ANB（°）	4.53	3	2
2	FH-Np（°）	86.36	85	3
3	L1-MP（°）	97.12	97	6
4	L1-NB（°）	34.28	30	6
5	L1-NB（mm）	7.60	7	2
6	NA-APo（°）	8.64	6	4
7	Po-NB（mm）	1.34	4	2
8	SNA（°）	87.61	83	4
9	SNB（°）	83.08	80	4
10	SN-MP（°）	34.08	30	6
11	U1-L1（°）	118.83	124	8
12	U1-NA（°）	22.36	23	5
13	U1-NA（mm）	4.02	5	2
14	U1-SN（°）	109.07	106	6
15	Y-Axis（°）	64.73	64	2

四、矫治前后对比

　　磨牙关系调整为中性关系，后牙区尖窝锁结关系良好，上下前牙内收明显，上下唇突度减小闭唇轻松，颏部形态明显改善，术前、术后头影测量显示上下前牙内收，下颌向前生长。下颌平面控制良好。（图16-15，图 16-16，图 16-17，图 16-18）（表 16-3）

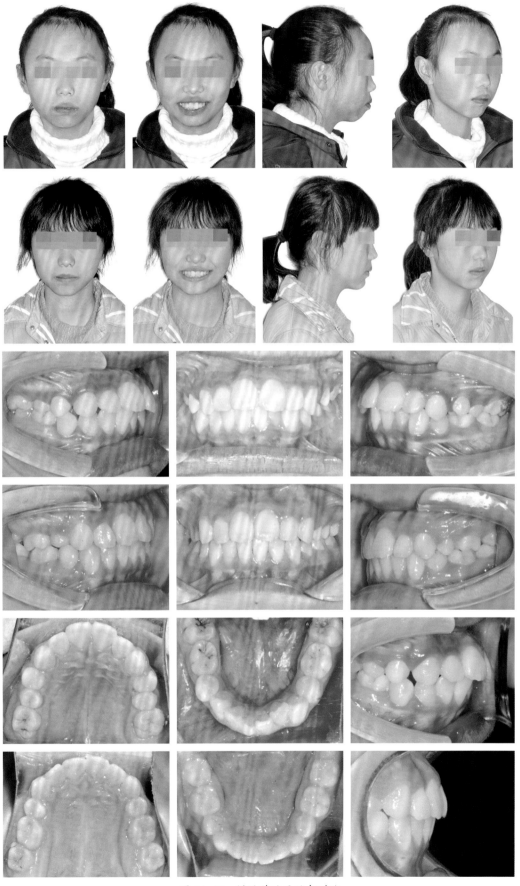

图 16-15　矫治前后面𬌗相对比

——治疗前
——治疗后

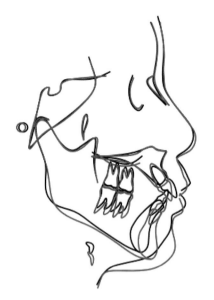
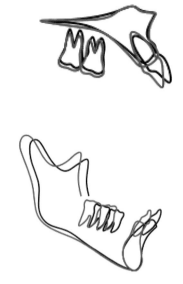

图 16-16 治疗前后重叠图

表 16-3 矫治前投影测量数据对比

序号	项目	治疗前测量值	治疗后测量值	标准值	标准差
1	ANB（°）	5.04	4.53	3	2
2	FH-Np（°）	83.94	86.36	85	3
3	L1-MP（°）	99.04	97.12	97	6
4	L1-NB（°）	37.54	34.28	30	6
5	L1-NB（mm）	8.69	7.60	7	2
6	NA-APo（°）	15.46	8.64	6	4
7	Po-NB（mm）	-2.61	1.34	4	2
8	SNA（°）	87.50	87.61	83	4
9	SNB（°）	82.46	83.08	80	4
10	SN-MP（°）	36.04	34.08	30	6
11	U1-L1（°）	104.15	118.83	124	8
12	U1-NA（°）	33.27	22.36	23	5
13	U1-NA（mm）	7.39	4.02	5	2
14	U1-SN（°）	120.78	109.07	106	6
15	Y-Axis（°）	64.08	64.73	64	2

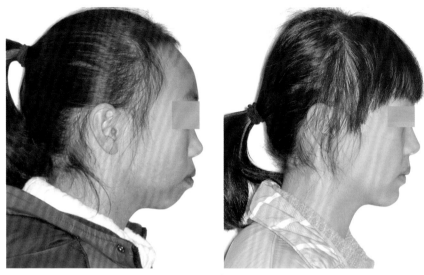

图 16-17   治疗前后侧面相对比

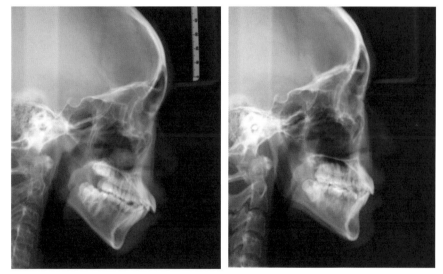

图 16-18   治疗前后头颅侧位片对比

五、小结

（1）这是一例有生长发育潜力的高角型Ⅱ类骨型双牙弓前突病例。术后下颌平面的逆旋和颏部的前移对侧貌的改善有很大的帮助。

（2）扁丝的应用明显加强了对垂直向的控制能力，同时舌侧活动翼托槽翼的可调节性也最大程度地协助了对功能平面的维护。

（3）该病例前牙内收量略显不足，早期植入种植支抗有利于前牙的充分内收。

病例完成人：卢卫华

病例 17

拔除 14、24、34、45 矫治青少年双颌前突病例

一、病例简介

女，15 岁。

主诉

牙齿不齐，要求矫治。

临床检查

恒牙列 17-27、37-47，左侧磨牙、尖牙中性关系，右侧磨牙、尖牙远中关系，前牙覆盖、覆𬴊正常。上下牙列中度拥挤。45、46 舌倾，右下后牙舌倾，46 𬌗面大面积龋坏已充填。

面型：凸面型，上下唇稍前突，鼻唇角小，颏唇沟不清晰，面下 1/3 高度比例正常。（图 17-1）

X 线片检查及分析

曲面断层片显示：18、28、38、48 牙冠已钙化。

头影测量显示：平均角型，上下颌骨突度正常，上下前牙前倾。（图 17-2，图 17-3）

测量值见表 17-1。

诊断

（1）牙型诊断：安氏Ⅱ类错𬌗畸形，双牙弓前突。

（2）面型诊断：凸面型。

（3）骨型诊断：Ⅰ类骨型。

患者存在问题

（1）上下牙列中度拥挤。

（2）左右侧咬合平面不协调，下颌牙弓形态不对称。

二、治疗设计

（1）拔除 14、24、34、45。

（2）矫治右侧咬合平面，解除拥挤，内收上下前牙，改善侧貌唇形突度。

（3）结扎式舌侧活动翼矫治技术。

三、矫治过程

（1）1～7 个月，目标位表达期。应用垂直向稳定的扁丝，进行间隙的分配与利用，同时注意右侧后牙转矩的矫治和弓形的矫治。

（2）7～10 个月，目标完善期。牙弓形态与治疗平面已基本正常，主弓丝稳定于目标位，分批矫治各个矫治牙，弹性结扎圈结扎。

（3）10～12 个月，微调、结束主动矫治。（总疗程 12 个月）

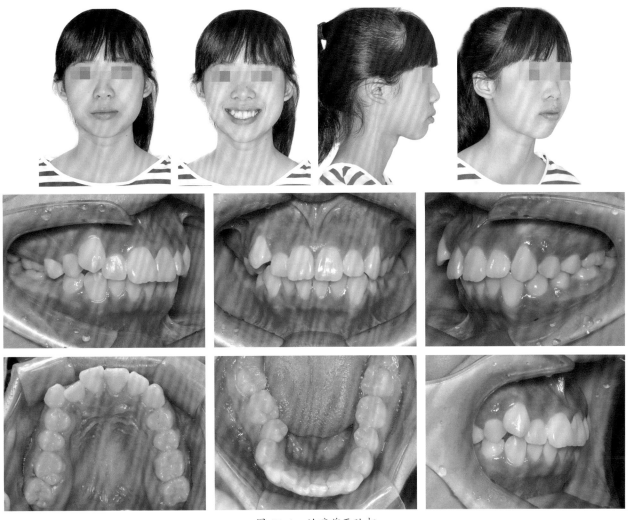

图 17-1　治疗前面𬌗相

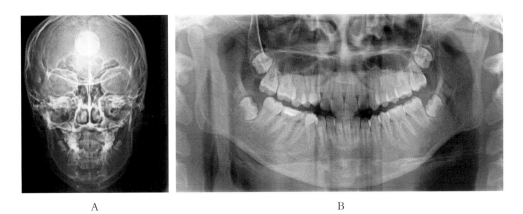

A. 治疗前头颅正位片；B. 治疗前曲面断层片

图 17-2　治疗前 X 线片

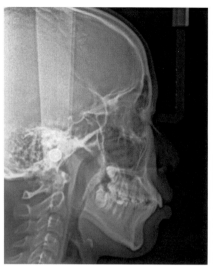
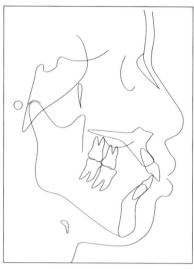

A   B

A.治疗前头颅侧位片；B.治疗前头颅侧位片描记图

图 17-3　治疗前头颅侧位片及描记图

表 17-1　矫治前头影测量数据表

序号	项目	治疗前测量值	标准值	标准差
1	ANB（°）	4.52	3	2
2	FH-Np（°）	84.33	85	3
3	L1-MP（°）	100.57	97	6
4	L1-NB（°）	37.97	30	6
5	L1-NB（mm）	9.79	7	2
6	NA-APo（°）	9.56	6	4
7	Po-NB（mm）	0.13	4	2
8	SNA（°）	84.15	83	4
9	SNB（°）	79.63	80	4
10	SN-MP（°）	37.78	30	6
11	U1-L1（°）	111.20	124	8
12	U1-NA（°）	26.30	23	5
13	U1-NA（mm）	7.29	5	2
14	U1-SN（°）	110.45	106	6
15	Y-Axis（°）	68.77	64	2

●矫治阶段 1●

临床处理： 拔除 14、24、34、44，黏结结扎式舌侧活动翼托槽，0.025in×0.017in TN 扁丝，采用弹性结扎伸缩式分批内收上下切牙，12-23、33-43 辅助管上置入 0.012in 热激活 TN 辅弓进行排齐。13 暂时没黏结托槽，目的是利用前牙的内收产生挤压力自行调整。（图 17-4）

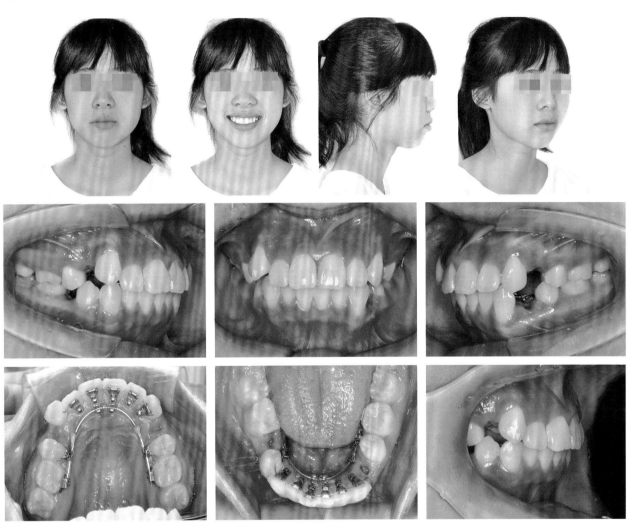

图 17-4　治疗中面𬌗相（一）

矫治要点： 结扎式舌侧活动翼托槽采用伸缩式内收前牙时，应该注意结扎圈的大小，尽量使用轻力。（图 17-5）

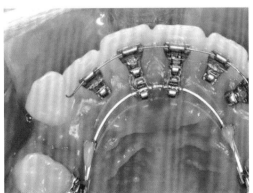
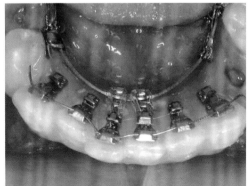

图 17-5　矫治要点细节图（一）

●矫治阶段 2●

复诊可见：上下牙列已初步排齐，上牙尚有少量拔牙间隙，下牙 44 远中有 2mm 拔牙间隙，上下牙弓形态明显改善。上下尖牙轴倾度不佳。（图 17-6）

临床处理：

（1）黏结 13 舌侧托槽，上下根据个性化弓形，弯制 0.025in×0.017in SS 扁丝，继续回抽主弓丝，采用托槽翼的伸缩机制内收上下切牙。

（2）下颌轻力牵引 44 后移，由于 37、47 舌侧牙冠萌出不足，于下颌双侧第一磨牙和第二磨牙颊侧黏结颊面管，用 0.025in×0.017in SS 片段扁丝连接，同时配合轻力进行短 II 类颌间牵引。

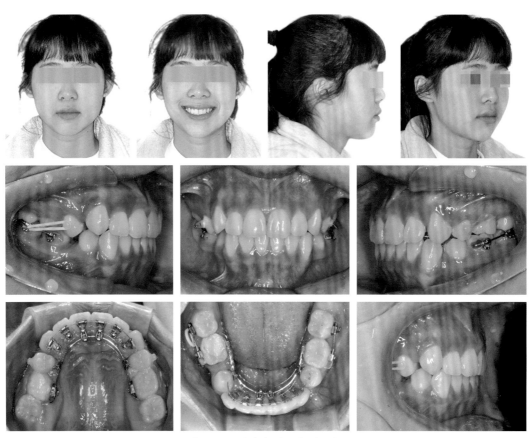

图 17-6　治疗中面𬌗相（二）

矫治要点：下颌第二磨牙舌侧牙冠萌出不足，应用颊侧片段弓配合轻力短 II 类颌间牵引，有利于维护下颌治疗平面。（图 17-7）

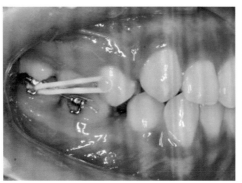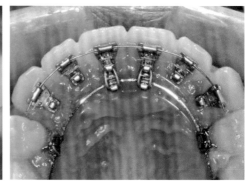

图 17-7　矫治要点细节图（二）

●矫治阶段 3●

复诊可见：前牙覆盖、覆𬌗正常，上下牙弓形态正常。拔牙间隙已关闭。（图 17-8）

临床处理：上下拔牙间隙已基本关闭。上下牙列已到达目标位，主弓丝不再回抽，依次纳入侧切牙和尖牙的带槽翼，使其进一步矫治到位。17-15 颊侧黏结微正畸托槽进行细调。

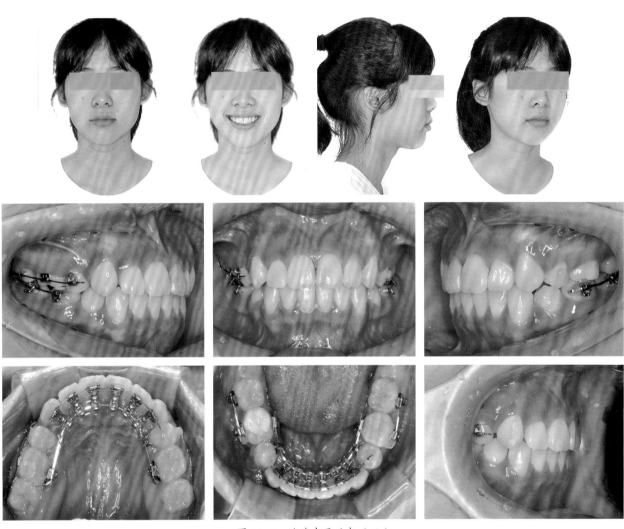

图 17-8　治疗中面𬌗相（三）

矫治要点：

（1）分次分批内收前牙，对后牙的支抗维护非常有利。

（2）颊侧片段辅弓丝的应用是处理个别牙错位的好办法，能简化舌侧矫治的临床操作。（图 17-9）

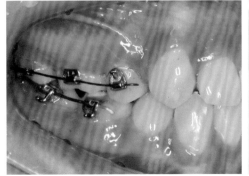
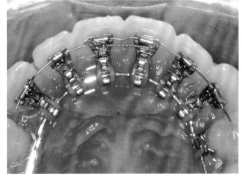

图 17-9　矫治要点细节图（三）

●矫治阶段 4 ●

复诊可见：双侧磨牙建立中性关系，后牙尖窝咬合关系尚可，上下前牙转矩基本正常，但各牙齿、牙轴及邻面接触关系欠佳。（图 17-10）

临床处理：去除颌间牵引，继续给予每个托槽弹性结扎加力，充分表达出托槽与主弓丝所包含的目标数据。上下尖牙和第二双尖牙的殆方增加片段辅助弓，进一步完善尖牙的轴倾度。

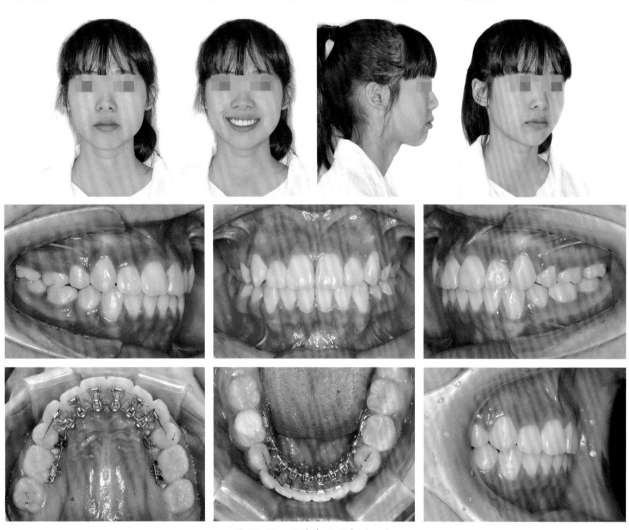

图 17-10　治疗中面殆相（四）

矫治要点：

（1）应用稳定的 SS 扁丝，增加个性化弯制，对建立良好的个性化咬合关系非常有帮助。

（2）较大力值的结扎圈有利于对个别牙位进一步矫治。（图 17-11）

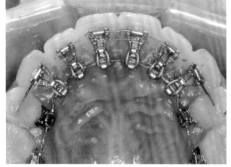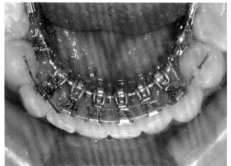

图 17-11　矫治要点细节图（四）

●主动结束矫治●

经过 12 个月的治疗，上下牙列整齐，上下弓形和咬合平面协调，后牙尖窝锁结关系良好，前牙覆
𬌗、覆盖正常。唇形良好，鼻唇角与颏唇沟形态尚可。（图 17-12，图 17-13，图 17-14）（表 17-2）

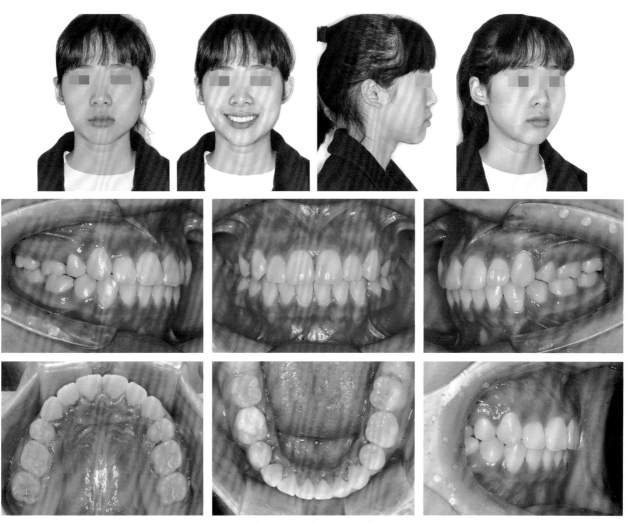

图 17-12　矫治后面𬌗相

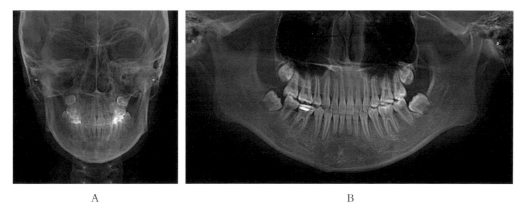

A　　　　　　　　　　　　　　B

A. 治疗后头颅正位片；B. 治疗后曲面断层片

图 17-13　治疗后 X 线片

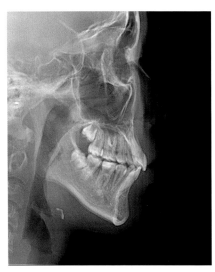
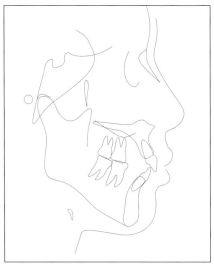

A. 治疗后头颅侧位片；B. 治疗后头颅侧位片描记图

图 17-14　治疗后头颅侧位片及描记图

表 17-2　矫治后头影测量数据表

序号	项目	治疗后测量值	标准值	标准差
1	ANB（°）	4.33	3	2
2	FH-Np（°）	86.05	85	3
3	L1-MP（°）	98.20	97	6
4	L1-NB（°）	36.58	30	6
5	L1-NB（mm）	7.21	7	2
6	NA-APo（°）	8.52	6	4
7	Po-NB（mm）	0.90	4	2
8	SNA（°）	83.51	83	4
9	SNB（°）	79.18	80	4
10	SN-MP（°）	39.20	30	6
11	U1-L1（°）	118.17	124	8
12	U1-NA（°）	20.92	23	5
13	U1-NA（mm）	4.20	5	2
14	U1-SN（°）	104.43	106	6
15	Y-Axis（°）	68.08	64	2

四、矫治前后对比

　　该患者是一位上下牙列均为不对称拥挤的前突患者，不对称的拔牙设计和良好的弓形恢复，以及咬合平面的控制，进行前牙控制转矩的内收，加之下颌适量的生长，从而获得了良好协调面容。（图 17-15，图 17-16，图 17-17，图 17-18）（表 17-3）

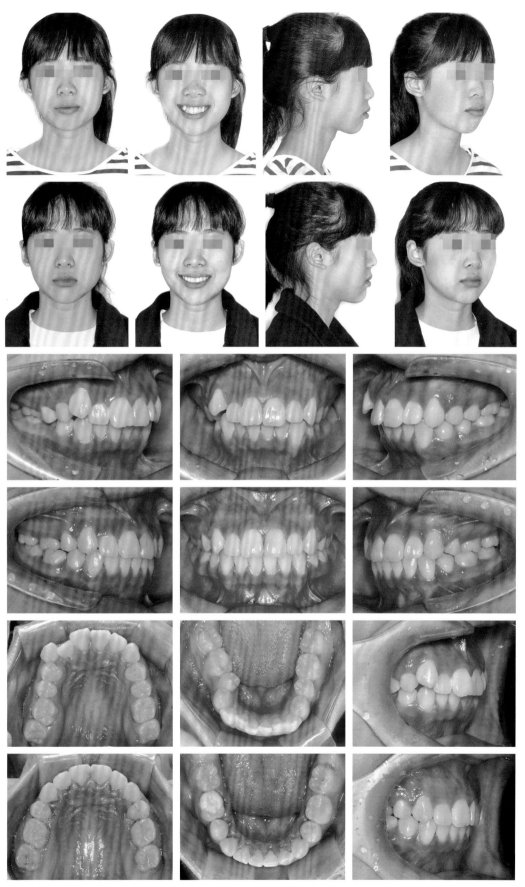

图 17-15 矫治前后面𬌗相对比

——治疗前
——治疗后

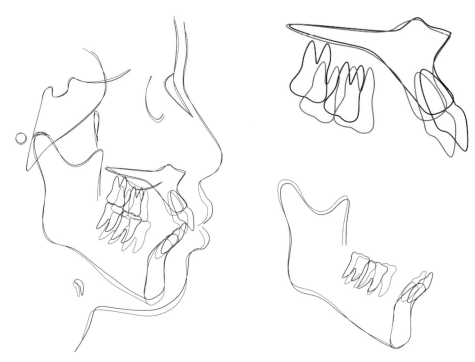

图 17-16　治疗前后重叠图

表 17-3　矫治前后头影测量数据对比

序号	项目	治疗前测量值	治疗后测量值	标准值	标准差
1	ANB（°）	4.52	4.33	3	2
2	FH-Np（°）	84.33	86.05	85	3
3	L1-MP（°）	100.57	98.20	97	6
4	L1-NB（°）	37.97	36.58	30	6
5	L1-NB（mm）	9.79	7.21	7	2
6	NA-APo（°）	9.56	8.52	6	4
7	Po-NB（mm）	0.13	0.90	4	2
8	SNA（°）	84.15	83.51	83	4
9	SNB（°）	79.63	79.18	80	4
10	SN-MP（°）	37.78	39.20	30	6
11	U1-L1（°）	111.20	118.17	124	8
12	U1-NA（°）	26.30	20.92	23	5
13	U1-NA（mm）	7.29	4.20	5	2
14	U1-SN（°）	110.45	104.43	106	6
15	Y-Axis（°）	68.77	68.08	64	2

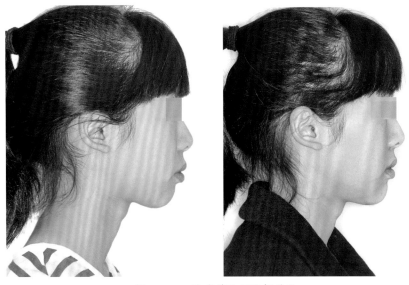

图 17-17　治疗前后侧面相对比

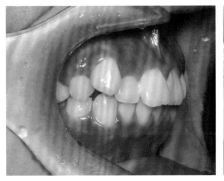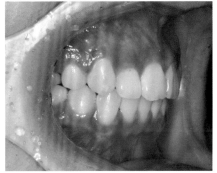

图 17-18　治疗前后覆盖相对比

五、小结

　　这是一例前突伴拥挤的病例，选择拔牙矫治是最常用的设计方案，但该病例特别之处在于左右咬合平面垂直高度不协调。治疗中要注意右侧咬合平面的恢复。

　　个性化弓形和分批分次内收上下前牙，有效地维护了后牙支抗。带槽翼的应用，有利于前牙转矩的充分表达，配合垂直向稳定性好的扁丝，对于平面的订正非常有利。

病例完成人：陈少华

病例 18

拔除 55、65、75、44 矫治青少年 Ⅱ 类骨型深覆盖病例

一、病例简介

女，15岁。

主诉

牙齿前突，要求矫治。

临床检查

15、25、35 先天缺失；双侧磨牙尖对尖，呈远中关系；深覆𬌗Ⅱ度，深覆盖Ⅲ度，37、47 颌面窝沟龋；11、21 之间有间隙并伴有外翻；后牙区颊面色素沉着，牙龈略红肿。

面型：侧貌突，闭唇颏肌皱缩闭。（图 18-1）

X 线片检查及分析

全景片显示：15、25、35 先天缺失，未见恒牙胚。17、27、38、48 可见恒牙胚。双侧颞下颌关节未见明显异常。

头影测量显示：Ⅱ 类骨型，下颌骨后缩，高角型，上前牙唇倾明显。（图 18-2，图 18-3）

测量值见表 18-1。

诊断

（1）牙型诊断：安氏 Ⅱ 类错𬌗畸形。

（2）面型诊断：凸面型。

（3）骨型诊断：Ⅱ 类骨型。

患者存在问题

（1）15、25、35 先天缺失。

（2）凸面型，安氏 Ⅱ 类，Ⅱ 类骨型。

（3）深覆盖Ⅲ度，深覆𬌗Ⅱ度。

（4）37、47 窝沟龋。

（5）11、21 外翻。

（6）牙龈炎。

二、治疗设计

（1）口腔宣教，全口龈上洁治。

（2）37、47 择期充填修复。

（3）建议成年后正畸正颌联合治疗，患者拒绝。

（4）拔除 55、65、75、44。

（5）上颌强支抗，维护磨牙区支抗。

（6）术后 Hawley 保持器保持。

三、矫治过程

（1）1 ~ 8 个月，利用上颌斜面导板，配合 Ⅱ 类牵引，调整颌位，调整磨牙关系，打开前牙咬合。

（2）9 ~ 22 个月，内收上下前牙，关闭拔牙间隙。

（3）23 ~ 24 个月，咬合细调。（总疗程 24 个月）

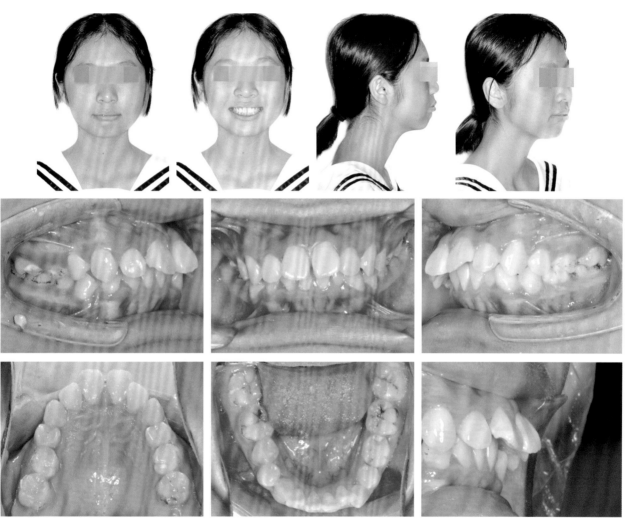

图 18-1　治疗前面𬌗相

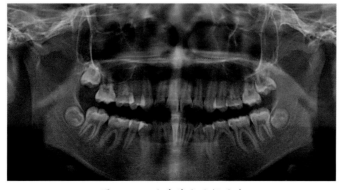

图 18-2　治疗前曲面断层片

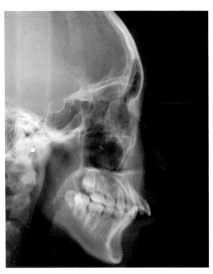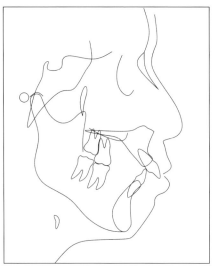

A   B

A. 治疗前头颅侧位片；B. 治疗前头颅侧位片描记图

图 18-3　治疗前头颅侧位片及描记图

表 18-1　矫治前头影测量数据表

序号	项目	治疗前测量值	标准值	标准差
1	ANB（°）	7.44	3	2
2	FH-Np（°）	88.32	85	3
3	L1-MP（°）	93.08	97	6
4	L1-NB（°）	28.72	30	6
5	L1-NB（mm）	8.15	7	2
6	NA-APo（°）	15.45	6	4
7	Po-NB（mm）	1.38	4	2
8	SNA（°）	84.50	83	4
9	SNB（°）	77.06	80	4
10	SN-MP（°）	38.50	30	6
11	U1-L1（°）	109.75	124	8
12	U1-NA（°）	34.10	23	5
13	U1-NA（mm）	7.22	5	2
14	U1-SN（°）	118.60	106	6
15	Y-Axis（°）	63.42	64	2

●矫治阶段 1●

临床处理： 55、65、75、44 已拔除，下颌黏结舌侧活动翼矫治器，置入 0.025in × 0.017in TN 扁丝，上 0.012in TN 辅弓。31 与 33、41 与 43 之间置入 0.010in 推簧。31、41 安装带槽翼。双侧配合 II 类牵引。（图 18-4）

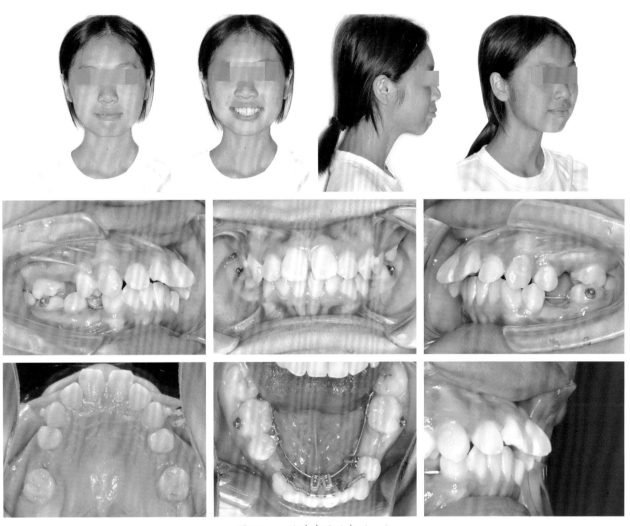

图 18-4　治疗中面殆相（一）

矫治要点： 于 32 与 34、41 与 43 辅弓上加 0.010in 推簧推开间隙，以利于后期排齐。（图 18-5）

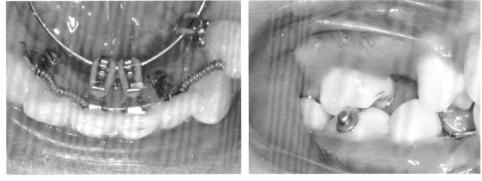

图 18-5　矫治要点细节图（一）

●矫治阶段2●

复诊可见： 下前牙拥挤解除，已基本排齐，并内收，下颌拔牙间隙已明显减小。（图18-6）

临床处理： 34与43远中夹游离牵引钩，回抽并固定主弓丝位置，继续伸缩式内收下前牙。上颌佩戴斜导，继续配合Ⅱ类牵引。

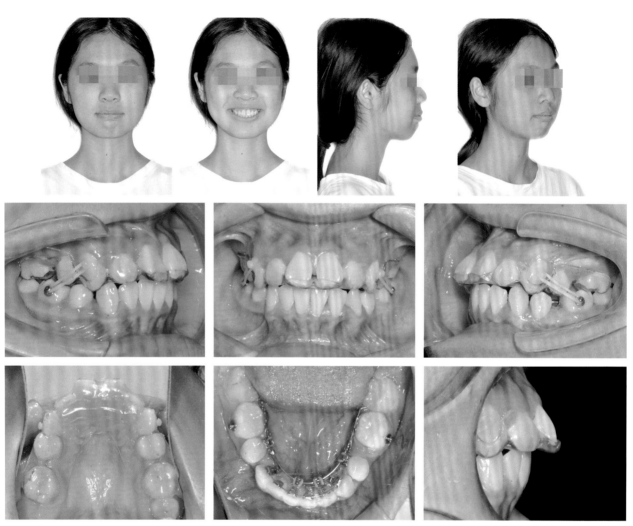

图18-6　治疗中面𬌗相（二）

矫治要点： 上颌佩戴平导，后牙区配合Ⅱ类牵引，有利于打开咬合。（图18-7）

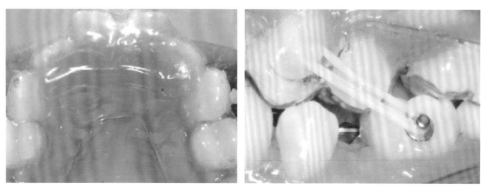

图18-7　矫治要点细节图（二）

●矫治阶段 3●

复诊可见： 双侧磨牙关系 I 类，前牙覆𬌗、覆盖正常，上下前牙大量内收，拔牙间隙明显减小，侧貌明显改善。（图 18-8）

临床处理： 上颌 3-3 更换通用翼，上下颌辅弓置入微管，3 控根。双侧下 7 挂上 4，短 II 类牵引。

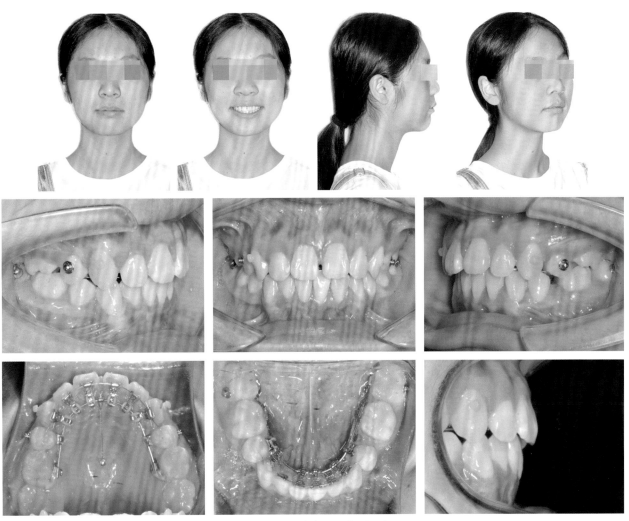

图 18-8　治疗中面𬌗相（三）

矫治要点： 0.016in TN 圆丝的一端置入 13、23 辅弓管，另一端黏结固定在双尖牙的𬌗面，有利于控制 13、23 的牙轴。（图 18-9）

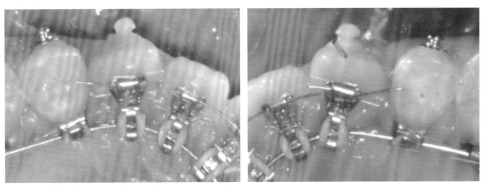

图 18-9　矫治要点细节图（三）

●矫治阶段 4●

复诊可见： 上前牙突度和上唇突度明显减小，前牙覆𬌗、覆盖正常，后牙尖窝锁结关系已初步建立。左侧下颌磨牙近中仍有少量间隙。双侧上颌磨牙牙轴偏近中。（图 18-10）

临床处理： 上颌更换 0.025in × 0.017in SS 扁丝，进一步完善弓形。上颌后牙区黏结微正畸，调整磨牙牙轴。

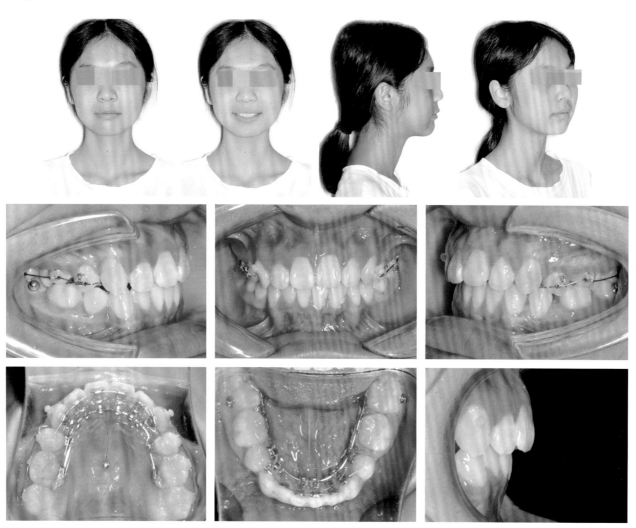

图 18-10　治疗中面𬌗相（四）

矫治要点： 上颌更换 0.025in × 0.017in SS 扁丝，有利于上颌弓形的进一步完善和前牙的转矩表达。15、16、17、25、26、27 颊侧黏结微正畸托槽，安装 0.016in TN 圆丝，调整咬合关系。（图 18-11）

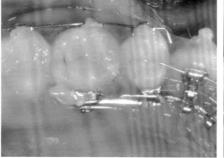
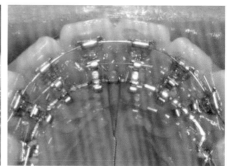

图 18-11　矫治要点细节图（四）

●主动结束矫治●

经过 24 个月的治疗，上前牙突度和上唇突度得到很好的改善，唇形改善明显，前牙覆殆、覆盖正常，牙弓形态正常，咬合平面协调。前牙唇倾度基本正常，后牙尖窝锁结关系良好，闭唇轻松，鼻唇角正常，颊唇的形态改善。（图 18-12，图 18-13，图 18-14）（表 18-2）

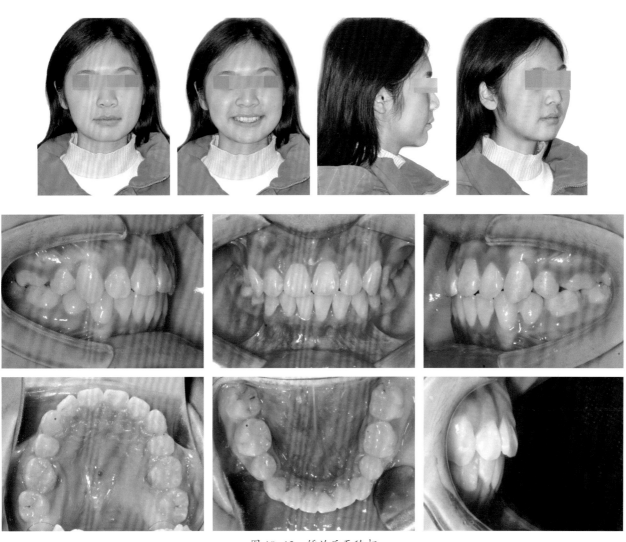

图 18-12　矫治后面殆相

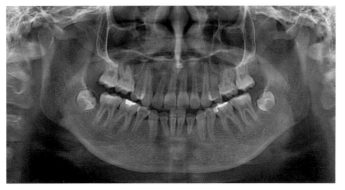

图 18-13　治疗后曲面断层片

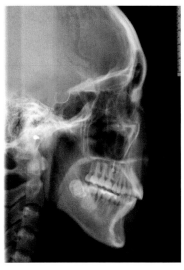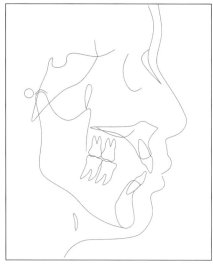

A   B

A.治疗后头颅侧位片；B.治疗后头颅侧位片描记图

图 18-14　治疗后头颅侧位片及描记图

表 18-2　矫治后头影测量数据表

序号	项目	治疗后测量值	标准值	标准差
1	ANB（°）	6.32	3	2
2	FH-Np（°）	89.24	85	3
3	L1-MP（°）	99.99	97	6
4	L1-NB（°）	34.98	30	6
5	L1-NB（mm）	7.27	7	2
6	NA-APo（°）	11.01	6	4
7	Po-NB（mm）	2.73	4	2
8	SNA（°）	82.12	83	4
9	SNB（°）	75.80	80	4
10	SN-MP（°）	39.19	30	6
11	U1-L1（°）	120.25	124	8
12	U1-NA（°）	18.45	23	5
13	U1-NA（mm）	1.52	5	2
14	U1-SN（°）	100.57	106	6
15	Y-Axis（°）	63.42	64	

四、矫治前后对比

　　磨牙关系得到调整，前牙覆𬌗、覆盖关系明显改善，上前牙大量内收，上唇突度改善明显。颊唇沟形态改善，从术前后头影分析，可见上前牙内收幅度较大。并且上下前牙牙根得到了很好的控制，咬合平面得到较好的维护。（图 18-15，图 18-16，图 18-17，图 18-18）（表 18-3）

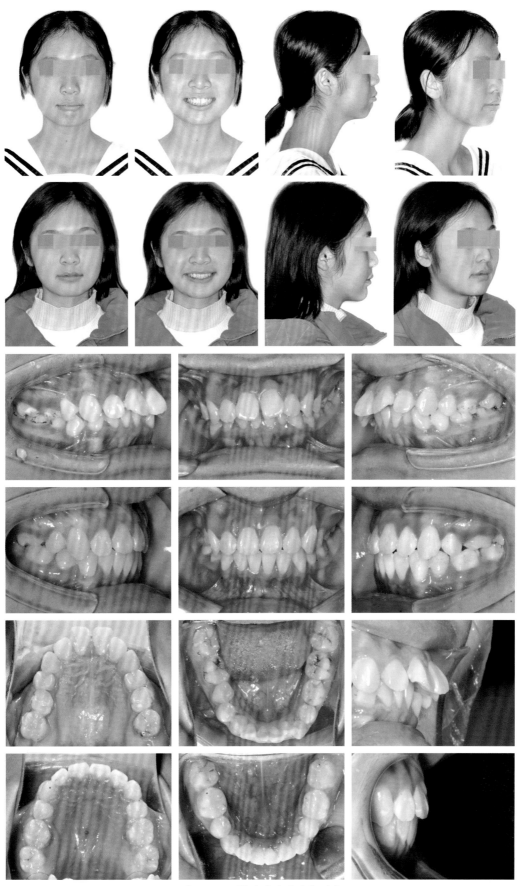

图18-15　矫治前后面𬌗相对比

——治疗前
——治疗后

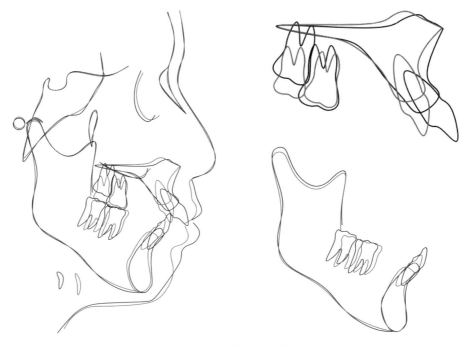

图 18-16　治疗前后重叠图

表 18-3　矫治前后头影测量数据对比

序号	项目	治疗前测量值	治疗后测量值	标准值	标准差
1	ANB（°）	7.44	6.32	3	2
2	FH-Np（°）	88.32	89.24	85	3
3	L1-MP（°）	93.08	99.99	97	6
4	L1-NB（°）	28.72	34.98	30	6
5	L1-NB（mm）	8.15	7.27	7	2
6	NA-APo（°）	15.45	11.01	6	4
7	Po-NB（mm）	1.38	2.73	4	2
8	SNA（°）	84.50	82.12	83	4
9	SNB（°）	77.06	75.80	80	4
10	SN-MP（°）	38.50	39.19	30	6
11	U1-L1（°）	109.75	120.25	124	8
12	U1-NA（°）	34.10	18.45	23	5
13	U1-NA（mm）	7.22	1.52	5	2
14	U1-SN（°）	118.60	100.57	106	6
15	Y-Axis（°）	63.42	64.67	64	2

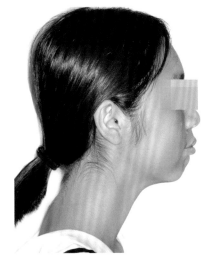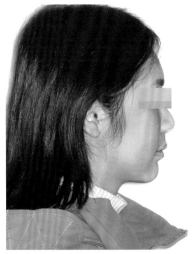

图 18-17　治疗前后侧面相对比

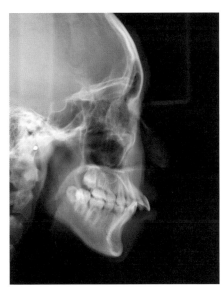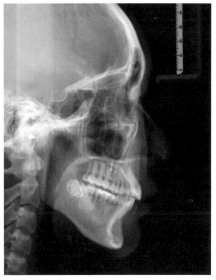

图 18-18　治疗前后头颅侧位片对比

五、小结

　　这是一例偏高角 Ⅱ 类骨型前突病例，颏部偏后缩，颏部外形不佳，上下唇前突，闭唇紧张。15、25、35 先天缺失，所以需强支抗维持。对于这类病例，治疗的关键点在于充分内收上下前牙，并且要控制好咬合平面和防止下颌平面角加大。

　　舌侧活动翼结扎翼有很强的可调节性，配合垂直向稳定性好的扁丝，对平面的维护非常有意义。同时活动翼的可伸缩，为内收前牙提供了一种非常便利有效的办法。

　　从术前后头影分析，可见上前牙内收幅度较大，并且上下前牙牙根得到了很好的控制，前牙转矩表达充分。这得益于舌侧活动翼托槽较强的控制力，也与咬合平面的正确选择与维护有关系。

病例完成人：卢卫华

病例 19

拔除14、24矫治成人高角型深覆盖病例

一、病例简介

女，26岁。

主诉

牙齿前突影响脸型，要求矫治。

临床检查

恒牙列17-27、37-45、47、46缺失；未见18、28、38、48；上牙弓尖圆形，下前牙弓形较平，两侧基本对称；尖牙、磨牙远中尖对尖关系；前牙深覆盖，上下前牙间水平距离约10mm，覆𬌗正常；中线基本对齐；部分牙龈略红肿，有软垢，牙面色素沉着，17、27、47𬌗面浅龋，36颊、𬌗面可见填充物。开唇露齿，闭唇紧张。上颌前突，下颌后缩。（图19-1）

X线片检查及分析

全景片显示：18、38存在，38近中倾斜，顶于37远中牙颈部。未见28、48、36缺失，牙槽窝未完全被新生骨质填满，双侧髁突基本对称，

未见明显吸收。其余牙根未见明显异常。

头影测量显示：下颌后缩，Ⅱ类骨型，高角面型，上前牙较直立。（图19-2，图19-3）

测量值见表19-1。

诊断

（1）牙型诊断：安氏Ⅱ类错𬌗畸形，浅覆盖。

（2）面型诊断：凸面型。

（3）骨型诊断：Ⅱ类骨型。

患者存在问题

（1）重度深覆盖。

（2）高角面型，下颌后缩。

（3）双侧尖磨牙远中关系。

（4）46缺失。

（5）38近中阻生。

二、治疗设计

（1）全口洁治，口腔卫生宣教。

（2）17、27、47择期充填修复。

（3）46择期种植修复。

（4）正畸正颌联合治疗。患者拒绝。

（5）拔除14、24，活动翼舌侧隐形矫治技术矫治。

（6）上颌植入支抗钉维护磨牙支抗。

（7）Hawley保持器＋舌侧保持器保持。

三、矫治过程

（1）1 ～ 6 个月，安装上颌矫治器，同时内收上前牙。

（2）6 ～ 13 个月，安装下颌矫治器，调整下前牙弓形，同时配合 II 类牵引。

（3）13 ～ 18 个月，上颌更换 0.025in × 0.017in SS 丝继续内收。

（4）18 ～ 28 个月，上颌植入种植支抗继续内收，下颌更换 0.025in × 0.017in SS 丝维持弓形，同时 45-47 间安装推簧维持种植间隙。

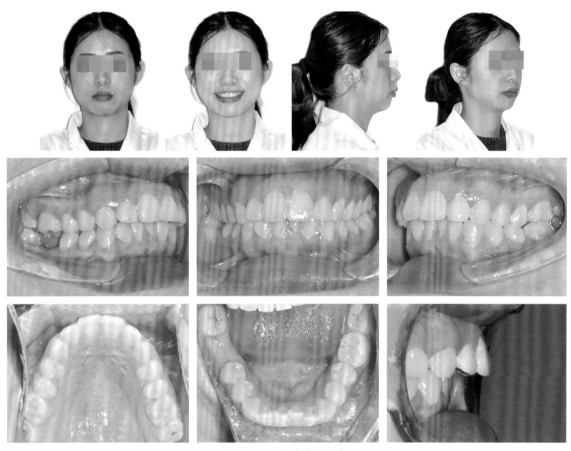

图 19-1　治疗前面𬌗相

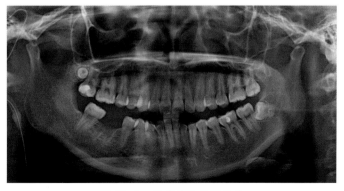

图 19-2　治疗前曲面断层片

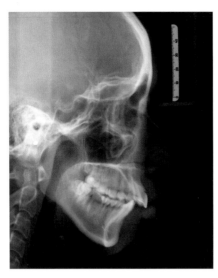
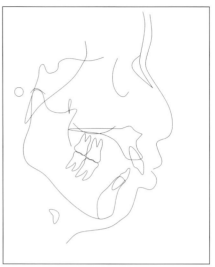

A　　　　　　　　　　　　　B

A. 治疗前头颅侧位片；B. 治疗前头颅侧位片描记图

图 19-3　治疗前头颅侧位片及描记图

表 19-1　矫治前头影测量数据表

序号	项目	治疗前测量值	标准值	标准差
1	ANB（°）	6.78	3	2
2	FH–Np（°）	88.99	85	3
3	L1–MP（°）	93.54	97	6
4	L1–NB（°）	31.03	30	6
5	L1–NB（mm）	5.57	7	2
6	NA–APo（°）	15.79	6	4
7	Po–NB（mm）	−0.57	4	2
8	SNA（°）	79.80	83	4
9	SNB（°）	73.02	80	4
10	SN–MP（°）	44.47	30	6
11	U1–L1（°）	115.99	124	8
12	U1–NA（°）	26.21	23	5
13	U1–NA（mm）	5.19	5	2
14	U1–SN（°）	106.01	106	6
15	Y–Axis（°）	63.53	64	2

●**矫治阶段 1**●

临床处理： 安装上颌矫治器，安装 0.025in×0.017in TN 扁丝、0.012in TN 辅弓，11、21 安装带槽翼内收。

（图 19-4）

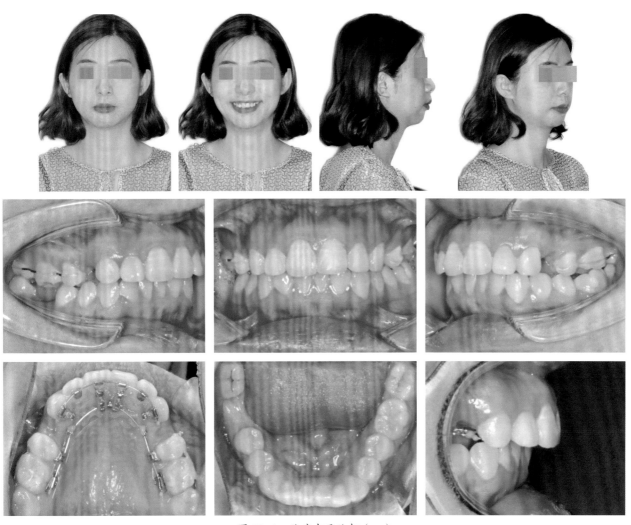

图 19-4　治疗中面𬌗相（一）

矫治要点： 上颌第二磨牙未黏结矫治器，15、16、17 及 25、26、27 安装片段弓，增强磨牙区支抗。

（图 19-5）

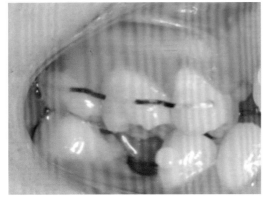
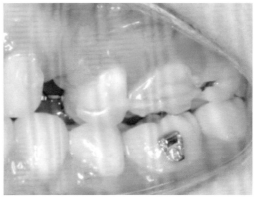

图 19-5　矫治要点细节图（一）

●矫治阶段 2●

复诊可见：上前牙部分内收，上牙弓突度有所减少，拔牙间隙减小。（图 19-6）

临床处理：安装下颌矫治器，置入 0.025in×0.017in TN 扁丝、0.012in TN 辅弓，31、41 安装带槽翼内收，同时配合Ⅱ类牵引。

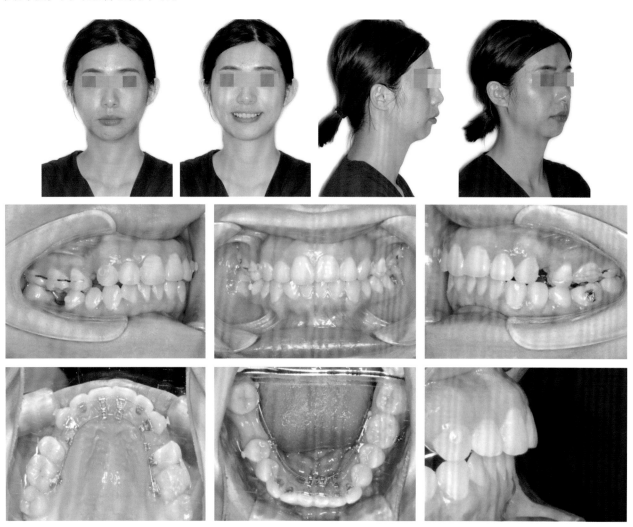

图 19-6　治疗中面𬌗相（二）

矫治要点：靠切端的辅弓可有效辅助恢复前牙区弓形。（图 19-7）

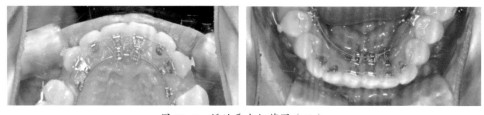

图 19-7　矫治要点细节图（二）

●**矫治阶段 3**●

复诊可见： 下前牙排列整齐，下颌弓形恢复正常，上前牙继续少量内收，前牙覆盖变小。（图 19-8）

临床处理： 上颌更换 0.025in × 0.017in SS 丝继续内收。

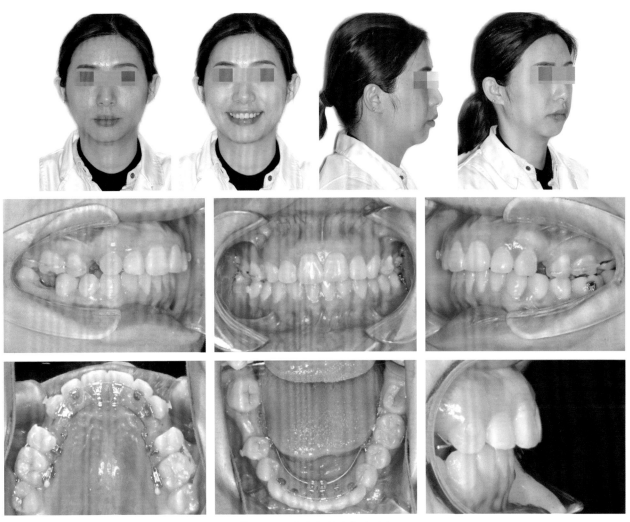

图 19-8　治疗中面𬌗相（三）

矫治要点： 上颌 SS 丝弯制蘑菇曲补偿前后牙之间的落差。下前牙通过辅弓已基本排齐。（图 19-9）

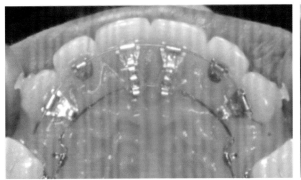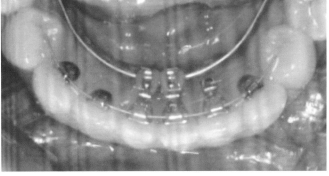

图 19-9　矫治要点细节图（三）

●矫治阶段 4 ●

复诊可见： 上前牙进一步内收，上前牙有少量舌倾，前牙覆盖进一步减小，尚有少量拔牙间隙。（图 19-10）

临床处理： 下颌更换 0.025in × 0.017in SS 丝继续矫治，上颌安装种植支抗继续内收。

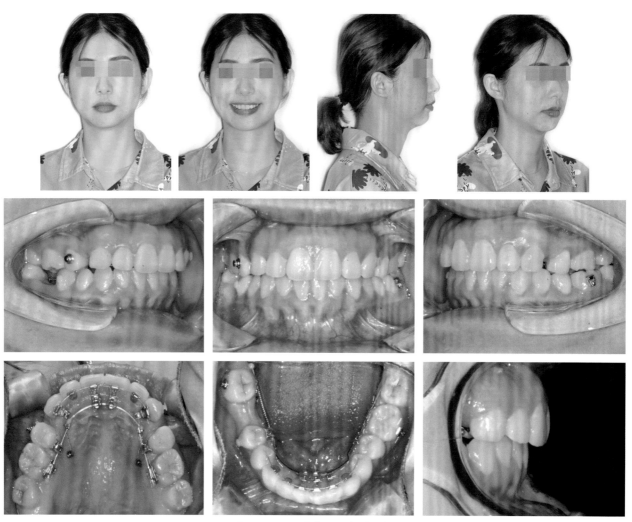

图 19-10 治疗中面𬌗相（四）

矫治要点： 上颌双侧 5、6 之间腭侧安装种植支抗，与不锈钢丝上的牵引钩固定结扎。45、47 之间推簧轻力维持住间隙，为后期种植修复做准备。（图 19-11）

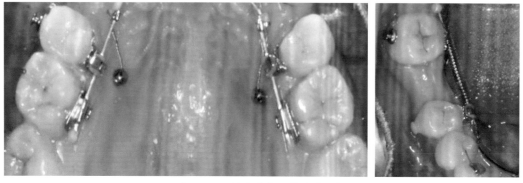

图 19-11 矫治要点细节图（四）

●主动结束矫治●

经过 28 个月的治疗，上下牙列整齐，上下弓形和咬合平面协调，上颌牙弓突度正常，后牙尖窝锁结关系良好，前牙覆𬌗、覆盖正常。唇形良好，鼻唇角与颏唇沟形态尚可。颞下颌关节功能检查未见异常。（图 19-12，图 19-13，图 19-14）（表 19-2）

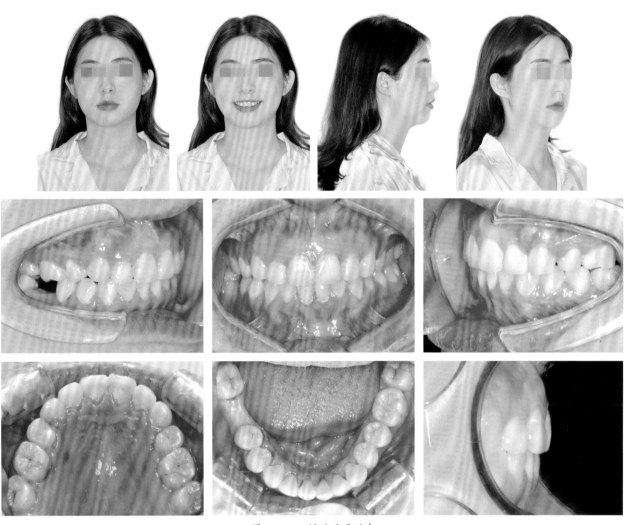

图 19-12　矫治后面𬌗相

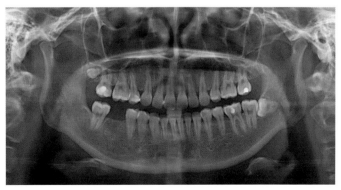

图 19-13　治疗后曲面断层片

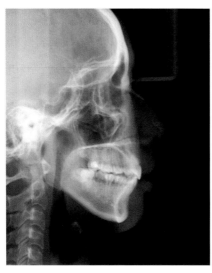
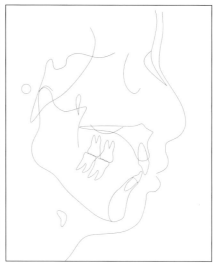

A   B

A. 治疗后头颅侧位片；B. 治疗后头颅侧位片描记图

图 19-14   治疗后头颅侧位片及描记图

表 19-2   矫治后头影测量数据表

序号	项目	治疗后测量值	标准值	标准差
1	ANB（°）	6.57	3	2
2	FH-Np（°）	87.82	85	3
3	L1-MP（°）	95.64	97	6
4	L1-NB（°）	33.66	30	6
5	L1-NB（mm）	6.23	7	2
6	NA-APo（°）	15.55	6	4
7	Po-NB（mm）	-0.58	4	2
8	SNA（°）	80.15	83	4
9	SNB（°）	73.58	80	4
10	SN-MP（°）	44.44	30	6
11	U1-L1（°）	131.04	124	8
12	U1-NA（°）	8.73	23	5
13	U1-NA（mm）	-0.97	5	2
14	U1-SN（°）	88.88	106	6
15	Y-Axis（°）	63.78	64	2

四、矫治前后对比

　　主动矫治结束，后牙区尖窝锁结关系良好，上下弓形形态协调，上前牙大量内收，上牙弓突度减小，前牙覆𬌗、覆盖正常。术前、术后头影测量分析可见上前牙大量内收并且牙根控制良好，咬合平面控制良好。（图 19-15，图 19-16，图 19-17，图 19-18）（表 19-3）

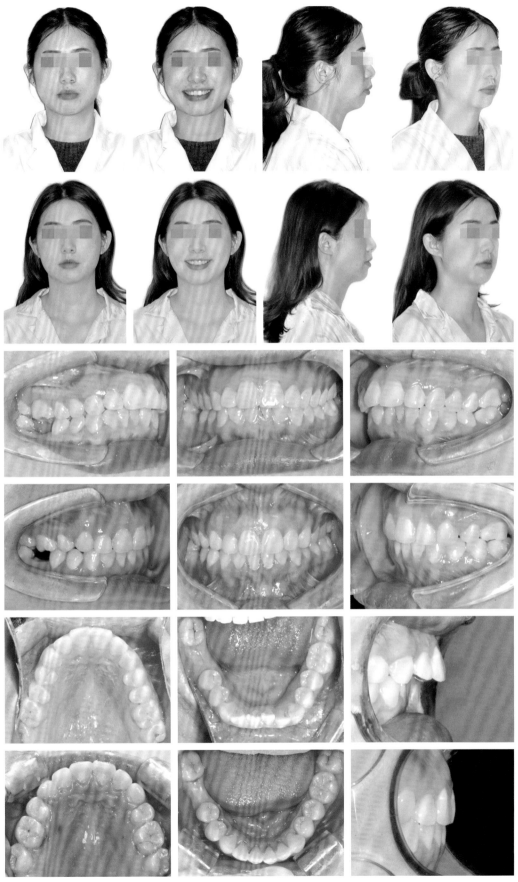

图 19-15 矫治前后面殆相对比

——治疗前
——治疗后

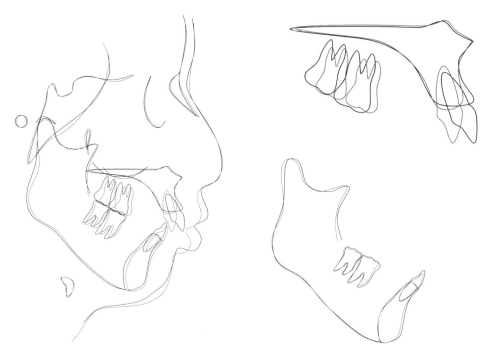

图 19-16　治疗前后重叠图

表 19-3　矫治前后头影测量数据对比

序号	项目	治疗前测量值	治疗后测量值	标准值	标准差
1	ANB（°）	6.78	6.57	3	2
2	FH-Np（°）	88.99	87.82	85	3
3	L1-MP（°）	93.54	95.64	97	6
4	L1-NB（°）	31.03	33.66	30	6
5	L1-NB（mm）	5.57	6.23	7	2
6	NA-APo（°）	15.79	15.55	6	4
7	Po-NB（mm）	-0.57	-0.58	4	2
8	SNA（°）	79.80	80.15	83	4
9	SNB（°）	73.02	73.58	80	4
10	SN-MP（°）	44.47	44.44	30	6
11	U1-L1（°）	115.99	131.04	124	8
12	U1-NA（°）	26.21	8.73	23	5
13	U1-NA（mm）	5.19	-0.97	5	2
14	U1-SN（°）	106.01	88.88	106	6
15	Y-Axis（°）	63.53	63.78	64	2

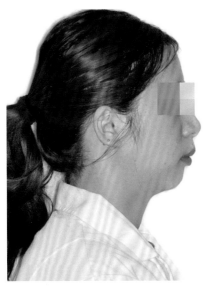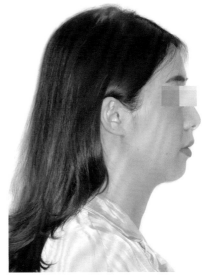

图 19-17　治疗前后侧面相对比

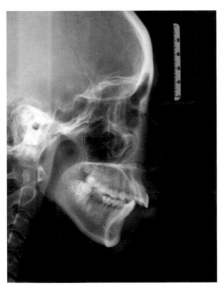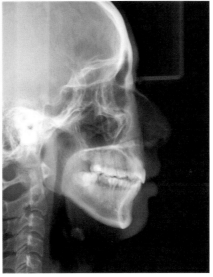

图 19-18　治疗前后头颅侧位片对比

五、小结

（1）本病例为Ⅱ类骨型伴下颌后缩病例，最佳治疗方案为正畸正颌联合治疗。但患者拒绝接受手术治疗，遂改用单纯正畸代偿治疗。单纯正畸治疗的难点首先在于上前牙需大量内收的同时具备良好的转矩控制，其次需要咬合平面的稳定，避免治疗后下颌平面顺旋。

（2）舌侧活动翼垂直向稳定性好的扁丝加上带槽翼伸缩式内收有利于上前牙控根内收。

（3）分批控制前牙转矩有利于咬合平面的控制。

（4）本病例早期植入支抗钉和运用稳定弓丝对平面的控制会更有帮助。

病例完成人：卢卫华

病例 20
拔除 14、24 矫治成人均角型深覆盖病例

一、病例简介

女，32 岁。

主诉

上牙前突要求矫治。

临床检查

恒牙列 17-27、37-47，双侧磨牙、尖牙远中关系，前牙覆𬌗、覆盖Ⅲ度，上唇牙槽骨丰满，上下牙弓前中段明显狭窄。

面型：凸面型，面下 1/3 高度比例正常，上颌前突，下颌后缩。鼻唇角小，颏唇沟不清晰。（图 20-1）

X 线片检查及分析

全景片显示：恒牙 17-27、37-48、48 近中阻生，双侧髁突骨皮质完整。

头影测量显示：Ⅱ类骨型、上颌骨前突，下颌骨后缩，上下前牙前倾，平均角型。（图 20-2，图 20-3）

测量值见表 20-1。

诊断

（1）牙型诊断：安氏Ⅱ类错𬌗畸形。

（2）面型诊断：凸面型。

（3）骨型诊断：Ⅱ类骨型。

患者存在问题

（1）前牙深覆𬌗、深覆盖。

（2）上下牙弓前中段狭窄。

二、治疗设计

（1）拔除 14、24。

（2）充分内收上前牙，下前牙保持原有突度，压低下前牙后倾磨牙，保持下颌平面角。

（3）使用舌侧活动翼矫治技术。

三、矫治过程

（1）14、24 拔除，上颌黏结舌侧活动翼托槽，分批内收前牙。

（2）下颌黏结舌侧活动翼托槽，压低下前牙，打开咬合，完善弓形。

（3）精细调整。（总疗程 13 个月）

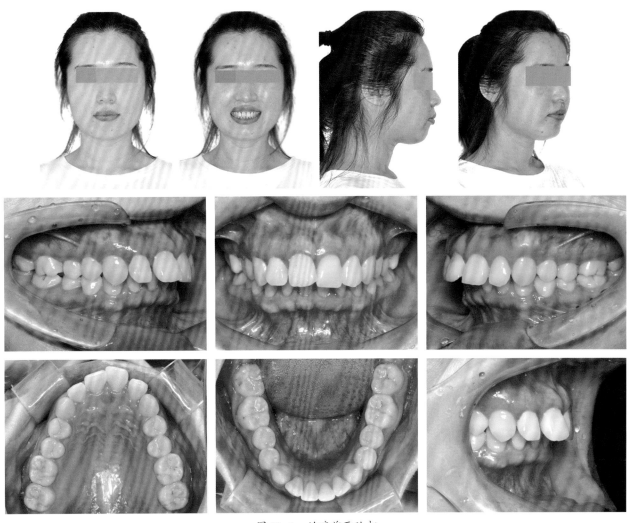

图 20-1 治疗前面殆相

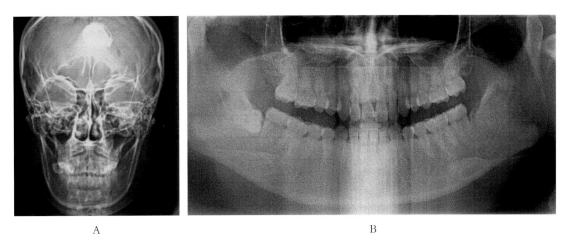

A. 治疗前头颅正位片；B. 治疗前曲面断层片

图 20-2 治疗前 X 线片

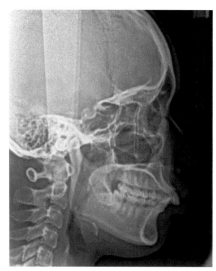
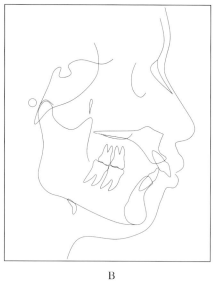

A　　　　　　　　　　　　　　B

A. 治疗前头颅侧位片；B. 治疗前头颅侧位片描记图

图 20-3　治疗前头颅侧位片及描记图

表 20-1　矫治前头影测量数据表

序号	项目	治疗前测量值	标准值	标准差
1	ANB（°）	6.74	3	2
2	FH-Np（°）	85.48	85	3
3	L1-MP（°）	112.21	97	6
4	L1-NB（°）	35.97	30	6
5	L1-NB（mm）	8.95	7	2
6	NA-APo（°）	12.14	6	4
7	Po-NB（mm）	3.03	4	2
8	SNA（°）	83.34	83	4
9	SNB（°）	76.65	80	4
10	SN-MP（°）	27.11	30	6
11	U1-L1（°）	103.66	124	8
12	U1-NA（°）	33.63	23	5
13	U1-NA（mm）	8.07	5	2
14	U1-SN（°）	117.02	106	6
15	Y-Axis（°）	62.46	64	2

●矫治阶段1●

临床处理： 拔除14、24。黏结16-26结扎式舌侧活动翼托槽，0.025in×0.017in TN扁丝，11、21安装带槽翼，于主弓丝拔牙创近中夹持两个舌侧游离牵引钩，用结扎丝固定主弓丝，用弹性结扎圈结扎，分批内收前牙，前牙托槽辅助管上置入0.012in热激活TN辅弓进行排齐。（图20-4）

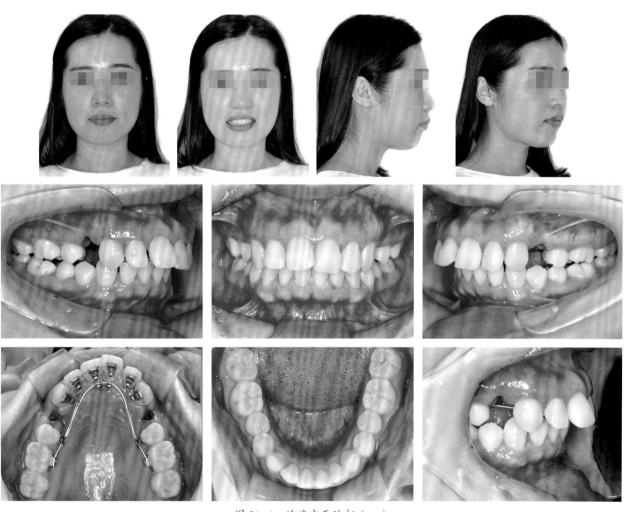

图20-4 治疗中面𬌗相（一）

矫治要点：

（1）置入一条相对稳定的主丝弓，利用双尖牙区的狭窄来增强支抗，这是舌侧矫治的一大优势。

（2）分批内收前牙，保证作为稳定的支抗的牙齿支抗之和与矫治牙的支抗值比值为3：1，有效维护了后牙支抗。（图20-5）

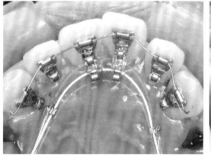
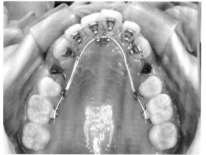

图20-5 矫治要点细节图（一）

●矫治阶段 2●

复诊可见： 上牙弓形态开始改善，拔牙间隙有所减小，上牙列初步排齐。（图 20-6）

临床处理： 将主弓丝后移 2mm，继续弹性结扎圈结扎，内收上切牙。黏结 37-47 结扎式舌侧活动翼托槽，0.025in×0.017in TN 扁丝，31、41 安装带槽活动翼主弓丝入槽，翼张开 2mm 弹性结扎圈结扎，下切牙托槽辅助管上置入 0.012in 热激活 TN 辅弓进行排齐。

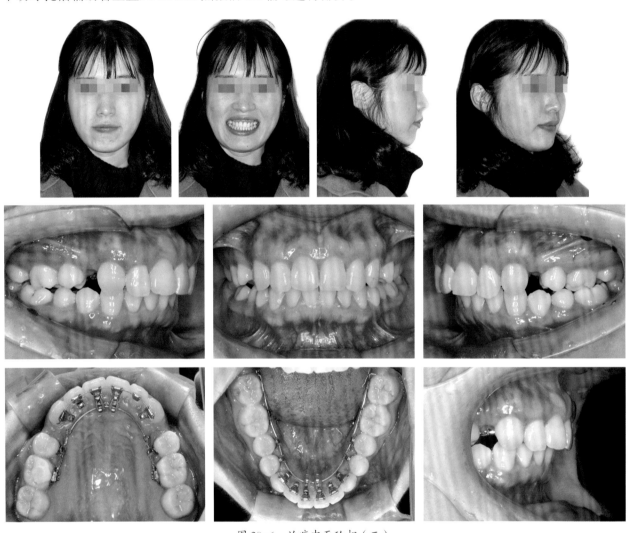

图 20-6　治疗中面𬌗相（二）

矫治要点：

（1）12 托槽由于干扰暂时用微正畸托槽替代。

（2）目标化矫治是利用后牙将主弓丝稳定于阶段目标位，分批进行弹性结扎内收，翼张开一般不超过 2mm，托槽座翼完全闭合后方可加力。（图 20-7）

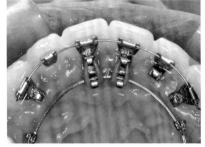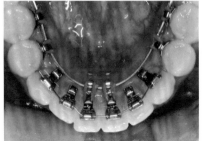

图 20-7　矫治要点细节图（二）

● 矫治阶段 3 ●

复诊可见： 上下牙弓形态恢复尚可，下牙列已基本整平，前牙覆盖、覆𬌗明显减小，上中切牙已接近目标位，上前牙明显内收，上唇突度减小。（图 20-8）

临床处理： 上颌根据个性化弓形，弯制 0.025in×0.017in SS 扁丝，12、22 安装带槽翼，使用弹性结扎圈结扎，同时轻力牵引 13、23 远中移动。下颌已分批安装其余牙位带槽翼。

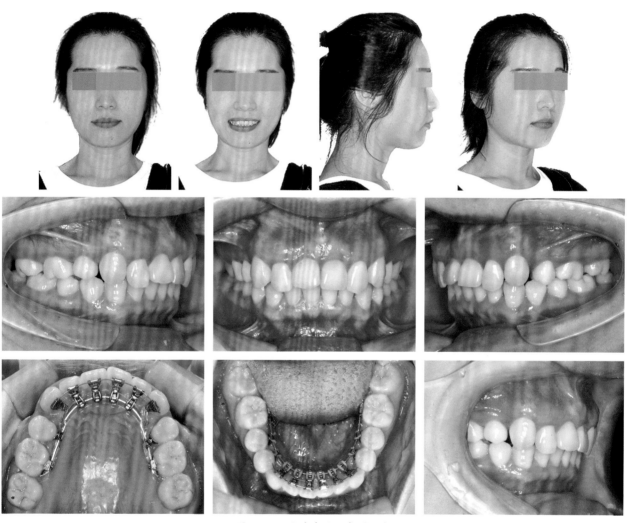

图 20-8　治疗中面𬌗相（三）

矫治要点：

（1）13、23 远中还有少量间隙，此时前牙在表达转矩的同时可以用链状橡皮圈牵引，增加了矫治的同步性。

（2）表达前牙转矩时，若主弓丝无法一次完全入槽，可以分次逐步入槽。（图 20-9）

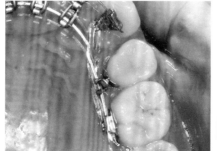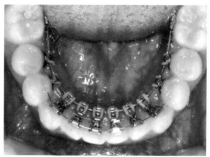

图 20-9　矫治要点细节图（三）

●矫治阶段 4●

复诊可见：上颌 12-22 已完全到达目标位，上尖牙牙轴欠缺。（图 20-10）

临床处理：13、23 安装带槽翼入槽后弹性结扎圈结扎，于 15、25 颌面黏结𬌗面微管，将前牙辅弓置入𬌗面微管，进一步调整尖牙轴倾度。下颌继续上个步骤。

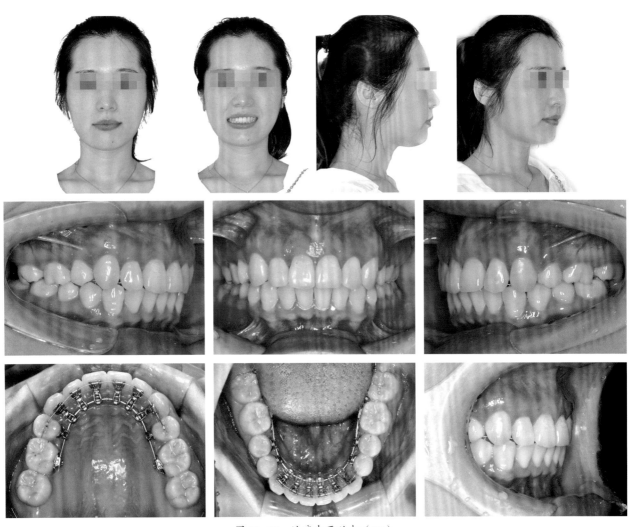

图 20-10　治疗中面𬌗相（四）

矫治要点：

（1）个性化目标主弓丝代表着矫治的设计目标，弹性结扎圈结扎后应该给予足够的时间表达出治疗效果。

（2）在𬌗方增加𬌗面微管，有利于尖牙与双侧尖牙的对位调整及尖牙轴倾度的表达，简化了治疗程序。（图 20-11）

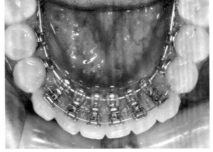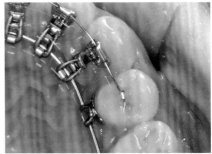

图 20-11　矫治要点细节图（四）

•主动结束矫治•

经过 13 个月的主动矫治，上下牙列整齐，前牙覆盖、覆殆正常，后牙尖窝锁结关系良好，牙弓形态正常。唇部外观明显好转。（图 20-12，图 20-13，图 20-14）（表 20-2）

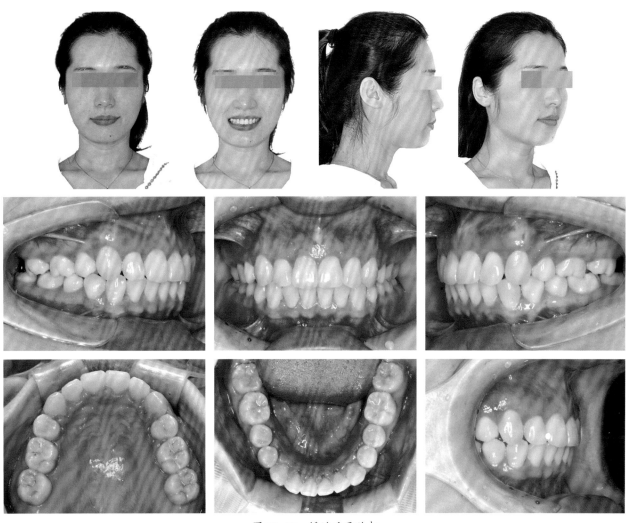

图 20-12　矫治后面殆相

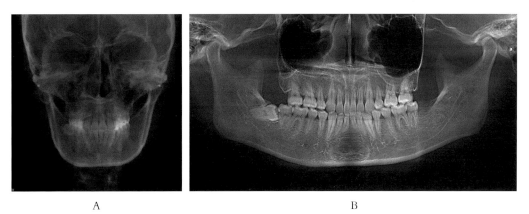

A　　　　　　　　　　　　　　　B

A.治疗后头颅正位片；B.治疗后曲面断层片

图 20-13　治疗后 X 线片

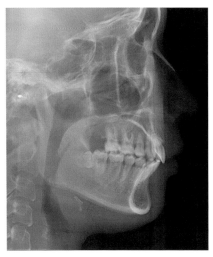
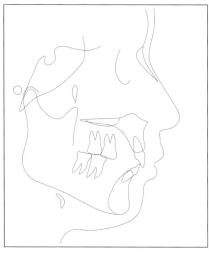

A. 治疗后头颅侧位片；B. 治疗后头颅侧位片描记图

图 20-14　治疗后头颅侧位片及描记图

表 20-2　矫治后头影测量数据表

序号	项目	治疗后测量值	标准值	标准差
1	ANB（°）	6.32	3	2
2	FH-Np（°）	85.90	85	3
3	L1-MP（°）	114.26	97	6
4	L1-NB（°）	40.68	30	6
5	L1-NB（mm）	6.90	7	2
6	NA-APo（°）	11.98	6	4
7	Po-NB（mm）	2.10	4	2
8	SNA（°）	82.61	83	4
9	SNB（°）	76.28	80	4
10	SN-MP（°）	30.13	30	6
11	U1-L1（°）	118.42	124	8
12	U1-NA（°）	14.58	23	5
13	U1-NA（mm）	-0.30	5	2
14	U1-SN（°）	97.19	106	6
15	Y-Axis（°）	63.91	64	2

四、矫治前后对比

　　该患者矫治前后的变化主要发生在上前牙的大量内收，内收的同时由于良好的转矩控制带动了大量的牙槽骨改建，从而获得良好的咬合关系和美观侧貌。由于面下垂直距离和下牙列弓形的维护需要，下牙列设计不拔牙矫治，而上牙列单颌的拔牙模式致使磨牙形成完全远中关系，尽管对于咬合功能尚可接受，从长远来看，上颌第三磨牙的缺失是稍有遗憾之处。（图 20-15，图 20-16，图 20-17，图 20-18）（表 20-3）

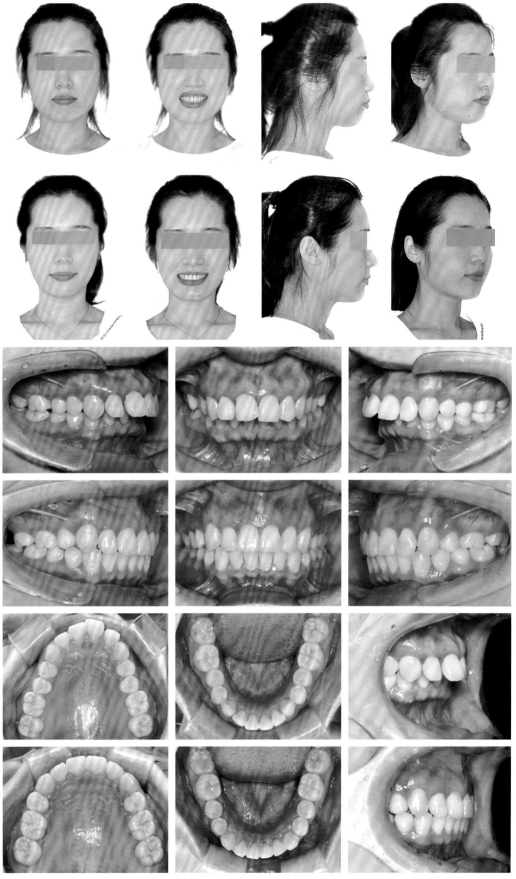

图 20-15　矫治前后面𬌗相对比

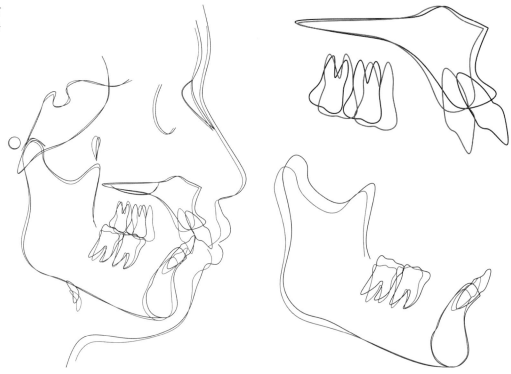

——治疗前
——治疗后

图 20-16　治疗前后重叠图

表 20-3　矫治前后头影测量数据对比

序号	项目	治疗前测量值	治疗后测量值	标准值	标准差
1	ANB（°）	6.74	6.32	3	2
2	FH-Np（°）	85.48	85.90	85	3
3	L1-MP（°）	112.21	114.26	97	6
4	L1-NB（°）	35.97	40.68	30	6
5	L1-NB（mm）	8.95	6.90	7	2
6	NA-APo（°）	12.14	11.98	6	4
7	Po-NB（mm）	3.03	2.10	4	2
8	SNA（°）	83.34	82.61	83	4
9	SNB（°）	76.65	76.28	80	4
10	SN-MP（°）	27.11	30.13	30	6
11	U1-L1（°）	103.66	118.42	124	8
12	U1-NA（°）	33.63	14.58	23	5
13	U1-NA（mm）	8.07	-0.30	5	2
14	U1-SN（°）	117.02	97.19	106	6
15	Y-Axis（°）	62.46	63.91	64	2

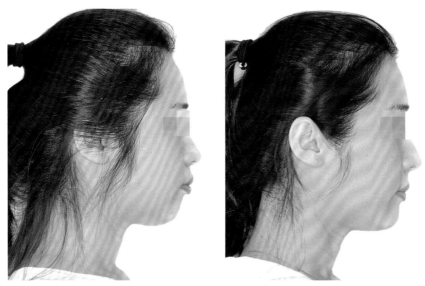

图 20-17　治疗前后侧面相对比

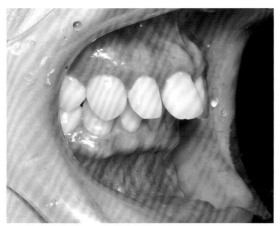 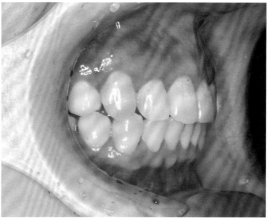

图 20-18　治疗前后覆盖相对比

五、小结

（1）这是一例Ⅱ类骨型的深覆盖、深覆𬌗病例。上颌支抗的维护，前牙转矩的控制，上下牙列平整和打开咬合过程中垂直向的控制，是本病例的治疗难点。

（2）上颌应用扁丝进行分次分批内收，有效地保护了后牙支抗。下牙扁丝的应用对于下牙列的整平取得了非常好的效果，这体现了扁丝在垂直向上的稳定性，也体现了舌侧活动翼托槽翼在垂直向上的可调节能力。当然，治疗中也要根据支抗和主弓丝的稳定性调节弹性结扎圈的力值大小。

（3）从术前、术后头影分析，可见上前牙内收幅度大，并且上下前牙牙根得到了很好的控制，前牙转矩表达充分。这得益于舌侧活动翼托槽控制力较强，还与咬合平面的正确选择与维护有关系。

病例完成人：陈少华

病例 21
拔除 36、46 矫治成人骨性反𬌗伴上牙弓狭窄病例

一、病例简介

男，20 岁。

主诉

反𬌗及牙齿不齐，要求矫治。

临床检查

恒牙列 18-28、38-48。上牙弓尖圆形，前中段偏窄，下牙弓方圆型，双侧磨牙尖牙完全近中关系；5-5 反覆盖，上下牙中线不对称，下中线偏左 1mm，下前牙舌倾，下牙槽骨前突，根型可见。

面型：鼻唇角形态尚可，颏唇沟不明显，下唇突。颞下颌关节检查未见异常。（图 21-1）

X 线片检查及分析

全景片显示：全口牙根发育完成，18、28、38、48 已萌出。

头影测量显示：Ⅲ类骨型，下颌平面角过大。（图 21-2，图 21-3）

测量值见表 21-1。

诊断

（1）牙型诊断：安氏Ⅲ类错𬌗畸形。

（2）面型诊断：凸面型。

（3）骨型诊断：Ⅲ类骨型。

患者存在问题

（1）36-46 反𬌗、牙齿不齐。

（2）下牙槽骨过突。

（3）上牙弓形偏窄。

二、治疗设计

（1）解除反𬌗，完善覆盖、覆𬌗，改善下唇突度。

（2）拔牙矫治，拔除 36、46。

（3）利用种植微支抗钉，加强支抗，内收下前牙。

（4）上颌中前段慢速扩弓，完善弓形，调整咬合关系。

（5）使用舌侧活动翼矫治技术矫治。

三、矫治过程

（1）下颌先装矫治器内收前牙，上中段慢性扩弓。

（2）反𬌗基本解除后，安装上颌矫治器。

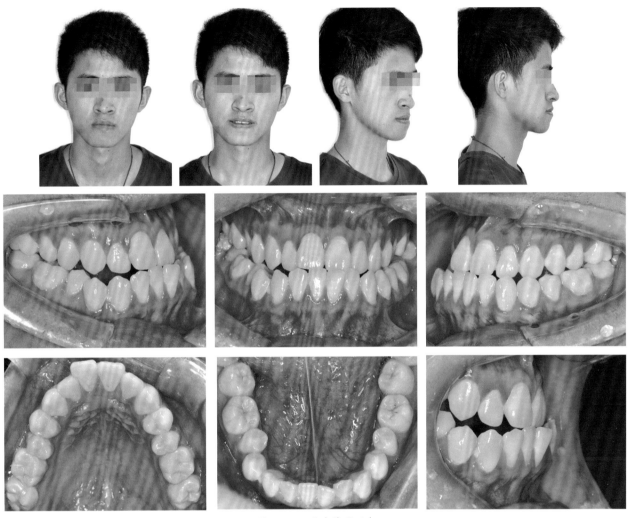

图 21-1　治疗前面骀相

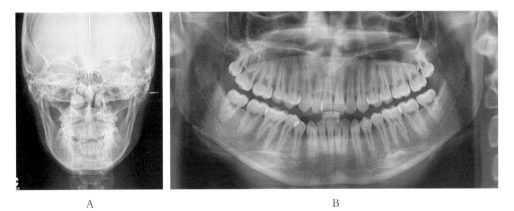

A. 治疗前头颅正位片；B. 治疗前曲面断层片

图 21-2　治疗前 X 线片

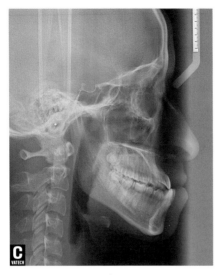
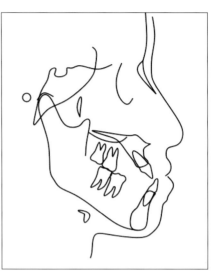

A   B

A. 治疗前头颅侧位片；B. 治疗前头颅侧位片描记图

图 21-3 治疗前头颅侧位片及描记图

表 21-1 矫治前头影测量数据表

序号	项目	治疗前测量值	标准值	标准差
1	ANB（°）	−2.05	3	2
2	FH−Np（°）	99.06	85	3
3	L1−MP（°）	87.08	97	6
4	L1−NB（°）	30.54	30	6
5	L1−NB（mm）	6.82	7	2
6	NA−APo（°）	−2.31	6	4
7	Po−NB（mm）	−1.89	4	2
8	SNA（°）	82.90	83	4
9	SNB（°）	84.95	80	4
10	SN−MP（°）	38.50	30	6
11	U1−L1（°）	116.70	124	8
12	U1−NA（°）	34.81	23	5
13	U1−NA（mm）	6.06	5	2
14	U1−SN（°）	117.71	106	6
15	Y−Axis（°）	56.06	64	2

● 矫治阶段 1 ●

临床处理： 拔除 36、46，38-48 黏结舌侧活动翼托槽，应用 0.016in TN 圆丝，33-43 安装带槽翼，应用 0.012in TN 辅弓排齐前牙，32-41 之间置入 0.010in 推簧，开创间隙。（图 21-4）

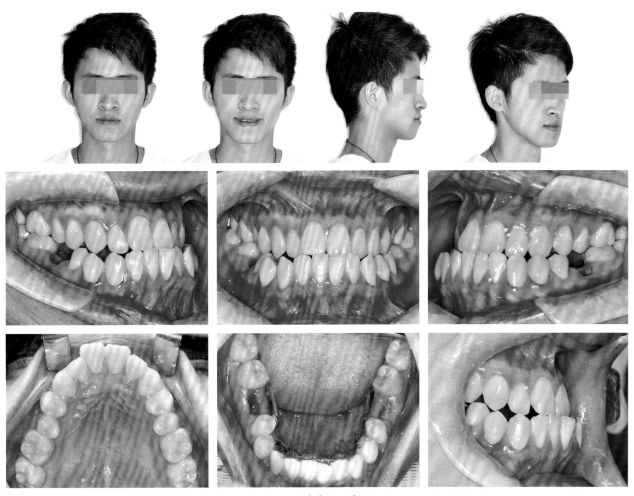

图 21-4　治疗中面𬌗相（一）

矫治要点：

（1）后牙区不齐，利用弹性弓丝、交互支抗排齐，有利于主弓丝入槽。

（2）利用辅弓上的推簧开创间隙。

（3）36、46 拔牙间隙较大，主弓丝加套管，咬物时不易形变，同时防止刮舌。（图 21-5）

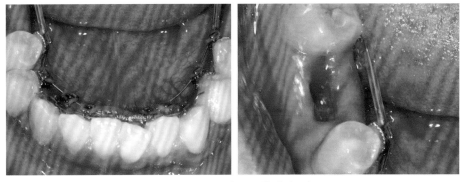

图 21-5　矫治要点细节图（一）

●矫治阶段 2●

复诊可见： 下前牙基本排齐。（图 21-6）

临床处理： 31 黏结托槽，37、35、45、47、48 唇侧黏结带钩微正畸托槽，应用 0.016in TN 圆丝片段弓，链状牵引，换 0.025in×0.017in TN 扁丝，弹性结扎。

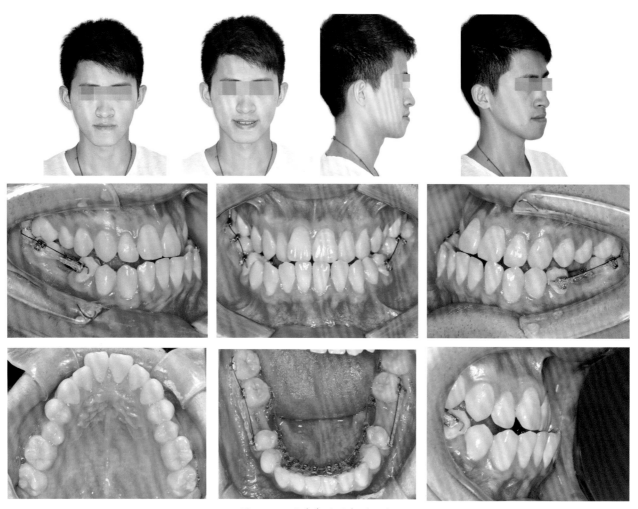

图 21-6　治疗中面𬌗相（二）

矫治要点：

（1）颊侧用微正畸牵引，关闭间隙的同时矫治 35、45 扭转，预防牙齿倾斜。

（2）下前牙区轻力整体结扎，有利于牙槽骨改建。（图 21-7）

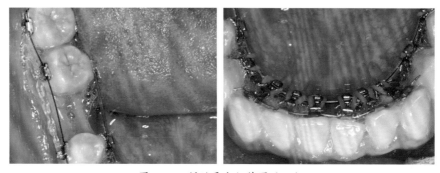

图 21-7　矫治要点细节图（二）

● 矫治阶段 3 ●

复诊可见： 拔牙间隙明显减少，下前牙较直立。（图 21-8）

临床处理： 上颌中段戴固定扩弓器，慢速扩弓，47 远中植入种植支抗钉，44 唇侧黏结舌侧扣，44 与支抗钉链状牵引。

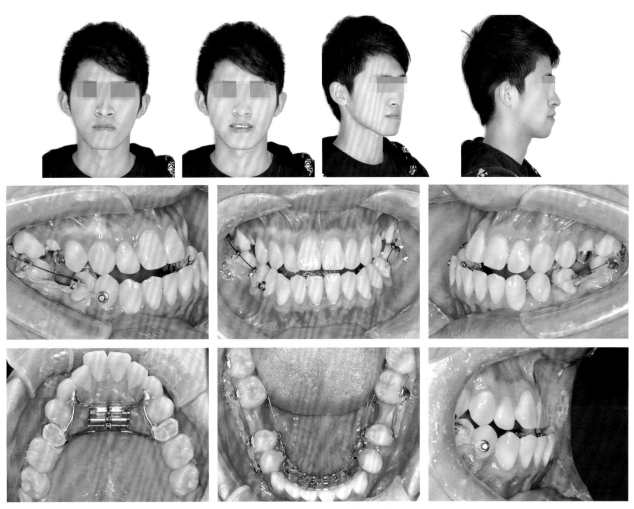

图 21-8　治疗中面𬌗相（三）

矫治要点：

（1）固定扩弓器局部慢性扩弓，不破坏其他牙段的弓形。

（2）下颌利用支抗钉，加强后牙支抗。（图 21-9）

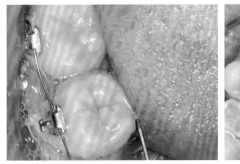
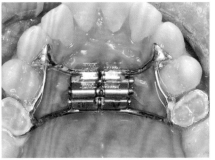

图 21-9　矫治要点细节图（三）

●矫治阶段 4 ●

复诊可见： 上颌中段牙弓已扩大，中段反𬌗基本解除，下颌拔牙间隙减少。（图 21-10）

临床处理： 上颌扩弓器加力结束，树脂暂封扩弓器，下颌后抽弓丝，弹性结扎。

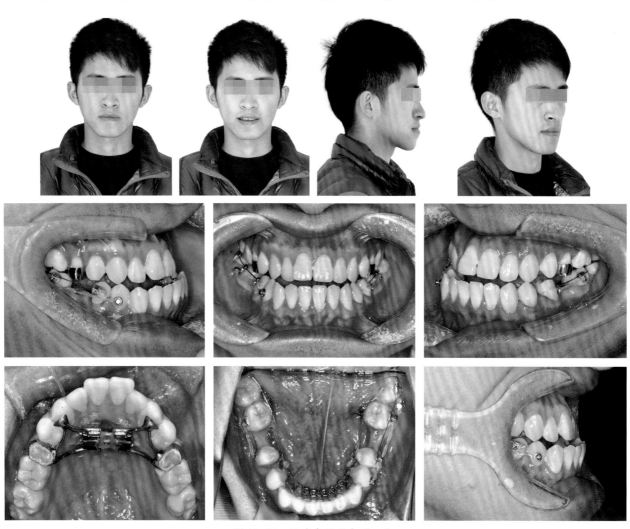

图 21-10　治疗中面𬌗相（四）

矫治要点：

（1）稳定上颌中段弓形。

（2）下颌拔 6 病例，主弓丝一定要延伸到 8，弓丝平面才较稳定。(图 21-11)

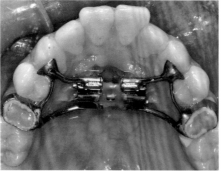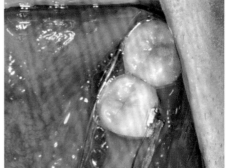

图 21-11　矫治要点细节图（四）

●矫治阶段 5●

复诊可见： 前牙接近切对切，下颌拔牙间隙基本关闭，左下后牙支抗不足。（图 21-12）

临床处理： 上颌黏结托槽，应用 0.016in TN 圆丝，左下植入种植支抗钉，链状牵引 4。下颌主弓丝后抽，弹性结扎。

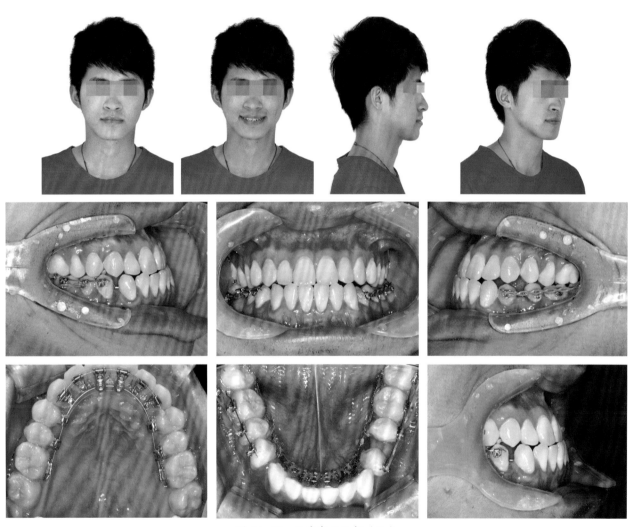

图 21-12　治疗中面𬌗相（五）

矫治要点：

（1）上颌前牙不用控制转矩，使用圆丝。

（2）左下磨牙支抗不足，支抗钉加强支抗。（图 21-13）

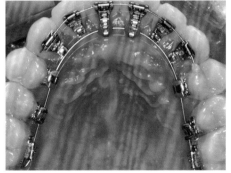
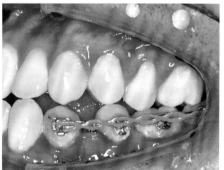

图 21-13　矫治要点细节图（五）

●矫治阶段 6●

复诊可见： 下颌间隙基本关闭，前牙反𬌗已矫治，上下弓形基本匹配。（图 21-14）

临床处理： 上颌应用 0.025in×0.017in TN 扁丝，16、26 黏结舌侧扣，Ⅲ类牵引调整咬合关系。

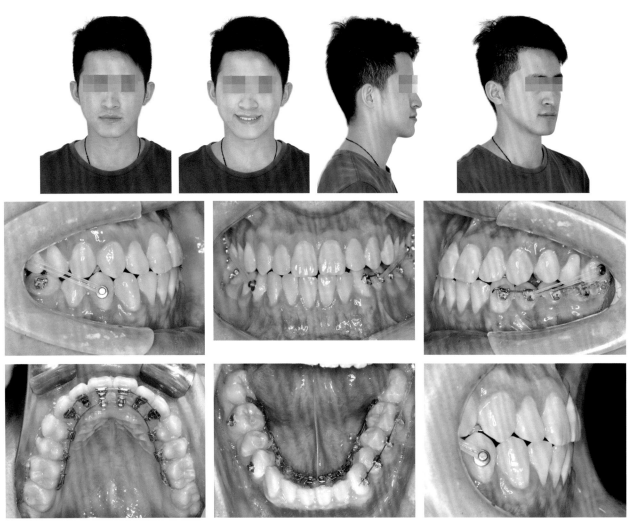

图 21-14　治疗中面𬌗相（六）

矫治要点：

（1）上颌换稳定弓丝，颌间牵引减少对上牙弓平面的破坏。

（2）颌间牵引，调整咬合关系。（图 21-15）

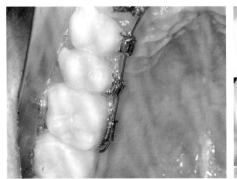
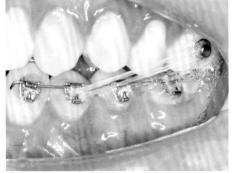

图 21-15　矫治要点细节图（六）

●主动结束矫治●

矫治结束后，上下弓形匹配，上前牙唇倾度减少，下前牙大量内收，下前牙区牙槽骨大量改建，下唇内收，下唇突度明显改善。（图 21-16，图 21-17，图 21-18）（表 21-2）

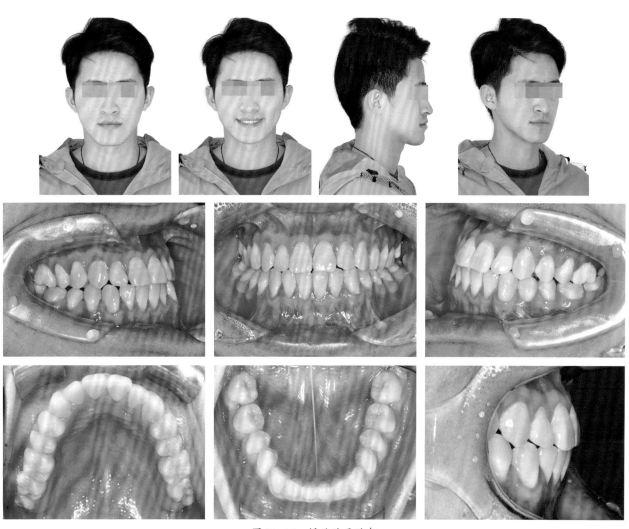

图 21-16 矫治后面𬌗相

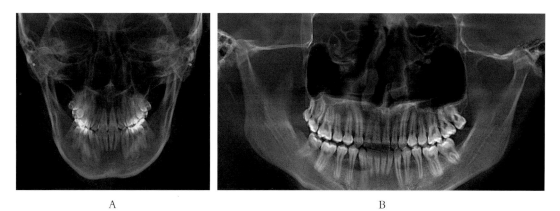

A   B

A. 治疗后头颅正位片；B. 治疗后曲面断层片

图 21-17 治疗后 X 线片

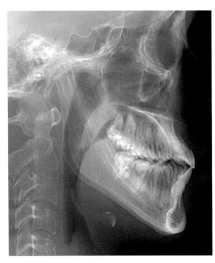
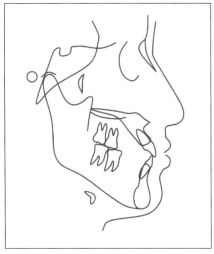

A   B

A. 治疗后头颅侧位片；B. 治疗后头颅侧位片描记图

图 21-18　治疗后头颅侧位片及描记图

表 21-2　矫治后头影测量数据表

序号	项目	治疗后测量值	标准值	标准差
1	ANB（°）	-1.76	3	2
2	FH-Np（°）	98.43	85	3
3	L1-MP（°）	90.57	97	6
4	L1-NB（°）	29.99	30	6
5	L1-NB（mm）	4.30	7	2
6	NA-APo（°）	-6.62	6	4
7	Po-NB（mm）	1.91	4	2
8	SNA（°）	81.27	83	4
9	SNB（°）	83.03	80	4
10	SN-MP（°）	36.39	30	6
11	U1-L1（°）	116.46	124	8
12	U1-NA（°）	35.32	23	5
13	U1-NA（mm）	8.59	5	2
14	U1-SN（°）	116.58	106	6
15	Y-Axis（°）	56.11	64	2

四、矫治前后对比

矫治前上牙弓尖圆，下牙弓方圆形，反覆𬌗、覆盖，牙齿不齐，上前牙唇倾，下前牙舌倾，下牙槽骨突，下唇突，颏唇沟不明显。矫治后上下牙弓卵圆形，牙齿整齐，正常覆𬌗、覆盖，上前牙唇倾度减少，下前牙直立，下牙槽骨改建内收，SNB 变小，ANB 变大，下唇内收，突度变小，颏唇沟明显。（图 21-19，图 21-20，图 21-21，图 21-22）（表 21-3）

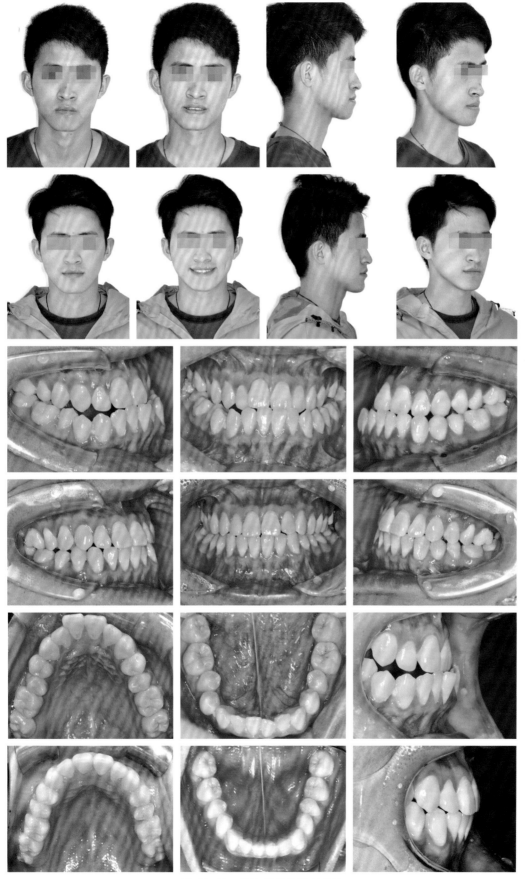

图 21-19　矫治前后面𬌗相对比

——治疗前
——治疗后

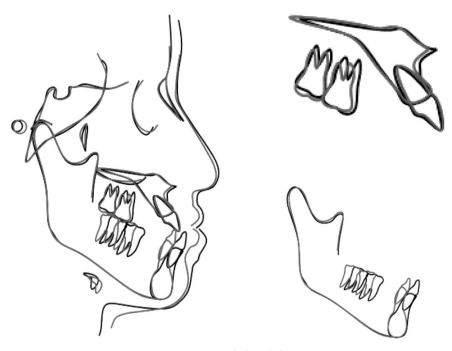

图 21-20　治疗前后重叠图

表 21-3　矫治前后头影测量数据对比

序号	项目	治疗前测量值	治疗后测量值	标准值	标准差
1	ANB（°）	-2.05	-1.76	3	2
2	FH-Np（°）	99.06	98.43	85	3
3	L1-MP（°）	87.08	90.57	97	6
4	L1-NB（°）	30.54	29.99	30	6
5	L1-NB（mm）	6.82	4.30	7	2
6	NA-APo（°）	-2.31	-6.62	6	4
7	Po-NB（mm）	-1.89	1.91	4	2
8	SNA（°）	82.90	81.27	83	4
9	SNB（°）	84.95	83.03	80	4
10	SN-MP（°）	38.50	36.39	30	6
11	U1-L1（°）	116.70	116.46	124	8
12	U1-NA（°）	34.81	35.32	23	5
13	U1-NA（mm）	6.06	8.59	5	2
14	U1-SN（°）	117.71	116.58	106	6
15	Y-Axis（°）	56.06	56.11	64	2

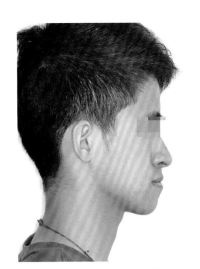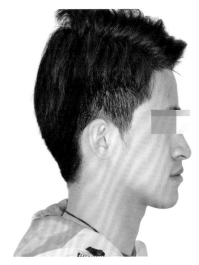

图 21-21　治疗前后侧面相对比

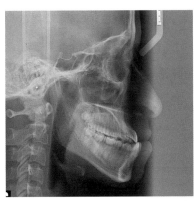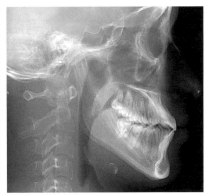

图 21-22　治疗前后头颅侧位片对比

五、小结

（1）这是一例偏高角型反𬌗的病例，上颌骨发育不足，下颌骨突度稍大。由于已过了生长发育期，对颌骨生长发育进行引导的可能性不大。因此对于这类病例主要是利用牙槽骨的改建和牙齿的移位来矫治矢状不调。

（2）对于反𬌗病例的掩饰性矫治，常采用上前牙唇倾、下前牙舌倾和下颌向下、向后顺时针转来实现。这病例是偏高角型病例，治疗中应该尽量维护面下 1/3 的协调性，避免下颌顺时针旋转。Ⅲ类骨型反𬌗病例，为达到长期稳定效果，不希望通过上前牙唇倾、下前牙舌倾的代偿性治疗，因此非正颌联合正畸治疗，下前牙区牙槽骨的改建就成了主要内容。

（3）在治疗中要达到前牙区牙槽骨充分改建的效果，这就要求矫治中能很好地控制前牙的转矩。本病例矫治效果不错，得益于舌侧活动翼矫治技术在这方面的优势。

病例完成人：詹永福

病例 22

拔除 36、46 矫治成人高角骨性反𬌗病例

一、病例简介

女，19 岁。

主诉

前牙反𬌗，上前牙间隙要求矫治。

临床检查

恒牙列 18-28、38-48，双侧磨牙尖牙近中关系。前牙切对切，下前牙舌倾，43 和 44 反𬌗，上弓形卵圆形，下弓形不对称，前牙区右宽左窄，下中线偏右，上前牙间隙 1.5mm，下前牙拥挤 3mm，38、48 浅龋。唇闭合肌肉紧张，下唇线于 E 线外。

面型：凸面型。面下 1/3 高度基本正常，上颌突度正常，下颌骨前突。鼻唇角较小，颏唇沟不明显。颞下颌关节检查未见明显异常，功能检查显示下颌颌位稳定。（图 22-1）

X 线片检查及分析

全景片显示牙根发育正常。

头影测量显示：Ⅲ类骨型，高角，上颌骨发育基本正常，下颌骨发育过度，下前牙舌倾。（图 22-2，图 22-3）

测量值见表 22-1。

诊断

（1）牙型诊断：安氏Ⅲ类错𬌗畸形。

（2）面型诊断：凸面型。

（3）骨型诊断：Ⅲ类骨型，高角。

患者存在问题

（1）前牙切对切，43、44 反𬌗。

（2）上前牙间隙，下颌前突。

（3）上下中线不齐，下中线右偏。

（4）下颌弓形不对称，轻度拥挤。

二、治疗设计

（1）矫治反𬌗，内收下前牙，改善下唇突度。

（2）关闭上前牙间隙，订正上下中线，恢复前牙正常覆𬌗、覆盖。

（3）拔除 36、46。

（4）使用舌侧活动翼矫治技术矫治。

三、矫治过程

（1）减数 36、46，安装下颌舌侧活动翼矫治器，内收排齐下前牙。

（2）前牙反𬌗解除后，安装上颌舌侧活动翼矫治器，关闭上前牙间隙。

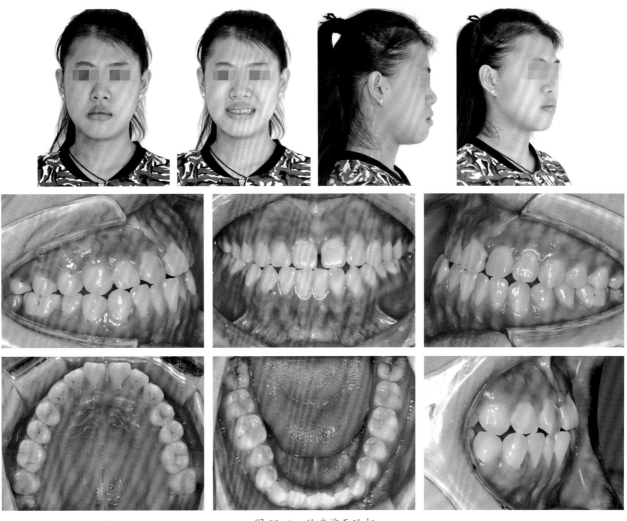

图 22-1　治疗前面𬌗相

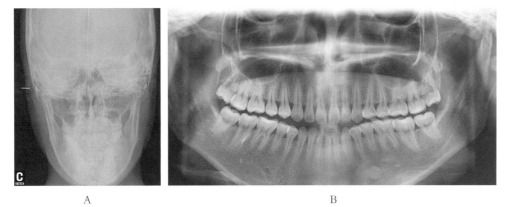

A　　　　　　　　　　　　　　　　　　　B

A. 治疗前头颅正位片；B. 治疗前曲面断层片

图 22-2　治疗前 X 线片

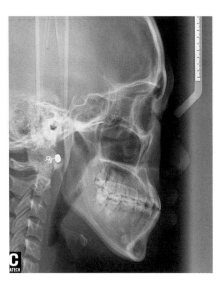
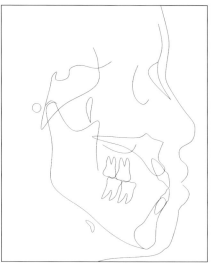

A　　　　　　　　　　　　　　B

A. 治疗前头颅侧位片；B. 治疗前头颅侧位片描记图

图 22-3　治疗前头颅侧位片及描记图

表 22-1　矫治前头影测量数据表

序号	项目	治疗前测量值	标准值	标准差
1	ANB（°）	0.57	3	2
2	FH-Np（°）	92.09	85	3
3	L1-MP（°）	85.59	97	6
4	L1-NB（°）	25.55	30	6
5	L1-NB（mm）	8.05	7	2
6	NA-APo（°）	2.18	6	4
7	Po-NB（mm）	-0.92	4	2
8	SNA（°）	82.61	83	4
9	SNB（°）	82.04	80	4
10	SN-MP（°）	40.92	30	6
11	U1-L1（°）	120.09	124	8
12	U1-NA（°）	30.78	23	5
13	U1-NA（mm）	7.13	5	2
14	U1-SN（°）	113.40	106	6
15	Y-Axis（°）	62.01	64	2

●矫治阶段 1●

临床处理： 拔除 36、46，黏结舌侧活动翼托槽，应用 0.018in 的澳丝，32 与 42 间置推簧，开创间隙。

（图 22-4）

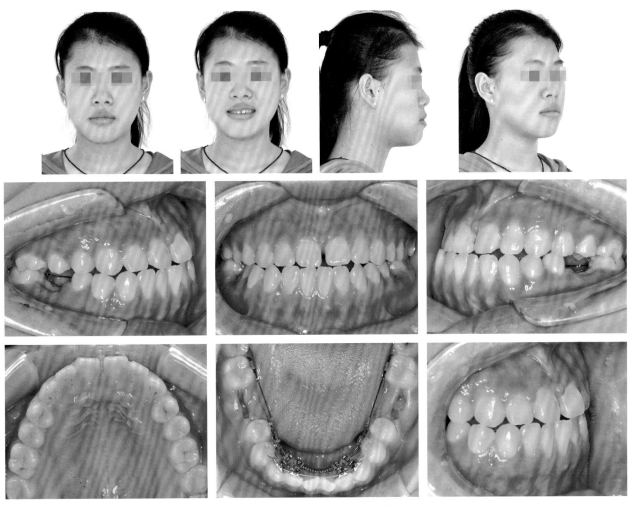

图 22-4　治疗中面殆相（一）

矫治要点：

（1）主弓丝使用澳丝，稳定平面与弓形，弓丝的中点要放置正确，矫治牙弓不对称。

（2）推簧开创间隙，主弓丝用圆丝减少摩擦阻力。（图 22-5）

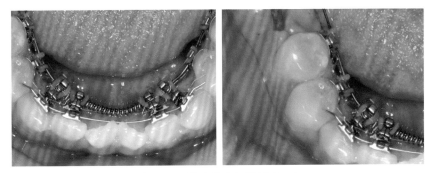

图 22-5　矫治要点细节图（一）

●矫治阶段 2●

复诊可见：36、46 间隙减少，31 与 41 间隙已开创。（图 22-6）

临床处理：

（1）黏结 31、41 托槽，应用 0.025in×0.017in TN 扁丝，滑动关闭间隙。

（2）13-23 应用 0.012in TN 的辅弓，排齐牙齿。

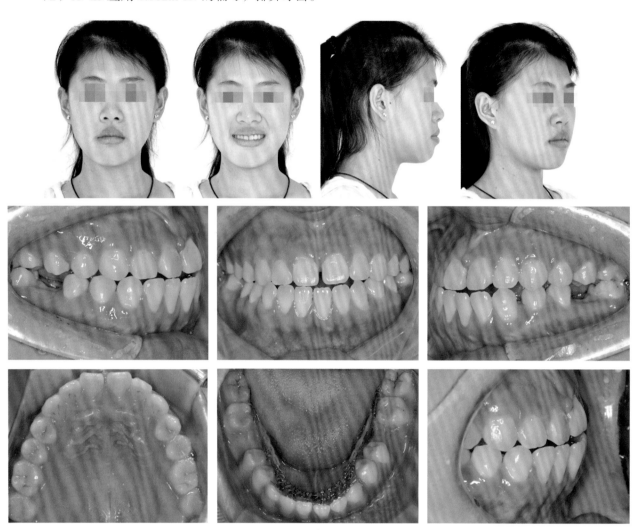

图 22-6　治疗中面𬌗相（二）

矫治要点：

（1）辅弓靠近临面接触点，有利于下前牙排齐。

（2）持续轻力一起内收下前牙，有利于下槽骨的改建。（图 22-7）

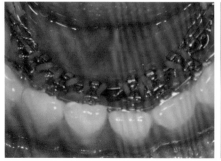
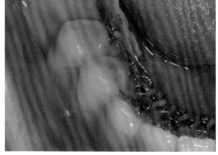

图 22-7　矫治要点细节图（二）

●矫治阶段 3●

复诊可见： 36、46 间隙大部分关闭，前牙反𬌗基本解除，上前牙间隙自动关闭。（图 22-8）

临床处理： 上颌黏结托槽，应用 0.016in TN 的圆丝，排齐牙齿下颌继续滑动关闭间隙。

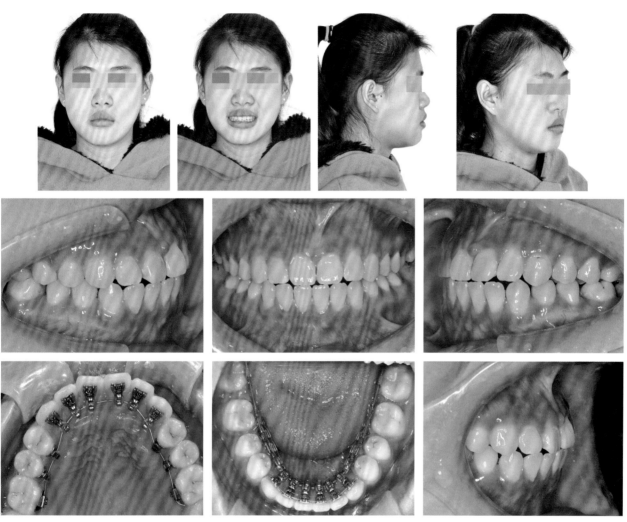

图 22-8　治疗中面𬌗相（三）

矫治要点：

（1）上前牙唇倾，不需要加大正转矩，选用通用翼，轻力弹力结扎，主弓丝的弓形没有明显改变。

（2）下颌滑动关闭间隙，有利于间隙分配。（图 22-9）

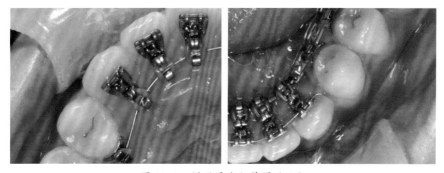

图 22-9　矫治要点细节图（三）

●矫治阶段 4 ●

复诊可见： 上牙基本排齐，下牙间隙集中在 37、47 的远中。（图 22-10）

临床处理： 上颌换 0.025in×0.017in TN 扁丝，15、25、38、48 颊侧黏结舌侧扣，颌间牵引，下颌滑动关闭间隙。

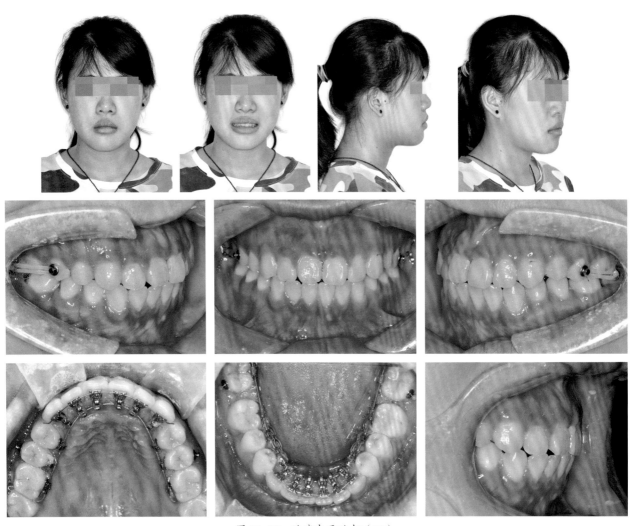

图 22-10　治疗中面𬌗相（四）

矫治要点：

（1）上颌主弓丝稳定弓形，辅弓进一步排齐牙齿。

（2）上 5 下 8 做短 II 类牵引，辅助 38、48 前移关闭间隙，同时防止 38、48 扭转。（图 22-11）

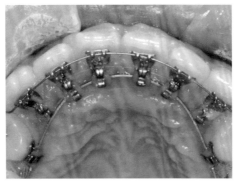
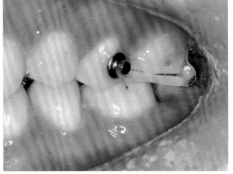

图 22-11　矫治要点细节图（四）

●主动结束矫治●

上下弓形匹配，咬合关系良好，前牙覆𬌗、覆盖正常，下唇内收，颏部改变明显。X线片显示：牙根基本平行，下前牙直立，下牙槽骨改建明显。（图22-12，图22-13，图22-14）（表22-2）

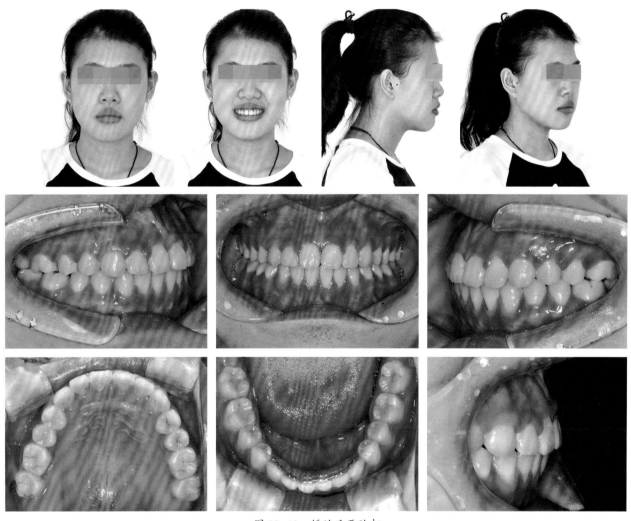

图22-12　矫治后面𬌗相

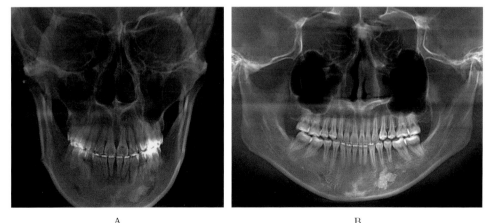

A　　　　　　　　　　　　B

A.治疗后头颅正位片；B.治疗后曲面断层片

图22-13　治疗后X线片

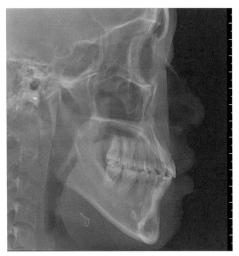
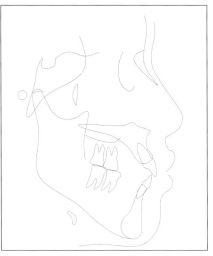

A   B

A.治疗后头颅侧位片；B.治疗后头颅侧位片描记图

图22-14　治疗后头颅侧位片及描记图

表22-2　矫治后头影测量数据表

序号	项目	治疗后测量值	标准值	标准差
1	ANB（°）	2.05	3	2
2	FH-Np（°）	92.50	85	3
3	L1-MP（°）	89.99	97	6
4	L1-NB（°）	31.84	30	6
5	L1-NB（mm）	6.48	7	2
6	NA-APo（°）	4.34	6	4
7	Po-NB（mm）	0.00	4	2
8	SNA（°）	83.62	83	4
9	SNB（°）	81.57	80	4
10	SN-MP（°）	40.27	30	6
11	U1-L1（°）	118.80	124	8
12	U1-NA（°）	27.31	23	5
13	U1-NA（mm）	5.99	5	2
14	U1-SN（°）	110.94	106	6
15	Y-Axis（°）	61.90	64	2

四、矫治前后对比

　　矫治前下牙弓形不对称，前牙切对切，磨牙尖牙Ⅲ类关系，下前牙舌倾；下牙槽骨较突，下唇外翻，下唇突，颏唇沟不明显。矫治后下牙弓形对称，覆𬌗、覆盖正常，磨牙尖牙Ⅰ类关系，下前牙直立，下牙槽骨改建内收，SNB变小，ANB变大，下唇内收，颏唇沟明显。（图22-15，图22-16，图22-17，图22-18）（表22-3）

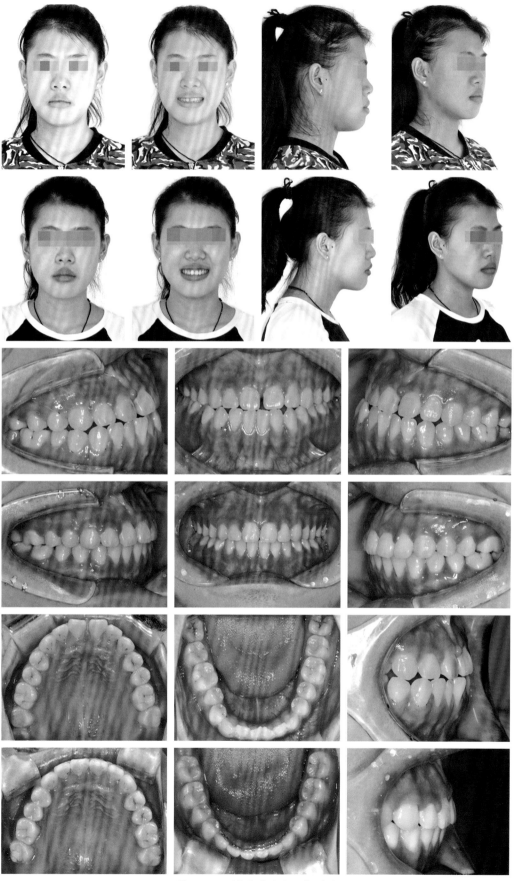

图 22-15　矫治前后面𬌗相对比

——治疗前
——治疗后

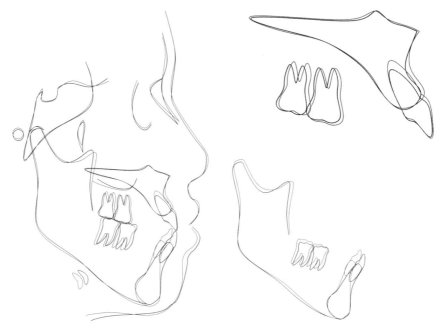

图 22-16 治疗前后重叠图

表 22-3 矫治前后头影测量数据对比

序号	项目	治疗前测量值	治疗后测量值	标准值	标准差
1	ANB（°）	0.57	2.05	3	2
2	FH-Np（°）	92.09	92.50	85	3
3	L1-MP（°）	85.59	89.99	97	6
4	L1-NB（°）	25.55	31.84	30	6
5	L1-NB（mm）	8.05	6.48	7	2
6	NA-APo（°）	2.18	4.34	6	4
7	Po-NB（mm）	-0.92	0.00	4	2
8	SNA（°）	82.61	83.62	83	4
9	SNB（°）	82.04	81.57	80	4
10	SN-MP（°）	40.92	40.27	30	6
11	U1-L1（°）	120.09	118.80	124	8
12	U1-NA（°）	30.78	27.31	23	5
13	U1-NA（mm）	7.13	5.99	5	2
14	U1-SN（°）	113.40	110.94	106	6
15	Y-Axis（°）	62.01	61.90	64	2

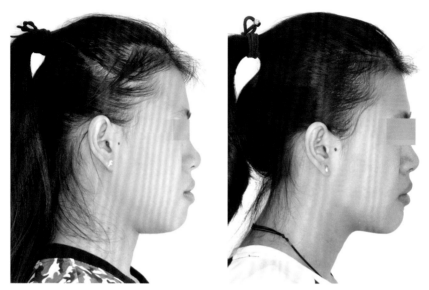

图 22-17 治疗前后侧面相对比

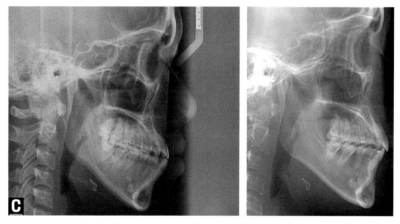

图 22-18 治疗前后头颅侧位片对比

五、小结

（1）此病例为成人女性，诊断为安氏 Ⅲ 类、Ⅲ 类骨型病例，高角型。治疗这一类型的患者，要求做到下切牙的生理性直立和𬌗平面的维持。

（2）矫治的要求：上前牙的维持、下前牙的直立、后牙高度的维持和压低，缺一不可。因此选择拔除 36、46 矫治，难度较大。

（3）矫治结束，下前牙不能有明显代偿，这就要求下牙槽骨需要大量的改建。下前牙整体内收，采用滑动关闭产生的持续轻力，有利于牙槽骨改建。

（4）下颌早期使用稳定主弓丝，弓丝中点放置在正确的位置，矫治弓形的不对称。

病例完成人：詹永福

病例23

拔除15、25、34、44矫治成人骨性反殆病例

一、病例简介

女，29岁。

主诉

"地包天"，要求矫治。

临床检查

恒牙列17-27、37-47，双侧尖牙及左侧磨牙完全近中关系，右侧磨牙近中关系。前牙反覆殆、反覆盖Ⅱ度，下中线右偏2.3mm，上下牙列Ⅰ度拥挤。下前牙舌倾，下前牙区牙槽骨菲薄，明显可见下前牙的根形。上下牙弓不对称。

面型：正面观窄长面型，面下1/3过长，上颌突度稍不足，下颌突度过大。鼻唇角过大，颏唇沟不清晰，下唇外翻。颏部右偏。颞下颌关节检查未见异常。（图23-1）

X线片检查及分析

全景片显示：全口牙根发育正常，颞下颌关节正常，无弹响无疼痛，18、28、38、48牙胚存在。

头影测量显示：下颌平面角过大，Ⅲ类骨型，上颌骨发育不足，下颌骨过突。（图23-2，图23-3）

测量值见表23-1。

诊断

（1）牙型诊断：安氏Ⅲ类错殆畸形；反殆。

（2）面型诊断：凸面型。

（3）骨型诊断：高角型Ⅲ类。

患者存在问题

（1）Ⅲ类骨型，前牙反殆。

（2）下颌高角，下唇外翻。

（3）长面型。

（4）下前牙区牙槽骨菲薄。

（5）48近中阻生。

二、治疗设计

（1）拔除15、25、34、44矫治。

（2）完善上下牙弓形态。

（3）使用舌侧活动翼矫治技术。

三、矫治过程

（1）减数34、44，上下颌牙列黏结矫治器。使用0.025in×0.017inSS扁丝和TN扁丝。伸缩式内收，

内收压低下前牙上颌后牙颊侧辅弓。上颌后安装牙颊侧辅弓。颌间使用Ⅲ类牵引。

（2）前牙反𬌗解除后再行上颌减数。排齐前牙的同时近中移动上颌磨牙关闭拔牙间隙纠正磨牙关系。

（3）精细调整后拆除矫治器保持。

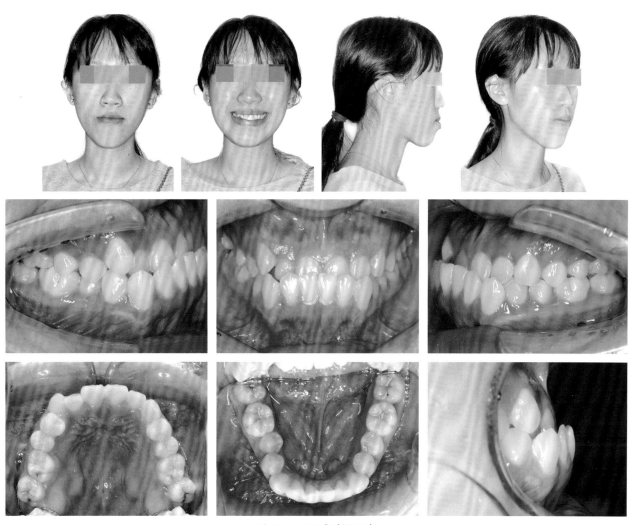

图 23-1　治疗前面𬌗相

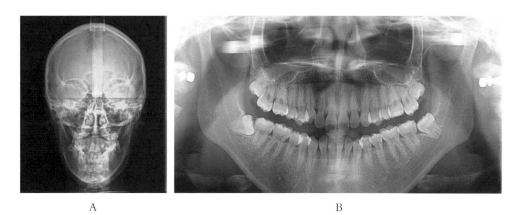

A　　　　　　　　　　　　　B

A. 治疗前头颅正位片；B. 治疗前曲面断层片

图 23-2　治疗前 X 线片

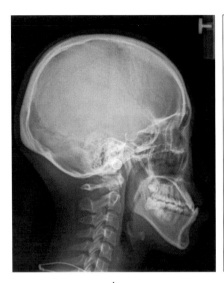
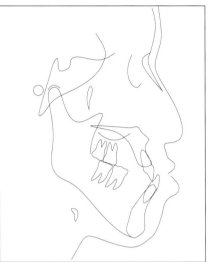

A. 治疗前头颅侧位片；B. 治疗前头颅侧位片描记图

图 23-3　治疗前头颅侧位片及描记图

表 23-1　矫治前头影测量数据表

序号	项目	治疗前测量值	标准值	标准差
1	ANB（°）	−1.35	3	2
2	FH−Np（°）	90.59	85	3
3	L1−MP（°）	80.18	97	6
4	L1−NB（°）	26.94	30	6
5	L1−NB（mm）	8.46	7	2
6	NA−APo（°）	−2.93	6	4
7	Po−NB（mm）	0.00	4	2
8	SNA（°）	79.16	83	4
9	SNB（°）	80.51	80	4
10	SN−MP（°）	46.25	30	6
11	U1−L1（°）	133.40	124	8
12	U1−NA（°）	21.00	23	5
13	U1−NA（mm）	5.77	5	2
14	U1−SN（°）	100.16	106	6
15	Y−Axis（°）	64.32	64	2

●**矫治阶段 1**●

临床处理： 34、44 拔牙创愈合良好。黏结 16-26（13 暂不黏结）。下牙 37-47 黏结舌侧活动翼托槽，上下颌选用 0.025in×0.017in TN 扁丝，初步改善上牙弓形态。15-17、25-27 黏结单管带钩微正畸托槽。Ⅲ类牵引，35-45 黏结微管，35-45 置入 0.010in 辅弓。（图 23-4）

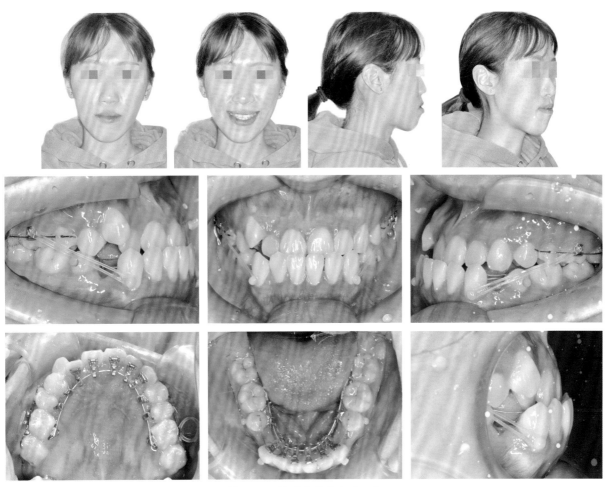

图 23-4　治疗中面𬌗相（一）

矫治要点： 下颌后牙的弓形和平面基本正常，此时主要目标是压低、内收下颌前牙，所以下颌要用到足够稳定的 0.025in×0.017in TN 扁丝。使用通用翼内收前牙的同时调整转矩。配合上颌Ⅲ类牵引增加支抗稳定平面。（图 23-5）

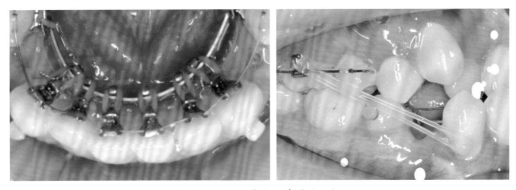

图 23-5　矫治要点细节图（一）

●矫治阶段 2 ●

复诊可见：上下颌前牙接近对刃，上颌弓形维持稳定。（图 23-6）

临床处理：下颌活动测翼继续拉开 2mm 伸缩式内收。Ⅲ类牵引改为 17、27 拉向 33、43 舌侧。

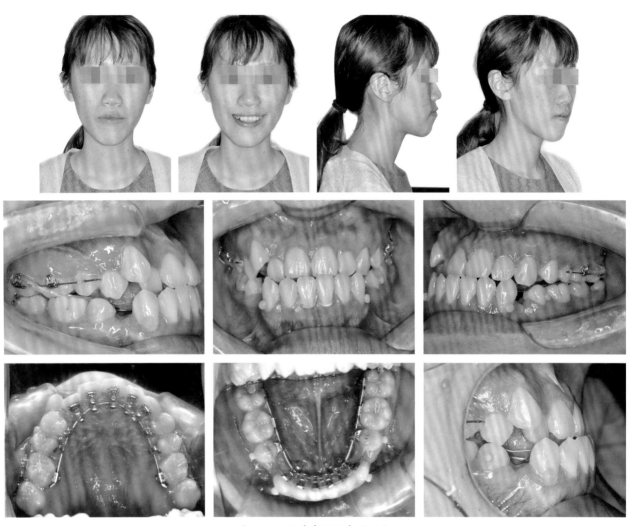

图 23-6　治疗中面𬌗相（二）

矫治要点：在上颌基本排齐后需要使用扁丝来稳定平面，调整牙弓形态。33、43 使用带槽翼维护转矩。（图 23-7）

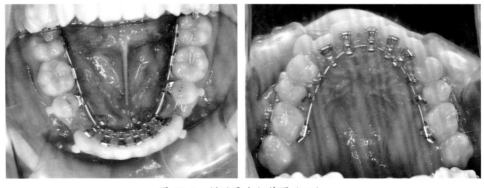

图 23-7　矫治要点细节图（二）

●矫治阶段 3●

复诊可见：下颌拔牙间隙基本关闭。前牙正覆盖，侧貌改善明显。（图 23-8）

临床处理：拔除 15、25，上颌更换 0.025in×0.017in SS 扁丝，不对称颌间牵引调整中线。

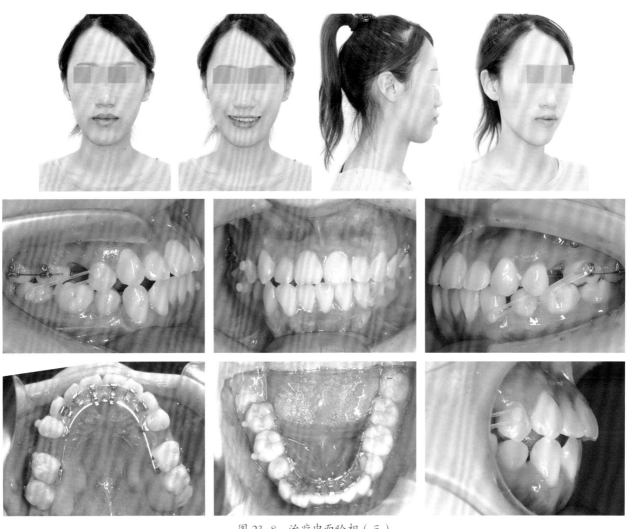

图 23-8　治疗中面𬌗相（三）

矫治要点：Ⅲ类上颌减数一定要等到前牙反𬌗解除后再进行。（图 23-9）

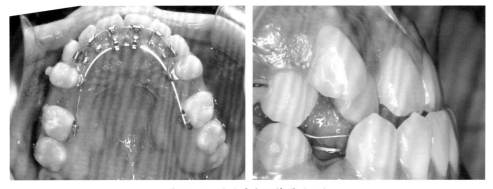

图 23-9　矫治要点细节图（三）

●矫治阶段 4 ●

复诊可见： 左侧磨牙Ⅰ类，右侧上颌剩余部分间隙，磨牙偏近中咬合。（图 23-10）

临床处理： 13-23、33-43 安装带槽翼。右侧增加Ⅲ类牵引辅助咬合调整。

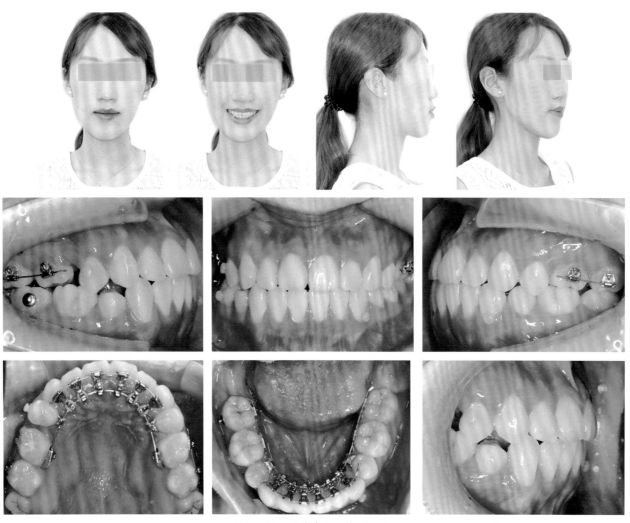

图 23-10　治疗中面𬌗相（四）

矫治要点： 注意通过颌间牵引和前后支抗牙的转换来控制间隙的分配。（图 23-11）

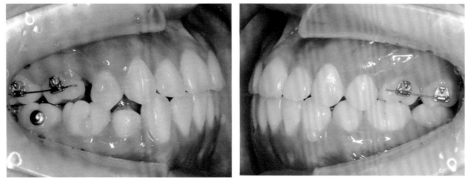

图 23-11　矫治要点细节图（四）

●主动结束矫治●

经过 16 个月的治疗，患者的反𬌗、偏𬌗已经得到矫治。口内牙齿状况较好，牙根间基本平行，面型改善良好。上下唇突度正常，面下 1/3 高度比例正常。上下颌咬合关系良好，前伸颌、侧向颌、正中颌咬合无干扰。上下中线对齐，上下牙列整齐，前牙覆𬌗、覆盖正常，磨牙、尖牙中性关系。颞下颌关节无弹响、疼痛等异常，开口度正常。（图 23-12，图 23-13，图 23-14）（表 23-2）

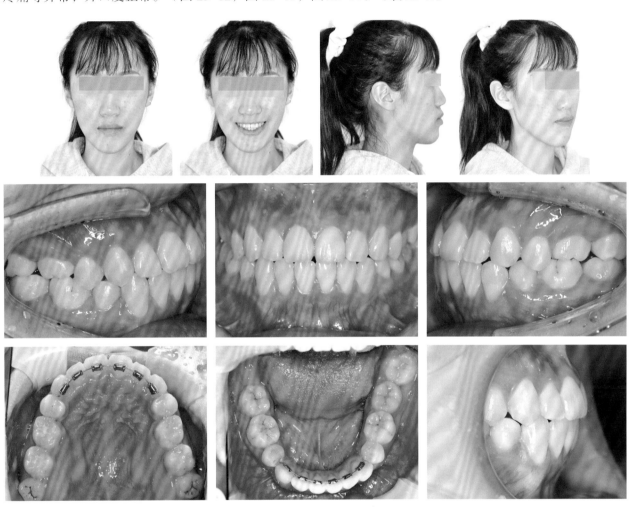

图 23-12　矫治后面𬌗相

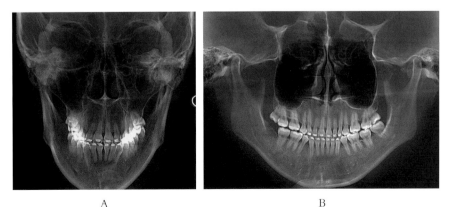

A　　　　　　　　　　　B

A. 治疗后头颅正位片；B. 治疗后曲面断层片

图 23-13　治疗后 X 线片

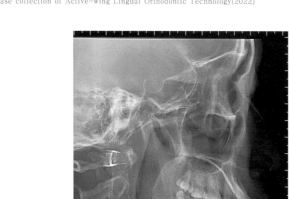
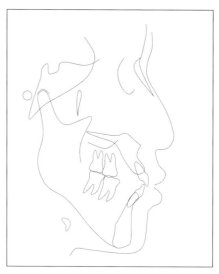

A

B

A. 治疗后头颅侧位片；B. 治疗后头颅侧位片描记图

图 23-14　治疗后头颅侧位片及描记图

表 23-2　矫治后头影测量数据表

序号	项目	治疗后测量值	标准值	标准差
1	ANB（°）	1.16	3	2
2	FH-Np（°）	91.10	85	3
3	L1-MP（°）	85.82	97	6
4	L1-NB（°）	33.07	30	6
5	L1-NB（mm）	7.31	7	2
6	NA-APo（°）	2.00	6	4
7	Po-NB（mm）	0.76	4	2
8	SNA（°）	80.38	83	4
9	SNB（°）	79.21	80	4
10	SN-MP（°）	48.03	30	6
11	U1-L1（°）	118.15	124	8
12	U1-NA（°）	27.62	23	5
13	U1-NA（mm）	7.81	5	2
14	U1-SN（°）	108.00	106	6
15	Y-Axis（°）	65.13	64	2

四、矫治 5 年后随访

矫治 5 年后随访，上下牙齐，咬合关系良好，前牙覆盖、覆𬌗正常，上下前牙唇倾度正常。牙周情况良好，唇形明显改善。（图 23-15，图 23-16）

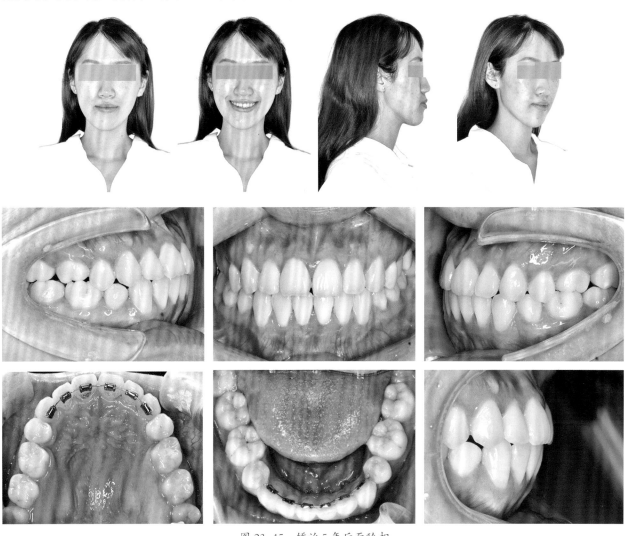

图 23-15　矫治 5 年后面𬌗相

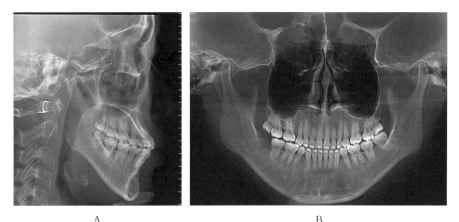

A. 矫治 5 年后头颅正位片；B. 矫治 5 年后曲面断层片

图 23-16　矫治 5 年后 X 线片

五、矫治前后对比

这是一例成人Ⅲ类骨型高角反𬌗、偏𬌗病例。矫治前前牙反𬌗、反覆𬌗，牙列拥挤，典型Ⅲ类面型。在目标位引导下，在未使用支抗钉的前提下良好地控制了下颌的支抗。矫治后尖牙磨牙均建立了良好的Ⅰ类关系。下颌前牙被有效压低、内收。前牙建立了良好的覆𬌗、覆盖。中线对齐，面型改善良好，实现患者的平衡、稳定、美观、协调。（图 23-17，图 23-18，图 23-19，图 23-20）（表 23-3）

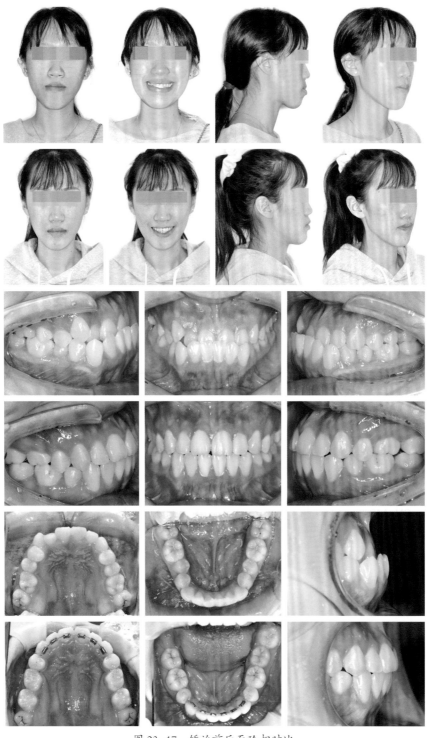

图 23-17　矫治前后面𬌗相对比

——治疗前
——治疗后

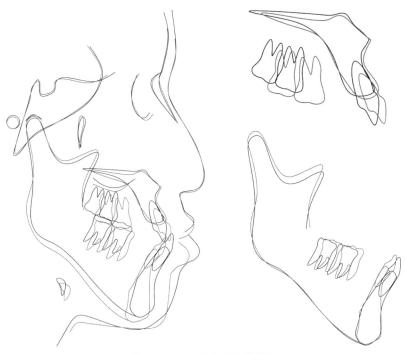

图 23-18 治疗前后重叠图

表 23-3 矫治前后头影测量数据对比

序号	项目	治疗前测量值	治疗后测量值	标准值	标准差
1	ANB（°）	−1.35	1.16	3	2
2	FH−Np（°）	90.59	91.10	85	3
3	L1−MP（°）	80.18	85.82	97	6
4	L1−NB（°）	26.94	33.07	30	6
5	L1−NB（mm）	8.46	7.31	7	2
6	NA−APo（°）	−2.93	2.00	6	4
7	Po−NB（mm）	0.00	0.76	4	2
8	SNA（°）	79.16	80.38	83	4
9	SNB（°）	80.51	79.21	80	4
10	SN−MP（°）	46.25	48.03	30	6
11	U1−L1（°）	133.40	118.15	124	8
12	U1−NA（°）	21.00	27.62	23	5
13	U1−NA（mm）	5.77	7.81	5	2
14	U1−SN（°）	100.16	108.00	106	6
15	Y−Axis（°）	64.32	65.13	64	2

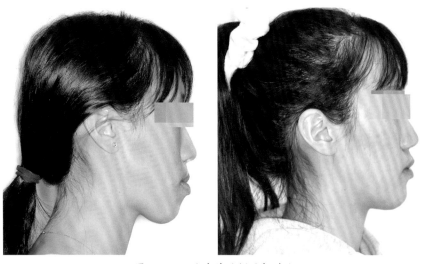

图 23-19　治疗前后侧面相对比

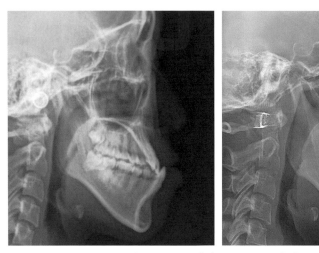

图 23-20　治疗前后头颅侧位片对比

六、小结

（1）这是一例骨型高角型反𬌗的病例，上颌骨发育不足，下颌骨突度稍大，由于已过了生长发育期，对颌骨生长发育引导的可能性不大，因此对于这类病例主要是利用牙槽骨的改建和牙齿的移位来矫治矢状不调。

（2）这病例是偏高角型病例，治疗中应该尽量维护面下 1/3 的协调性，避免下颌顺时针旋转，因此对于上下前牙的矫治和前牙区牙槽的改建就成了主要内容。

（3）在治疗中要达到前牙区牙槽骨充分改建的效果，必须避免上下前牙的过度倾斜，这就要求矫治中能很好地控制前牙的转矩。该病例从治疗效果分析，表现得非常理想，特别是下前牙转矩的正确控制，使得下前牙区牙槽骨的改建与改形达到了非常好的效果。

（4）术后 5 年的观察，治疗总体效果是非常稳定的，也提示了治疗方案的正确性和牙槽骨改建的可行性与稳定性。

（5）目标化矫治是本案例矫治成功的关键，既解除了患者的反殆、偏殆，又保证了牙根的稳定，且未出现牙齿的牙型代偿。患者术后面型更加协调，最大限度地恢复了患者的牙齿功能及面型改善，让患者感到非常满意。

（6）本案例应用了陈启锋老师研发的舌侧矫治器及矫治技术，快速、有效地解除患者反殆，面型改善明显（治疗一个半月，后前牙反殆解除，侧貌改善）。

（7）持续轻力矫治，符合健康矫治的理念。为某些不愿接受手术的Ⅲ类骨型错殆畸形患者提供了一个较好的选择。

病例完成人：冼逢珠

病例 24

拔除 36、46 矫治成人骨性反𬌗、偏𬌗病例

一、病例简介

女，27 岁。

主诉

"地包天"，要求矫治。

临床检查

恒牙列 18-28、38-48、36、46 缺失，磨牙、尖牙近中关系，前牙区浅反覆𬌗、反覆盖，17、16、25、26、47 𬌗面龋坏已充填。

面型：呈凹面型，面下 1/3 高度比例偏长，鼻唇沟较深，鼻旁凹陷明显，颏部前突，颏唇沟不明显。（图 24-1）

X 线片检查及分析

曲面断层片显示：18、28、38、48 已萌出，牙根形态尚可，口内多颗牙充填影像。

头影测量显示：Ⅲ类骨型，上颌骨突度正常，下颌骨前突，上前牙前倾度稍大，前牙浅反覆𬌗、反覆盖。下颌平面角大。（图 24-2，图 24-3）

测量值见表 24-1。

诊断

（1）牙型诊断：安氏Ⅲ类错𬌗畸形。

（2）面型诊断：凸面型。

（3）骨型诊断：Ⅲ类骨型。

患者存在问题

（1）凸面型。

（2）36、46 缺失。

（3）前牙浅反覆𬌗、反覆盖。

二、治疗设计

（1）保持上牙突度，适当扩大上下牙弓宽度，充分内收下切牙，建立正常切导。

（2）维护下颌平面角和面下 1/3 高度。

（3）使用舌侧活动翼矫治技术。

三、矫治过程

（1）下颌安装舌侧矫治器，牵引双尖牙远移，进行间隙分配。

（2）上颌安装舌侧矫治器，应用 TN 推簧扩大牙弓中段。

（3）继续协调上颌弓形，充分内收下前牙，控制下前牙转矩，完善弓形。

（4）精细调整。（总疗程 17 个月）

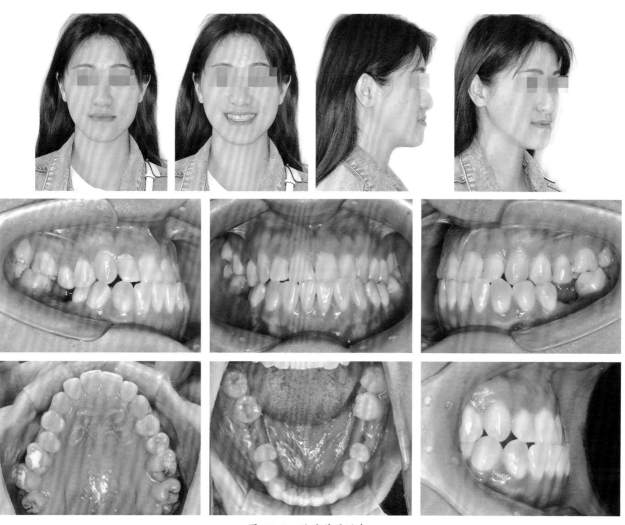

图 24-1　治疗前面殆相

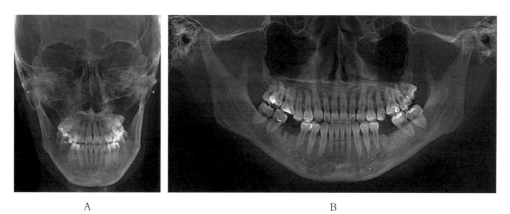

A　　　　　　　　　　　　　　　　　B

A. 治疗前头颅正位片；B. 治疗前曲面断层片

图 24-2　治疗前 X 线片

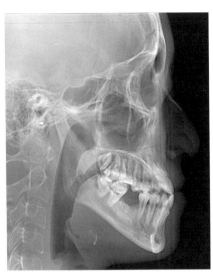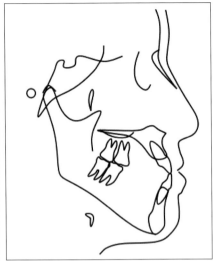

A. 治疗前头颅侧位片；B. 治疗前头颅侧位片描记图

图 24-3　治疗前头颅侧位片及描记图

表 24-1　矫治前头影测量数据表

序号	项目	治疗前测量值	标准值	标准差
1	ANB（°）	-0.25	3	2
2	FH-Np（°）	94.53	85	3
3	L1-MP（°）	83.23	97	6
4	L1-NB（°）	26.28	30	6
5	L1-NB（mm）	5.36	7	2
6	NA-APo（°）	0.00	6	4
7	Po-NB（mm）	-0.45	4	2
8	SNA（°）	84.08	83	4
9	SNB（°）	84.33	80	4
10	SN-MP（°）	38.72	30	6
11	U1-L1（°）	123.71	124	8
12	U1-NA（°）	30.26	23	5
13	U1-NA（mm）	4.91	5	2
14	U1-SN（°）	114.34	106	6
15	Y-Axis（°）	59.42	64	2

●矫治阶段 1●

临床处理： 下牙 37-47 黏结结扎式舌侧活动翼托槽，0.025in×0.017in TN 扁丝，轻力牵引 34、44 远中移动，33-43 辅助管置入 0.012in 热激活 TN 辅弓，31、41 安装带槽翼，弹性结扎圈结扎。（图 24-4）

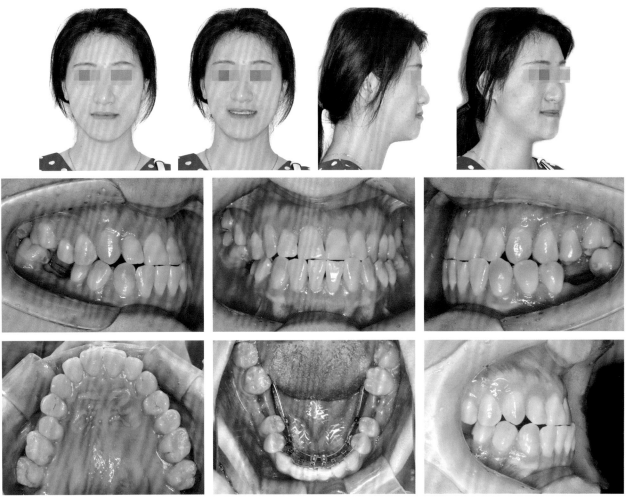

图 24-4　治疗中面𬌗相（一）

矫治要点： 在 TN 扁丝上进行水平牵引应该注意牵引力的大小，力值不宜超过 100g*。同时应该注意对被牵引牙要使用结扎丝结扎，以减小牵引后出现扭转和倾斜。（图 24-5）

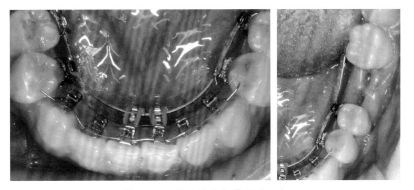

图 24-5　矫治要点细节图（一）

---

* 力的值用"g"来作为单位是口腔正畸临床的惯用法，1g ≈ 0.01N。

●**矫治阶段2**●

复诊可见：下颌牙弓形态有所改善，36、46拔牙间隙减小，34近中出现间隙。（图24-6）

临床处理：17-27安装结扎式舌侧活动翼托槽，13-23辅助管置入0.012in热激活TN辅弓排齐，0.025in×0.017in TN扁丝，于14、24间放置0.010in TN推簧，扩双尖牙区牙弓宽度。37、34与47、44颊侧黏结舌侧牵引扣，37、34间和47、44间颊侧、舌侧同时橡皮链牵引双尖牙后移。

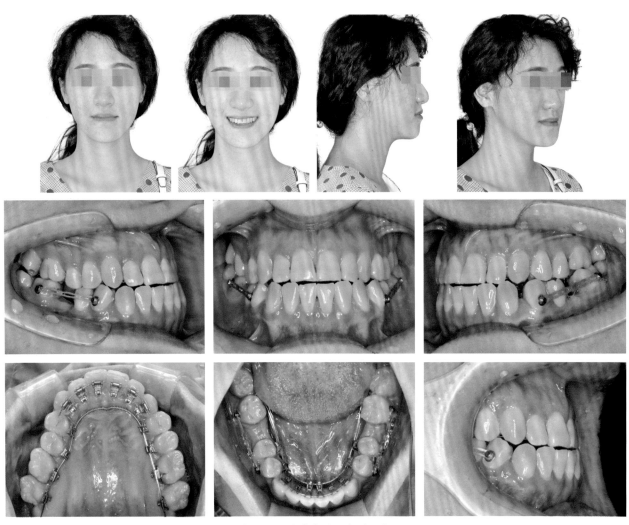

图24-6　治疗中面𬌗相（二）

矫治要点：

（1）应用推簧恢复牙弓宽度是最直接有效的方法之一，但要注意弓丝的目标位，弓丝末端不可留太长，推簧的力也不要太大，以免主弓丝超过目标位。

（2）下牙颊侧与舌侧同时牵引，避免被牵引的牙位出现扭转和倾斜。（图24-7）

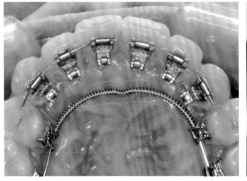
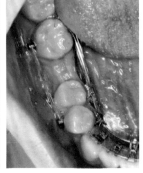

图24-7　矫治要点细节图（二）

●矫治阶段 3 ●

复诊可见：前牙覆盖、覆𬌗关系好转，磨牙尖牙关系明显好转。上下牙弓形态良好，下牙后牙区尚有间隙。（图 24-8）

临床处理：上颌根据个性化弓形，弯制 0.025in × 0.017in SS 扁丝，13-23 采用轻力橡皮链将托槽座悬挂于主弓丝上。下颌 38、48 黏结舌面管，34、44 𬌗面黏结𬌗面管，33-43 安装带槽翼，置入 0.025in × 0.017in TN 扁丝，关闭剩余间隙，34-44 辅助管置入 0.014in TN 辅弓。

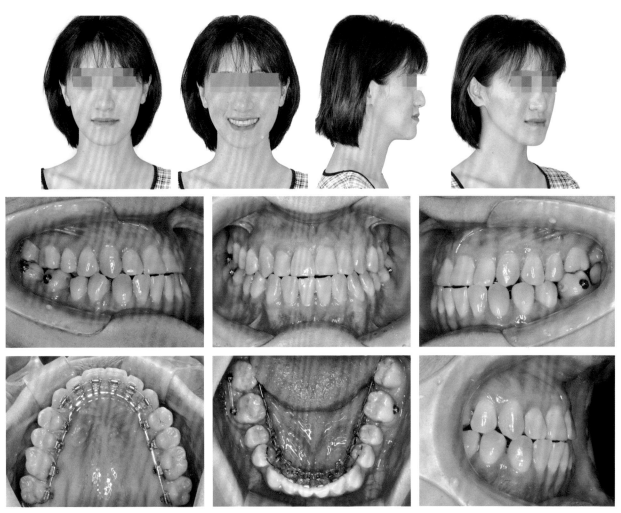

图 24-8　治疗中面𬌗相（三）

矫治要点：

（1）Ⅲ类骨型，上颌前牙区牙槽骨偏不足，上颌切牙采用轻力橡皮链将托槽座悬挂于主弓丝上，可以避免上前牙过度唇倾。

（2）下颌 0.014in TN 辅弓置入 34、44 𬌗面辅助管，对维护下前牙的转矩非常有帮助。（图 24-9）

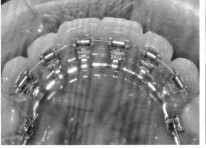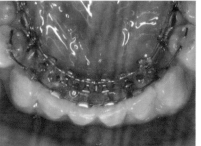

图 24-9　矫治要点细节图（三）

●矫治阶段 4●

复诊可见：前牙呈对刃关系，下前牙前倾度偏大。上下牙列形态尚可，下牙列余有少量间隙。（图 24-10）

临床处理：上颌保持原来加力情况不做处理。下前牙转矩角偏大，去除 33-43 带槽翼，主弓丝放置目标位，用轻力橡皮链将托槽座悬挂于主弓丝上。

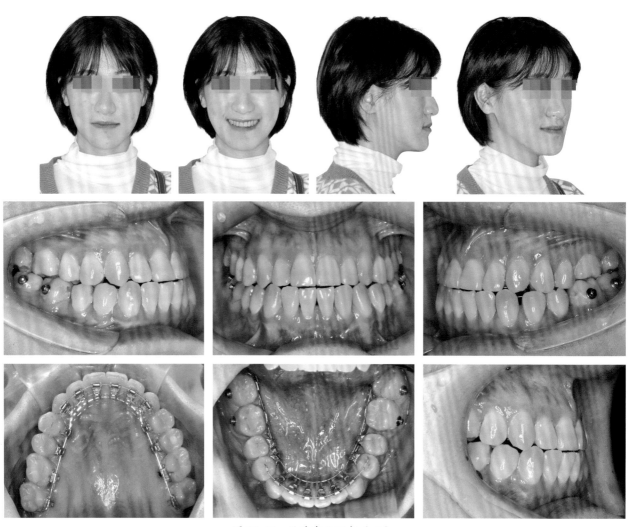

图 24-10　治疗中面𬌗相（四）

矫治要点：下前牙采用控根内收达到带动下颌牙槽骨的内收，应用切方辅助弓丝和轻力橡皮链将托槽座悬挂于主弓丝上，对订正偏大的转矩角来说，这种方法十分简捷有效。（图 24-11）

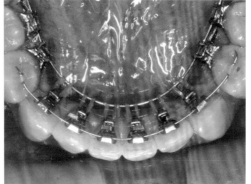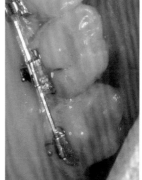

图 24-11　矫治要点细节图（四）

●主动结束矫治●

主动矫治疗程 17 个月，结束后上下牙弓形态正常，上下牙咬合情况尚可。前牙覆𬌗、覆盖正常。面下 1/3 高度有所减小。颏唇沟形态明显改善。（图 24-12，图 24-13，图 24-14）（表 24-2）

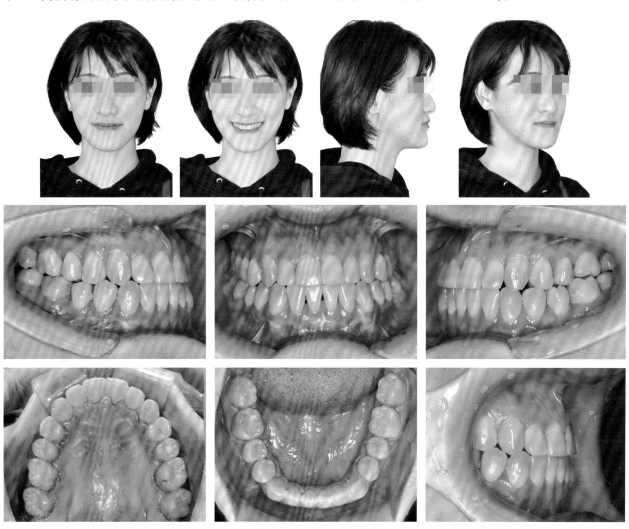

图 24-12　矫治后面𬌗相

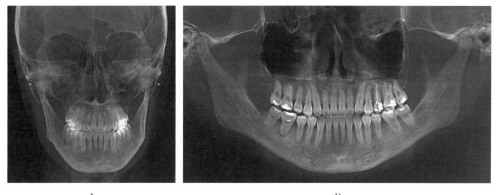

A　　　　　　　　　　　　　　　　B

A. 治疗后头颅正位片；B. 治疗后曲面断层片

图 24-13　治疗后 X 线片

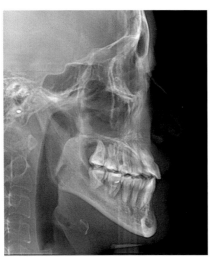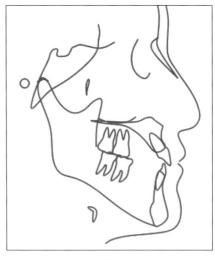

A   B

A.治疗后头颅侧位片；B.治疗后头颅侧位片描记图

图 24-14 治疗后头颅侧位片及描记图

表 24-2 矫治后头影测量数据表

序号	项目	治疗后测量值	标准值	标准差
1	ANB（°）	0.06	3	2
2	FH-Np（°）	94.23	85	3
3	L1-MP（°）	77.36	97	6
4	L1-NB（°）	17.77	30	6
5	L1-NB（mm）	2.02	7	2
6	NA-APo（°）	-2.96	6	4
7	Po-NB（mm）	2.83	4	2
8	SNA（°）	84.02	83	4
9	SNB（°）	83.96	80	4
10	SN-MP（°）	36.45	30	6
11	U1-L1（°）	131.89	124	8
12	U1-NA（°）	30.28	23	5
13	U1-NA（mm）	5.26	5	2
14	U1-SN（°）	114.30	106	6
15	Y-Axis（°）	58.52	64	2

四、矫治前后对比

该病例成人Ⅲ类骨型患者，从头颅侧位治疗前后重叠图看出，矫治前后最大变化发生在下颌前牙牙槽骨区域、下唇以及软组织颏部，从而实现面下 1/3 协调面型。Ⅲ类骨型错𬌗下前牙正常转矩的恢复是达到上下前牙良好咬合关系和功能关系的基础，也是实现良好面型的关键。（图 24-15，图 24-16，图 24-17，图 24-18）（表 24-3）

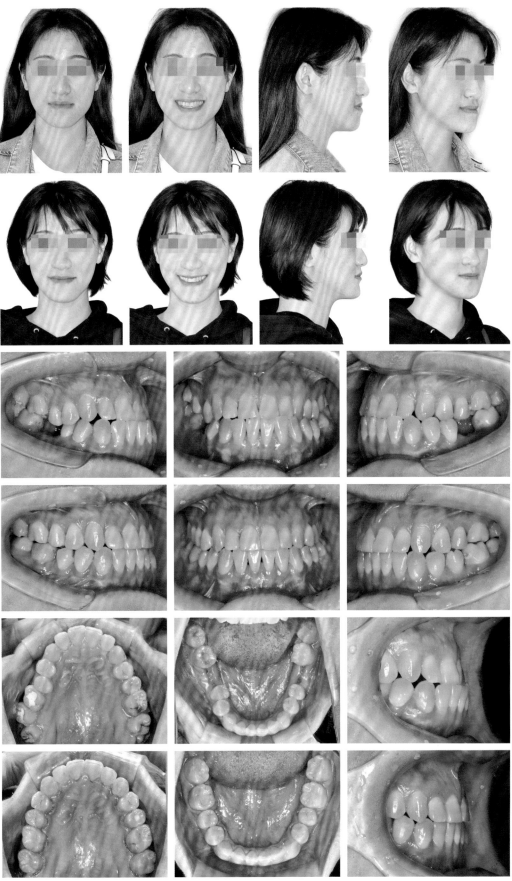

图 24-15　矫治前后面殆相对比

——治疗前
——治疗后

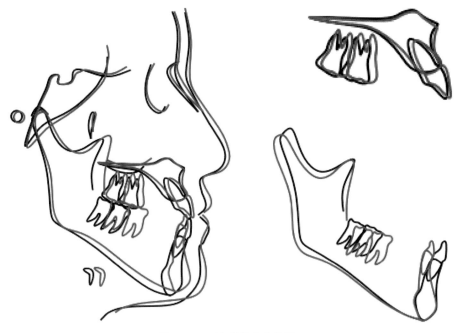

图 24-16　治疗前后重叠图

表 24-3　矫治前后头影测量数据对比

序号	项目	治疗前测量值	治疗后测量值	标准值	标准差
1	ANB（°）	−0.25	0.06	3	2
2	FH-Np（°）	94.53	94.23	85	3
3	L1-MP（°）	83.23	77.36	97	6
4	L1-NB（°）	26.28	17.77	30	6
5	L1-NB（mm）	5.36	2.02	7	2
6	NA-APo（°）	0.00	−2.96	6	4
7	Po-NB（mm）	−0.45	2.83	4	2
8	SNA（°）	84.08	84.02	83	4
9	SNB（°）	84.33	83.96	80	4
10	SN-MP（°）	38.72	36.45	30	6
11	U1-L1（°）	123.71	131.89	124	8
12	U1-NA（°）	30.26	30.28	23	5
13	U1-NA（mm）	4.91	5.26	5	2
14	U1-SN（°）	114.34	114.30	106	6
15	Y-Axis（°）	59.42	58.52	64	2

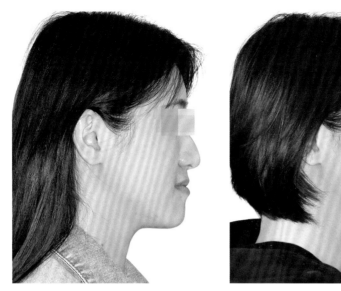

图 24-17　治疗前后侧面相对比

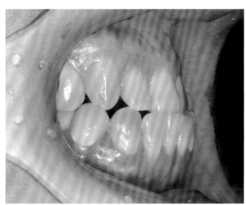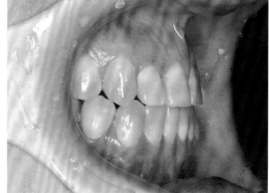

图 24-18　治疗前后覆盖相对比

五、小结

　　这是一例成人高角型的Ⅲ类骨型病例，已过了生长发育期，对颌骨生长发育引导的可能性不大。因此对于这类病例主要是利用牙槽骨的改建和牙齿的移位来矫治矢状不调。

　　对于反𬌗病例的掩饰性矫治，常采用上前牙唇倾、下前牙牙舌倾和下颌向下、向后顺时针旋转来实现。这病例是偏高角形病例，治疗中应该尽量维护面下 1/3 的协调性，避免下颌顺时针旋转。因此，对于上下前牙的矫治和前牙区牙槽的改建就成了主要内容。

　　在治疗中要达到前牙区牙槽骨充分改建的效果，必须避免上下前牙的过度倾斜。这就要求矫治中能很好地控制前牙的转矩。该病例从治疗效果分析，表现得比较理想，特别是下前牙转矩的正确控制，使得下前牙区牙槽骨的改建与改型达到了较好的效果。这证实了舌侧活动翼矫治技术在这方面的优势。

病例完成人：陈少华

病例 25

拔除 14、24、34、44 矫治成人开𬌗病例

一、病例简介

女，27 岁。

主诉

牙齿前突，开𬌗，要求矫治。

临床检查

恒牙列 18-28、38-48。双侧上下磨牙近中关系，前牙浅覆盖，开𬌗 5mm，上下前牙唇倾。舌体肥大，舌体边缘有明显牙压痕。

面型：Ⅲ类面型，上颌突度稍不足，下颌突度正常，鼻唇角过大，下唇外翻。（图 25-1）

X 线片检查及分析

头影测量显示：Ⅲ类骨型，下颌平面角偏小，上颌骨发育不足，下颌骨发育正常，上下前牙唇倾。

双侧颞下颌关节未见异常。（图 25-2，图 25-3）

测量值见表 25-1。

诊断

（1）牙型诊断：安氏Ⅲ类错𬌗畸形。

（2）面型诊断：直面型。

（3）骨型诊断：Ⅲ类骨型。

患者存在问题

（1）5-5 开𬌗。

（2）上下牙弓较宽。

（3）上下前牙唇倾。

（4）舌体肥大。

二、治疗设计

（1）拔除 14、24、34、44。

（2）使用舌侧活动翼矫治器，内收前牙，压缩弓形。

三、矫治过程

（1）1 ~ 7 个月，内收前牙解除开𬌗。

（2）8 ~ 20 个月，关闭拔牙间隙。

（3）21 ~ 25 个月，细调。（总疗程 25 个月）

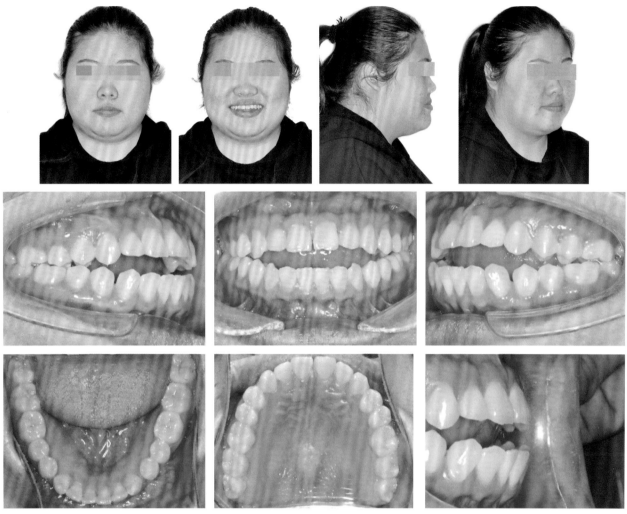

图 25-1 治疗前面𬌗相

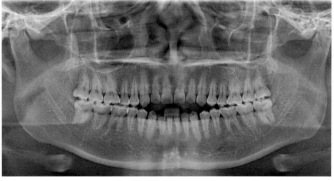

图 25-2 治疗前曲面断层片

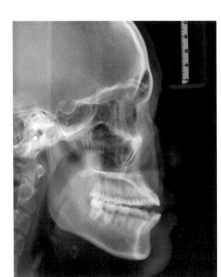
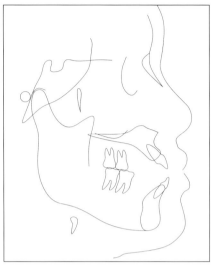

A　　　　　　　　　　　　　　　　　　B

A. 治疗前头颅侧位片；B. 治疗前头颅侧位片描记图

图 25-3　治疗前头颅侧位片及描记图

表 25-1　矫治前头影测量数据表

序号	项目	治疗前测量值	标准值	标准差
1	ANB（°）	-0.84	3	2
2	FH-Np（°）	100.95	85	3
3	L1-MP（°）	107.44	97	6
4	L1-NB（°）	39.49	30	6
5	L1-NB（mm）	7.26	7	2
6	NA-APo（°）	-1.86	6	4
7	Po-NB（mm）	0.09	4	2
8	SNA（°）	85.34	83	4
9	SNB（°）	86.18	80	4
10	SN-MP（°）	25.86	30	6
11	U1-L1（°）	104.05	124	8
12	U1-NA（°）	37.31	23	5
13	U1-NA（mm）	7.74	5	2
14	U1-SN（°）	122.65	106	6
15	Y-Axis（°）	55.70	64	2

●矫治阶段 1●

临床处理： 拔除 14、24、34、44，黏结下颌 6-6 舌侧活动翼矫治器，下颌安装 0.025in × 0.017in TN 扁丝，前牙切端辅助弓丝，加强对前牙的控制。（图 25-4）

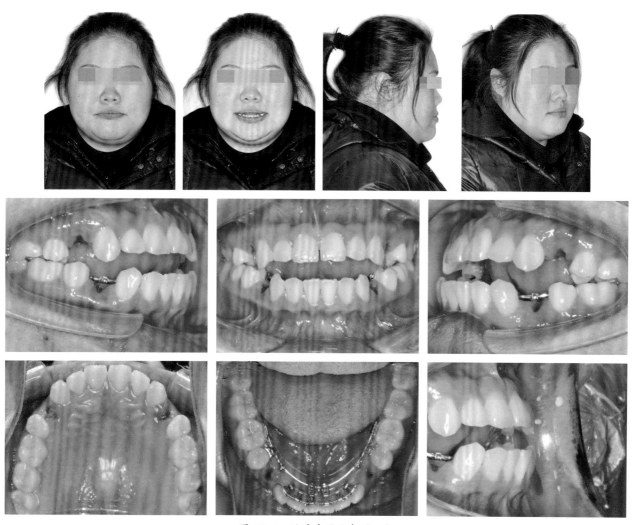

图 25-4　治疗中面拾相（一）

矫治要点： 切端置入辅助弓丝，加强对前牙的控制。（图 25-5）

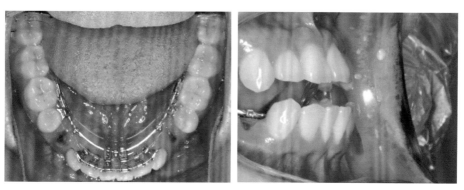

图 25-5　矫治要点细节图（一）

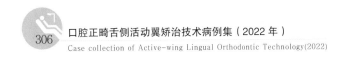
●矫治阶段 2●

复诊可见： 下前牙部分内收拔牙间隙有所减少，前牙区开𬌗程度减轻。（图 25-6）

临床处理： 安装上颌 6-6 黏结舌侧活动翼矫治器，使用 0.025in×0.017in TN 扁丝，伸缩式内收上前牙，下颌继续伸缩式内收下前牙。

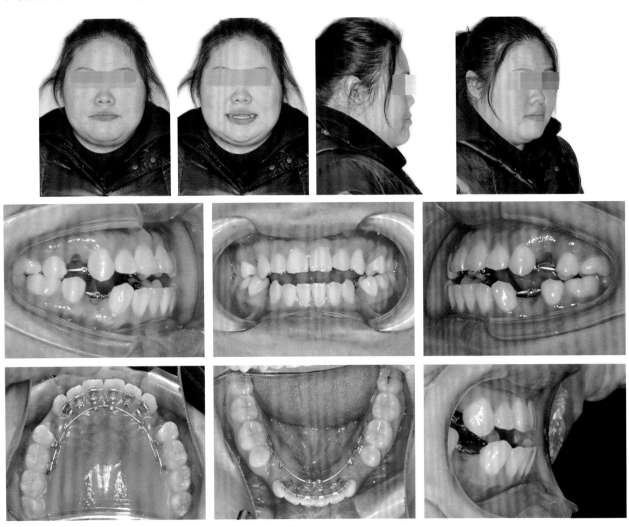

图 25-6　治疗中面𬌗相（二）

矫治要点： 内收前牙，关闭拔牙间隙。（图 25-7）

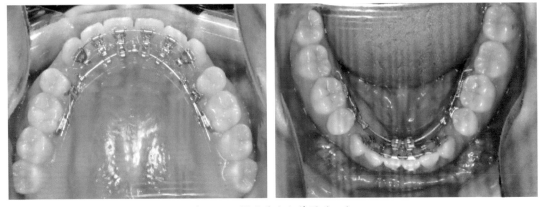

图 25-7　矫治要点细节图（二）

●矫治阶段 3●

复诊可见： 上下前牙内收，拔牙间隙减小，前牙开殆减小，覆殆、覆盖正常。（图 25-8）

临床处理： 上颌使用 0.025in×0.017in TN 扁丝，采用伸缩式弹性结扎，内收前牙，关闭间隙，上切端辅助丝，加强对前牙的控制。

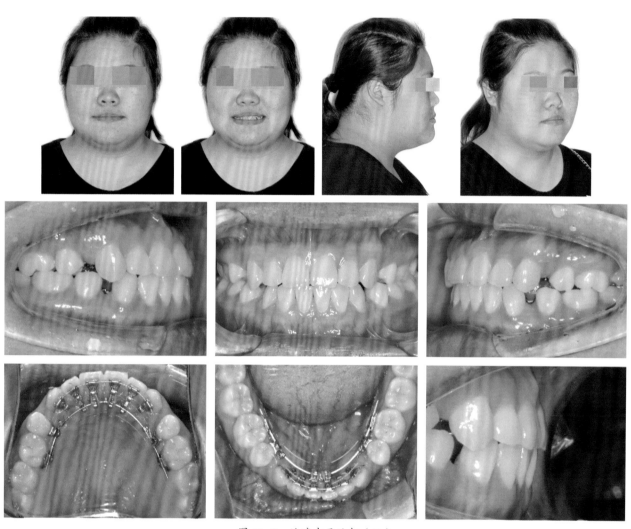

图 25-8　治疗中面殆相（三）

矫治要点： 采用伸缩式弹性结扎方式，内收前牙。（图 25-9）

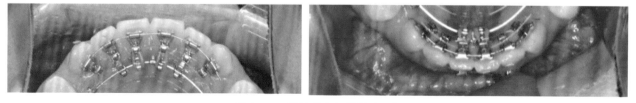

图 25-9　矫治要点细节图（三）

●矫治阶段4●

复诊可见： 双侧后牙尖窝锁结关系良好，上下弓形形态协调，拔牙间隙进一步减小。（图25-10）

临床处理： 将4个7纳入矫治，加强后牙支抗。

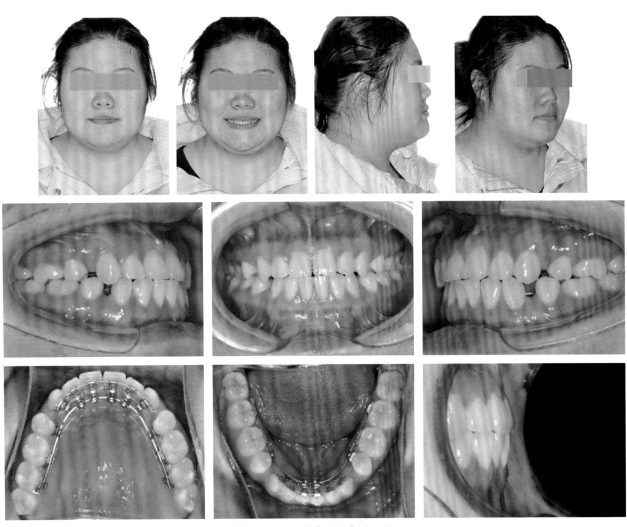

图25-10 治疗中面𬌗相（四）

矫治要点： 加强后牙支抗。（图25-11）

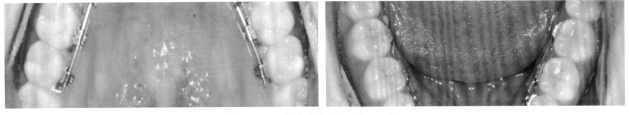

图25-11 矫治要点细节图（四）

●主动结束矫治●

主动矫治疗程 25 个月，结束后上下牙弓形态正常，双侧尖磨牙中性关系，后牙区尖窝锁结关系良好，前牙覆𬌗、覆盖正常，上下前牙中线居中对齐，面下 1/3 高度比例正常，双侧颞下颌关节功能检查无异常。（图 25-12，图 25-13，图 25-14）（表 25-2）

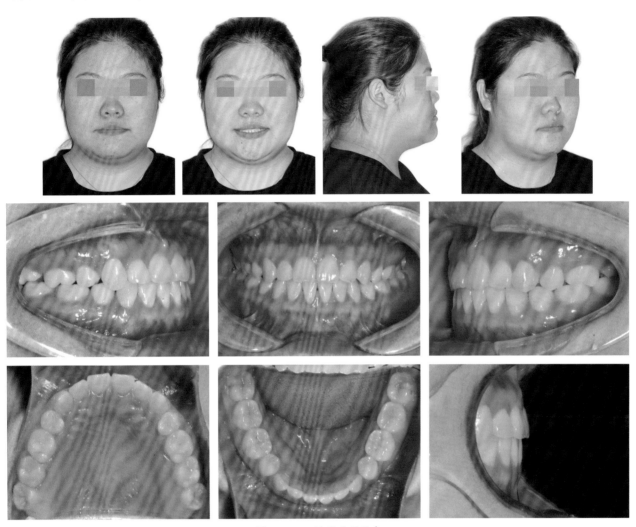

图 25-12　矫治后面𬌗相

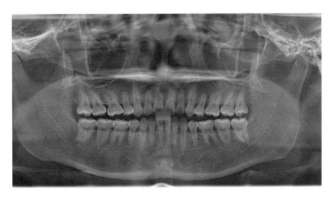

图 25-13　治疗后曲面断层片

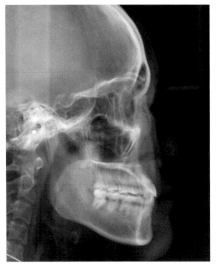 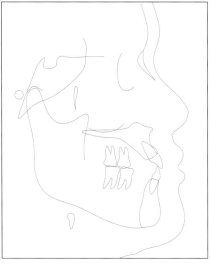

A   B

A.治疗后头颅侧位片；B.治疗后头颅侧位片描记图

图 25-14 治疗后头颅侧位片及描记图

表 25-2 矫治后头影测量数据表

序号	项目	治疗后测量值	标准值	标准差
1	ANB（°）	-1.65	3	2
2	FH-Np（°）	101.48	85	3
3	L1-MP（°）	86.64	97	6
4	L1-NB（°）	20.36	30	6
5	L1-NB（mm）	2.01	7	2
6	NA-APo（°）	-4.57	6	4
7	Po-NB（mm）	0.86	4	2
8	SNA（°）	86.51	83	4
9	SNB（°）	88.17	80	4
10	SN-MP（°）	23.55	30	6
11	U1-L1（°）	129.56	124	8
12	U1-NA（°）	31.74	23	5
13	U1-NA（mm）	6.60	5	2
14	U1-SN（°）	118.26	106	6
15	Y-Axis（°）	56.50	64	2

四、矫治前后对比

矫治后，上下弓形更加协调，双侧磨牙由近中关系调整为中性关系，后牙区尖窝锁结关系良好，咬合紧密，前牙区及双尖牙区开𬌗解除，前牙覆𬌗、覆盖正常。术前术后头影测量分析，咬合平面控制良好，下前牙大量内收并适度切方移动，上前牙少量内收及伸长。（图25-15，图25-16，图25-17，图25-18）（表25-3）

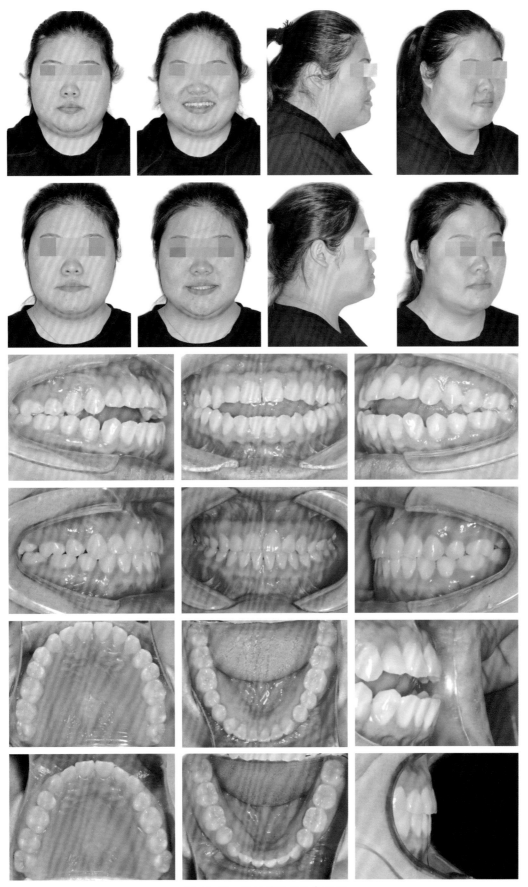

图 25-15　矫治前后面𬌗相对比

——治疗前
——治疗后

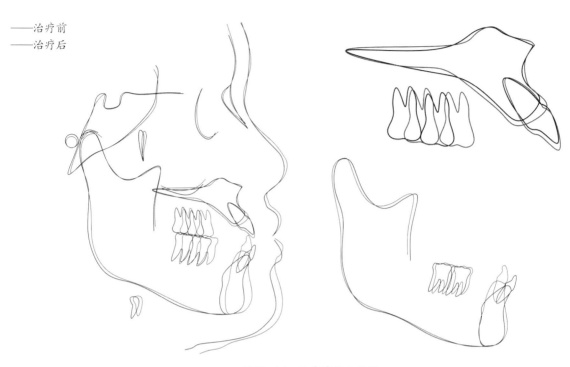

图 25-16　治疗前后重叠图

表 25-3　矫治前后头影测量数据对比

序号	项目	治疗前测量值	治疗后测量值	标准值	标准差
1	ANB（°）	−0.84	−1.65	3	2
2	FH−Np（°）	100.95	101.48	85	3
3	L1−MP（°）	107.44	86.64	97	6
4	L1−NB（°）	39.49	20.36	30	6
5	L1−NB（mm）	7.26	2.01	7	2
6	NA−APo（°）	−1.86	−4.57	6	4
7	Po−NB（mm）	0.09	0.86	4	2
8	SNA（°）	85.34	86.51	83	4
9	SNB（°）	86.18	88.17	80	4
10	SN−MP（°）	25.86	23.55	30	6
11	U1−L1（°）	104.05	129.56	124	8
12	U1−NA（°）	37.31	31.74	23	5
13	U1−NA（mm）	7.74	6.60	5	2
14	U1−SN（°）	122.65	118.26	106	6
15	Y−Axis（°）	55.70	56.50	64	2

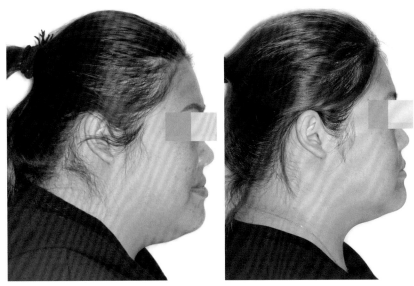

图 25-17　治疗前后侧面相对比

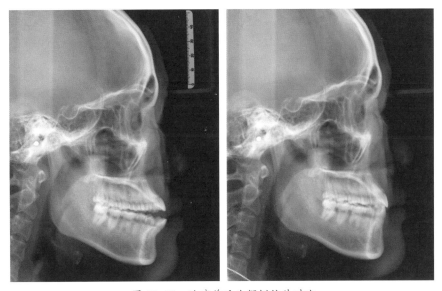

图 25-18　治疗前后头颅侧位片对比

五、小结

（1）这是一例由于舌体肥大，不良舌习惯导致的前牙开𬌗的病例，通过减数双尖牙后利用切牙内收的"钟摆效应"，恢复前牙正常的覆𬌗、覆盖。

（2）舌侧活动翼矫治器对弓形的压缩有着独特的优势，同时舌侧活动翼矫治器对矫治不良舌习惯有一定的帮助。

病例完成人：卢卫华

病例26

拔除 14、24、34、44 矫治成人Ⅲ类骨型双颌前突病例

一、病例简介

男，28 岁。

主诉

上下牙前突，唇部过突，要求矫治。

临床检查

恒牙列 18-28、38-48，双侧磨牙Ⅲ类关系，左侧尖牙中性关系，右侧尖牙近中关系，前牙覆𬌗、覆盖正常，上下颌中线不齐，下中线右偏 2mm，上颌牙槽骨丰满，右侧上下磨牙垂直高度不足，上下牙轻度拥挤。

面型：凸面型，上下唇明显前突，闭唇紧张，中度开唇露齿，鼻唇角小，颏唇沟不清晰。颞下颌关节功能检查未见异常。（图 26-1）

X 线片检查及分析

头影测量显示：Ⅲ类骨型，上下颌骨突度偏大，上下前牙前倾度大，下颌平面角偏大。（图 26-2，图 26-3）

测量值见表 26-1。

诊断

（1）牙型诊断：安氏Ⅲ类错𬌗畸形。双牙弓前突。

（2）面型诊断：凸面型。

（3）骨型诊断：Ⅲ类骨型。

患者存在问题

（1）双牙弓前突。

（2）牙槽骨协调，尤其双侧后牙区。

（3）右侧后牙垂直高度不足，16 腭侧错位、46 舌侧错位。

二、治疗设计

（1）拔除 14、24、34、44。

（2）上下强支抗，大量内收上下前牙，减少牙弓突度和上下唇突度，改善侧貌突度。

（3）使用结扎式舌侧活动翼矫治技术。

三、矫治过程

（1）1 ～ 10 个月，目标表达期。注意垂直向的维护，按 3 ∶ 1 支抗比值，对前牙分次弹性结扎圈加力内收，主弓丝到达目标位。

（2）10 ~ 13个月，目标完善期。主弓丝稳定在目标位，依次纳入其他矫治牙安装带槽翼，弹性加力。

（3）13 ~ 15个月，微调、结束主动矫治。（总疗程15个月）

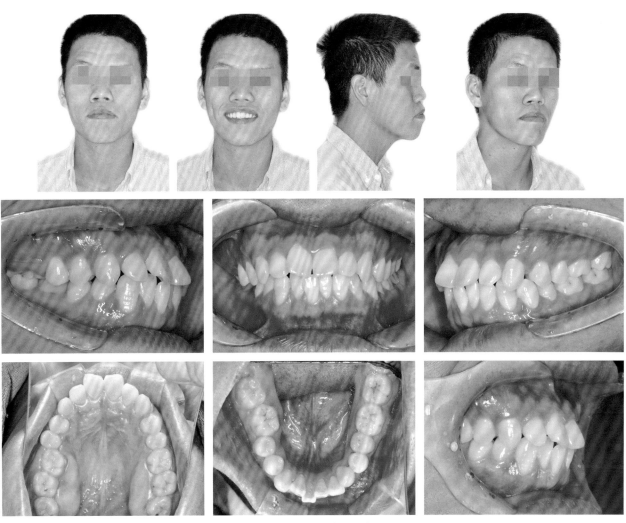

图 26-1   治疗前面𬌗相

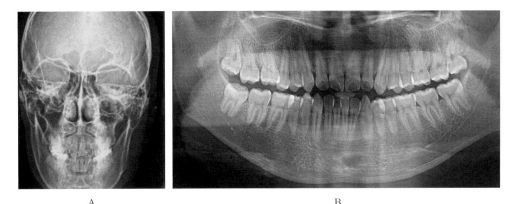

A   B

A. 治疗前头颅正位片；B. 治疗前曲面断层片

图 26-2   治疗前 X 线片

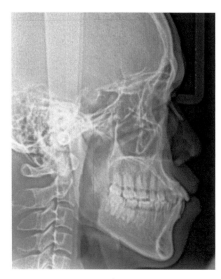 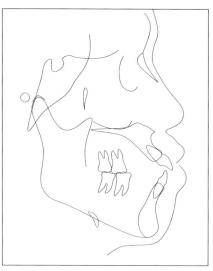

A   B

A. 治疗前头颅侧位片；B. 治疗前头颅侧位片描记图

图 26-3　治疗前头颅侧位片及描记图

表 26-1　矫治前头影测量数据表

序号	项目	治疗前测量值	标准值	标准差
1	ANB（°）	0.96	3	2
2	FH-Np（°）	95.15	85	3
3	L1-MP（°）	92.55	97	6
4	L1-NB（°）	29.23	30	6
5	L1-NB（mm）	9.96	7	2
6	NA-APo（°）	1.27	6	4
7	Po-NB（mm）	0.87	4	2
8	SNA（°）	88.36	83	4
9	SNB（°）	87.40	80	4
10	SN-MP（°）	29.28	30	6
11	U1-L1（°）	108.43	124	8
12	U1-NA（°）	41.38	23	5
13	U1-NA（mm）	12.82	5	2
14	U1-SN（°）	129.75	106	6
15	Y-Axis（°）	60.68	64	2

●矫治阶段 1●

临床处理： 拔除 14、24、34、44，上下牙黏结结扎式舌侧活动翼托槽（15 有干扰，延期黏结），0.018in SS 圆丝，上下颌将主弓丝置于阶段性目标位。上颌 11、21 安装带槽翼，弹性结扎圈结扎，利用翼的伸缩产生前牙内收。下颌 31、42 间放置 0.010in TN 推簧开创 41 间隙，为后期的分批内收创造条件，13-23、33-43 辅助管上放置高弹性 0.012in TN 辅弓进行排齐。（图 26-4）

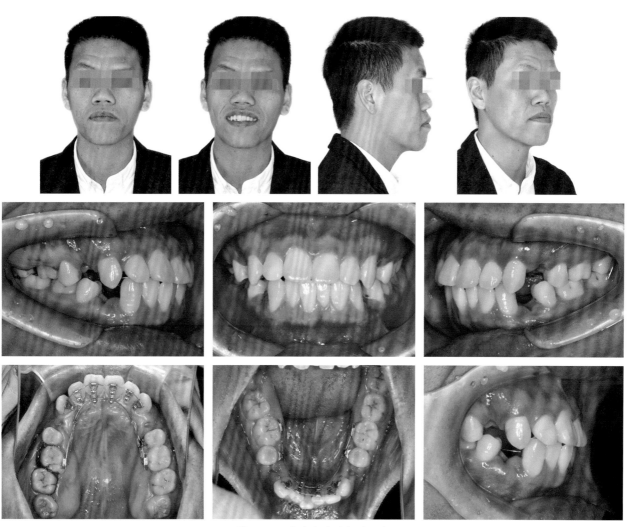

图 26-4　治疗中面殆相（一）

矫治要点：

（1）由于上下切牙唇倾度偏大，矫治早期采用 0.018in SS 圆丝，有利于前牙内收与直立。但要注意前牙转矩改变情况，及时改为 0.025in×0.017in TN 扁丝或 SS 扁丝。

（2）用推簧分配间隙是舌侧常用的治疗方法，推簧近远中牙位要用结扎丝结扎，防止被推的牙位扭转和倾斜。（图 26-5）

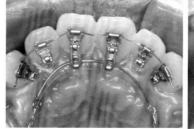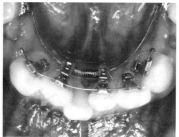

图 26-5　矫治要点细节图（一）

●矫治阶段 2●

复诊可见：上下牙弓形态有所改善，上下拔牙间隙有所减小。上下牙列初步排齐。（图 26-6）

临床处理：

（1）上牙向后移动主弓丝，末端回弯，给予切牙弹性结扎，内收上切牙。

（2）下牙去除推簧，安装 31、41 带槽翼，0.025in×0.017in TN 扁丝置于阶段性目标位，弹性结扎圈结扎，利用翼的伸缩，产生压低和内收作用。

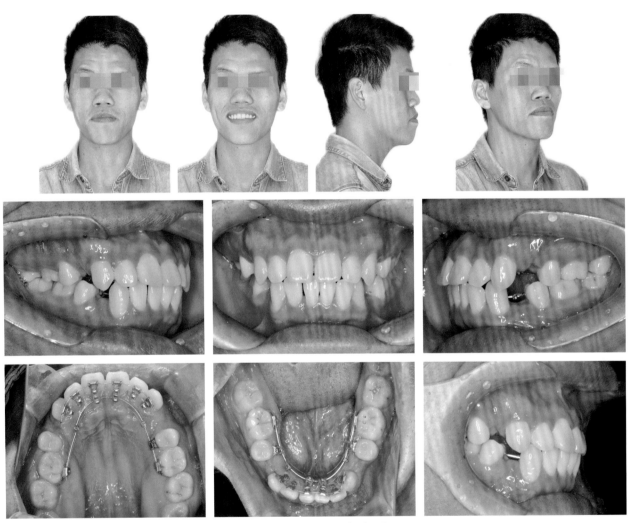

图 26-6 治疗中面牙合相（二）

矫治要点：上下切牙运用弹性结扎圈的收缩力，产生内收上下切牙的作用。在治疗中一定要非常注意所施加力的大小。尽量控制在 100g 力之内，避免出现过大的牙髓反应，甚至导致死髓和牙变色。（图 26-7）

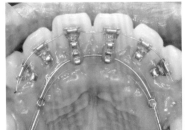
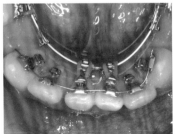

图 26-7 矫治要点细节图（二）

●矫治阶段 3●

复诊可见： 上颌左右间隙关闭不同步、左侧间隙明显比右侧大，下牙拔牙间隙已基本关闭。上下中线不齐，上颌中线右偏 3mm。上下前牙明显内收，上下牙列突度减小。前牙覆𬌗、覆盖偏大，下前牙稍直立，33、43 牙冠远中倾。（图 26-8）

临床处理： 采用伸缩式弹性结扎，内收前牙关系间隙。下牙在双尖牙颌方增加正轴辅弓，订正尖牙轴倾度。

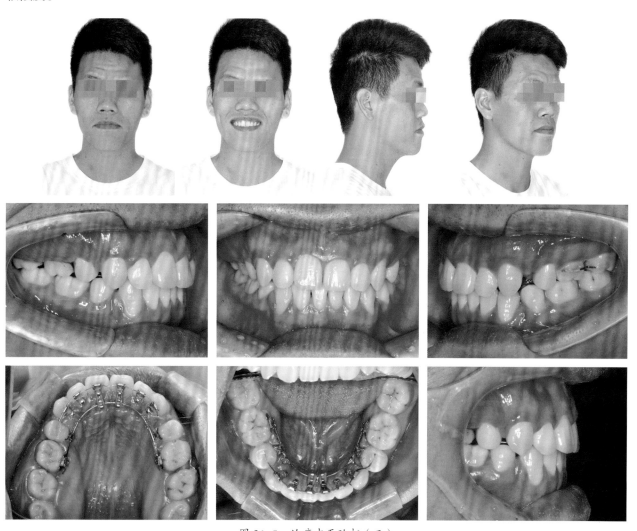

图 26-8　治疗中面𬌗相（三）

矫治要点：

（1）个性化目标主弓丝代表着矫治的设计目标，弹性结扎圈结扎后应该给予足够的时间表达出治疗效果。

（2）在颌方增加正轴辅助弓，是舌侧活动翼矫治技术中一项特殊的方法，能取得较好的效果。（图 26-9）

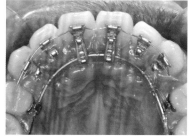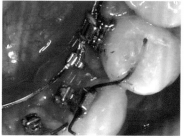

图 26-9　矫治要点细节图（三）

●矫治阶段 4●

复诊可见： 拔牙间隙已关闭，上下前牙充分内收，唇部突度明显减小。前牙覆盖、覆𬌗正常，转矩基本正常。（图 26-10）

临床处理： 当主弓丝已到达目标位，且矫治牙的转矩充分表达，接下来的主弓丝和 11、21、31、41 都稳定在这位置不再内收。然后分别给上下侧牙、尖牙安装带槽翼，让主弓丝完全进入带槽翼的槽沟，弹性结扎圈加力，直至完全到位。

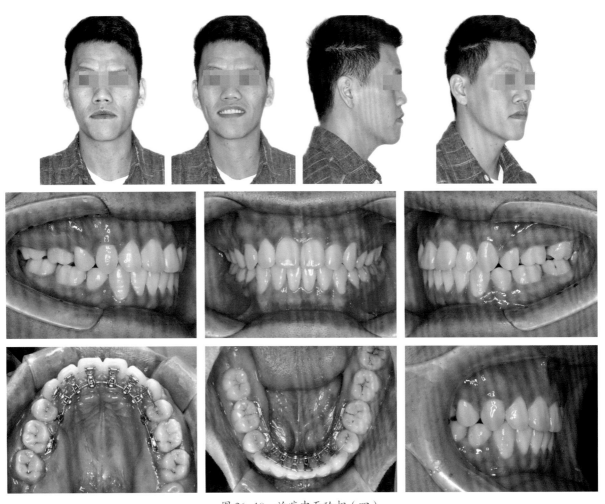

图 26-10　治疗中面𬌗相（四）

矫治要点： 主弓丝到达目标位后就不再内收，进入每个牙齿的转矩表达，一定要给足时间，完全表达到位后方可纳入第二批、第三批矫治牙。（图 26-11）

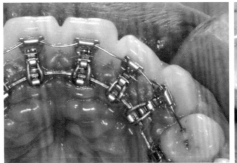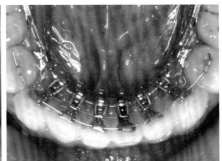

图 26-11　矫治要点细节图（四）

●主动结束矫治●

矫治疗程 15 个月。结束后上下牙弓形态正常，牙齿排列良好，上下中线对齐。咬合平面正常。后牙尖窝咬合情况良好，前牙覆𬌗、覆盖正常。上下唇突度明显减小，颏部外观改善。（图 26-12，图 26-13，图 26-14）（表 26-2）

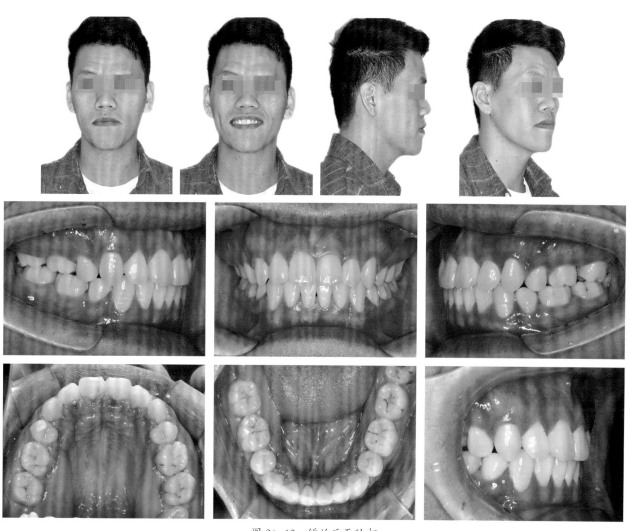

图 26-12　矫治后面𬌗相

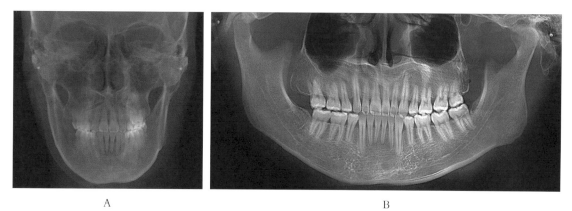

A. 治疗后头颅正位片；B. 治疗后曲面断层片

图 26-13　治疗后 X 线片

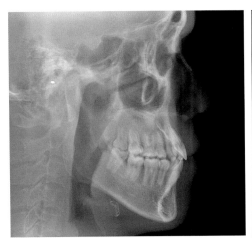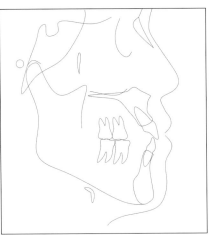

A 　　　　　　　　　　　　　　　　　B

A. 治疗后头颅侧位片；B. 治疗后头颅侧位片描记图

图 26-14　治疗后头颅侧位片及描记图

表 26-2　矫治后头影测量数据表

序号	项目	治疗后测量值	标准值	标准差
1	ANB（°）	1.20	3	2
2	FH-Np（°）	94.71	85	3
3	L1-MP（°）	85.34	97	6
4	L1-NB（°）	21.25	30	6
5	L1-NB（mm）	4.10	7	2
6	NA-APo（°）	1.39	6	4
7	Po-NB（mm）	1.17	4	2
8	SNA（°）	87.59	83	4
9	SNB（°）	86.39	80	4
10	SN-MP（°）	29.52	30	6
11	U1-L1（°）	127.72	124	8
12	U1-NA（°）	29.83	23	5
13	U1-NA（mm）	4.98	5	2
14	U1-SN（°）	117.42	106	6
15	Y-Axis（°）	61.07	64	2

四、矫治前后对比

　　该患者是成人Ⅲ类骨型双颌前突病例，头测重叠图显示矫治前后的变化发生在上下前牙的大量内收时，内收的同时由于良好的转矩控制，带动了下前牙区域牙槽骨的改建，从而达到上下前牙的正常覆𬌗、覆盖和协调的美观侧貌。（图 26-15，图 26-16，图 26-17，图 26-18）（表 26-3）

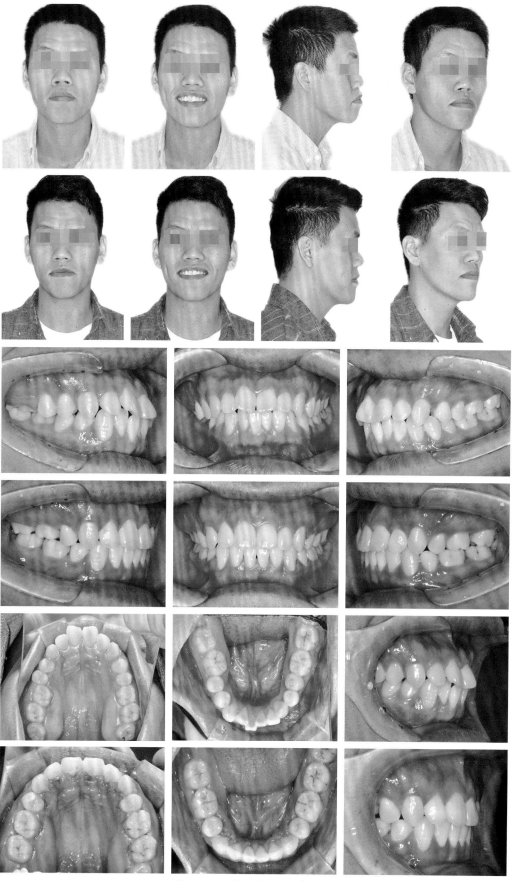

图 26-15　矫治前后面𬌗相对比

——治疗前
——治疗后

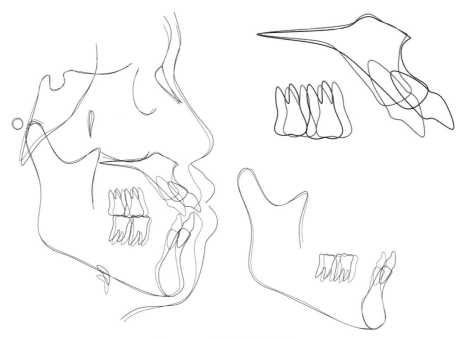

图 26-16　治疗前后重叠图

表 26-3　矫治前后头影测量数据对比

序号	项目	治疗前测量值	治疗后测量值	标准值	标准差
1	ANB（°）	0.96	1.20	3	2
2	FH-Np（°）	95.15	94.71	85	3
3	L1-MP（°）	92.55	85.34	97	6
4	L1-NB（°）	29.23	21.25	30	6
5	L1-NB（mm）	9.96	4.10	7	2
6	NA-APo（°）	1.27	1.39	6	4
7	Po-NB（mm）	0.87	1.17	4	2
8	SNA（°）	88.36	87.59	83	4
9	SNB（°）	87.40	86.39	80	4
10	SN-MP（°）	29.28	29.52	30	6
11	U1-L1（°）	108.43	127.72	124	8
12	U1-NA（°）	41.38	29.83	23	5
13	U1-NA（mm）	12.82	4.98	5	2
14	U1-SN（°）	129.75	117.42	106	6
15	Y-Axis（°）	60.68	61.07	64	2

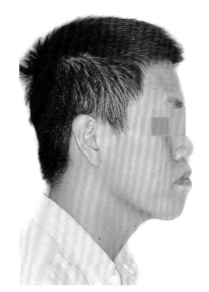
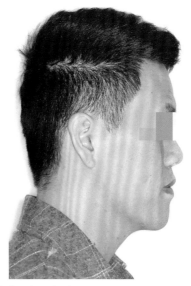

图 26-17 治疗前后侧面相对比

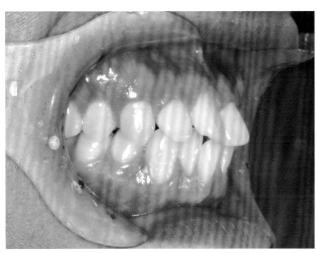
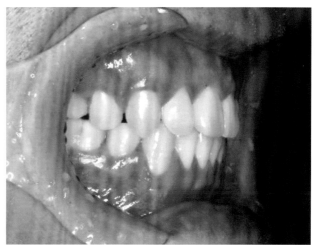

图 26-18 治疗前后覆盖相对比

五、小结

　　这是一例偏高角Ⅲ类骨型双牙弓前突病例，颏部外观不佳，上下唇前突，闭唇紧张。对于这类病例，治疗的关键点在于充分收内上下前牙，并且要有效地控制咬合平面和防止下颌平面加大。舌侧活动翼托槽结扎翼有很强的可调节性，配合垂直向稳定性好的扁丝，对平面的维护非常有意义。同时可伸缩的活动翼为内收上下前牙提供了一种非常便利有效的内收办法。

　　双牙弓前突病例对支抗的要求比较高，尤其是矢状向的支抗，根据情况应用种植支抗、口外弓等，本病例未应用辅助支抗，从治疗效果分析，效果非常不错，并且临床操作也十分简便，这证实了舌侧活动翼可以分次、分批内收前牙，有效地维护后牙支抗。

病例完成人：陈少华

病例 27
非拔牙矫治成人反𬌗、偏𬌗病例

一、病例简介

男，35 岁。

主诉

前牙兜齿，要求矫治。

临床检查

恒牙列 17-27、37-47、27 偏舌向错位，双侧磨牙Ⅲ类关系，前牙反覆盖 3 ~ 4mm，反覆𬌗深，下颌可后退至对刃位，上中线右偏 2.5mm，47 可见充填物，边缘可见继发龋，17、27 可见窝沟龋，轻度牙龈炎。

面型：颏部向左偏 3mm，面下 1/3 偏短，上颌突度稍不足，下颌突度较大，鼻唇角偏小。颞下颌关节检查未见异常。（图 27-1）

X 线片检查及分析

全景片显示：恒牙列 17-27、37-47、47 根管内可见充填物，双侧颞下颌关节未见明显异常。

头影测量显示：Ⅲ类骨型，上颌骨发育不足，下颌骨稍过突，上前牙偏直立，下前牙舌倾明显。

（图 27-2，图 27-3）

测量值见表 27-1。

诊断

（1）牙型诊断：安氏Ⅲ类错𬌗畸形。

（2）面型诊断：凹面型。

（3）骨型诊断：Ⅲ类骨型。

患者存在问题

（1）前牙反𬌗。

（2）侧貌凹，颏部略偏左。

（3）Ⅲ类骨型。

（4）反覆盖 3 ~ 4mm，反覆𬌗深。

（5）磨牙近中关系。

（6）27 舌向错位，17、27 窝沟龋。

（7）47 牙体缺损，继发龋。

（8）牙龈炎。

二、治疗设计

方案一：正畸正颌联合治疗。

方案二：舌侧正畸掩饰性治疗。

已详细告知患者其两种方案及其优缺点，患者拒绝手术治疗，选择方案二治疗计划。

三、矫治过程

（1）1～3个月，非拔牙矫治，后牙区颊面黏结微正畸托槽，下前牙佩戴连冠斜导，解除反𬌗。

（2）4～8个月，反𬌗已解除，调整咬合。

（3）9～18个月，关闭间隙，精细调整。（总疗程18个月）

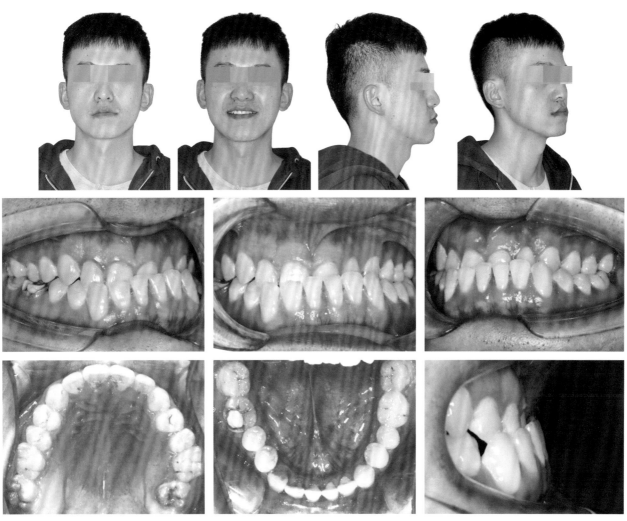

图 27-1　治疗前面𬌗相

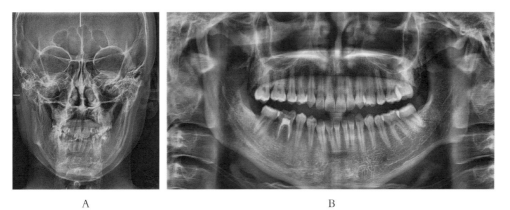

A.治疗前头颅正位片；B.治疗前曲面断层片

图 27-2　治疗前 X 线片

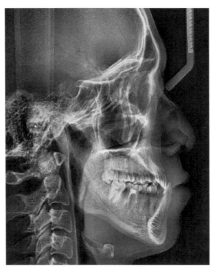
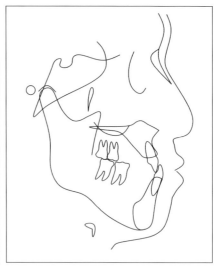

A   B

A. 治疗前头颅侧位片；B. 治疗前头颅侧位片描记图

图 27-3　治疗前头颅侧位片及描记图

表 27-1　矫治前头影测量数据表

序号	项目	治疗前测量值	标准值	标准差
1	ANB（°）	-3.36	3	2
2	FH-Np（°）	94.28	85	3
3	L1-MP（°）	78.62	97	6
4	L1-NB（°）	13.81	30	6
5	L1-NB（mm）	2.96	7	2
6	NA-APo（°）	-5.37	6	4
7	Po-NB（mm）	-1.73	4	2
8	SNA（°）	78.02	83	4
9	SNB（°）	81.37	80	4
10	SN-MP（°）	33.82	30	6
11	U1-L1（°）	150.40	124	8
12	U1-NA（°）	19.15	23	5
13	U1-NA（mm）	4.20	5	2
14	U1-SN（°）	97.17	106	6
15	Y-Axis（°）	58.16	64	2

●**矫治阶段 1** ●

临床处理： 后牙区黏结带钩微正畸，下颌佩戴斜导，配合Ⅲ类牵引。（图27-4）

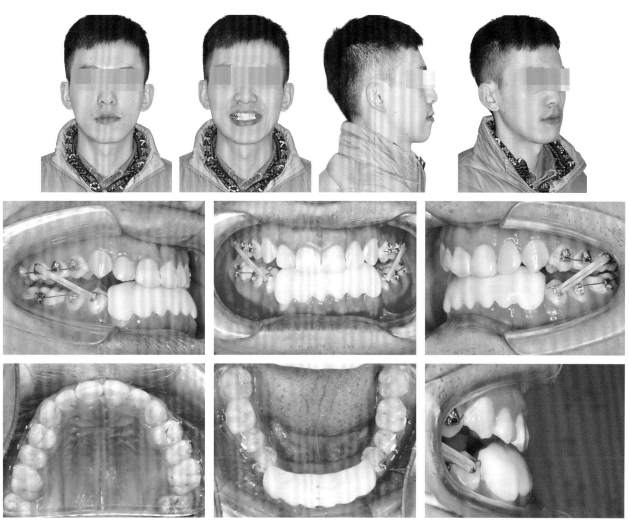

图 27-4　治疗中面𬌗相（一）

矫治要点： 下颌佩戴连冠斜导，有利于下颌后牙的伸高，同时抑制下颌前伸，来解除反𬌗。（图27-5）

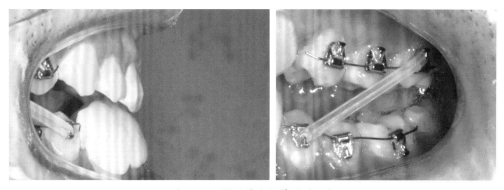

图 27-5　矫治要点细节图（一）

●矫治阶段 2 ●

复诊可见：前牙的反覆𬌗解除。前牙处于对刃状态，双尖牙区开𬌗，下颌左偏有少量改善。（图 27-6）

临床处理：上颌黏结矫治器，上颌置入 0.025in×0.017in TN 扁丝，0.012in TN 辅弓，2-2 安装带槽翼。12 与 14，22 与 24 之间置入 0.010in 推簧。

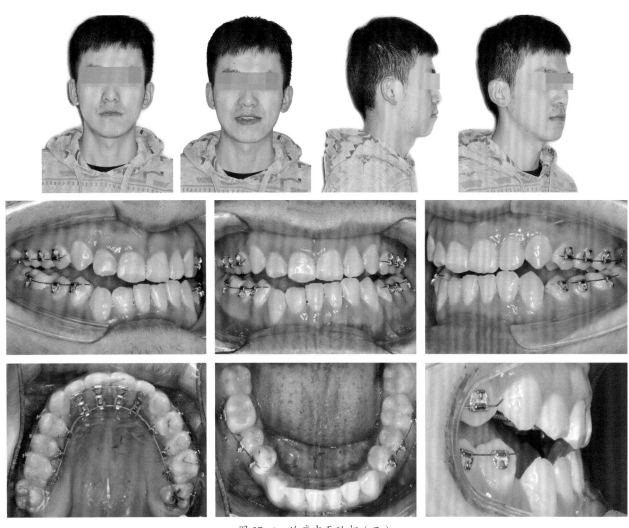

图 27-6　治疗中面𬌗相（二）

矫治要点：12 与 14、22 与 24 间置入 0.010in 推簧，增加上牙弓长度。（图 27-7）

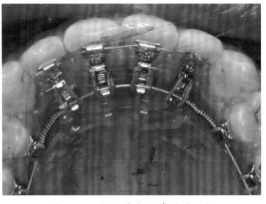

图 27-7　矫治要点细节图（二）

●矫治阶段 3●

复诊可见：双侧磨牙区的尖窝锁结关系初步建立，前牙浅覆𬌗、浅覆盖，下前牙舌倾。（图 27-8）

临床处理：下颌黏结矫治器，置入 0.025in×0.017in TN 扁丝，31、41 安装带槽结扎翼，双侧 3 的远中夹舌侧游离牵引钩，滑动关闭间隙。前牙反𬌗已解除。上颌 13 与 14 之间已推开间隙。

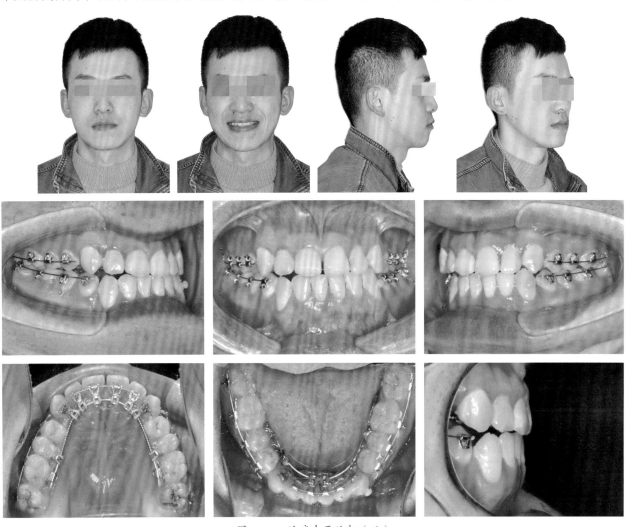

图 27-8　治疗中面𬌗相（三）

矫治要点：双侧 3 的远中夹舌侧游离牵引钩，滑动关闭间隙。（图 27-9）

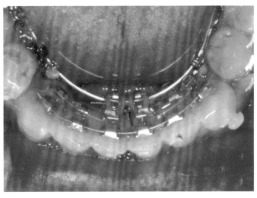

图 27-9　矫治要点细节图（三）

●矫治阶段 4 ●

复诊可见： 上下牙弓形态初步完善，前牙覆𬌗、覆盖关系良好，下前牙转矩有所改善，下颌尖牙远中已有少量间隙。（图 27-10）

临床处理： 上颌双侧推簧加力，15、25 结扎丝扎紧。下颌 2-2 安装带槽翼，继续滑动关闭间隙。前牙已建立浅覆𬌗、浅覆盖关系。

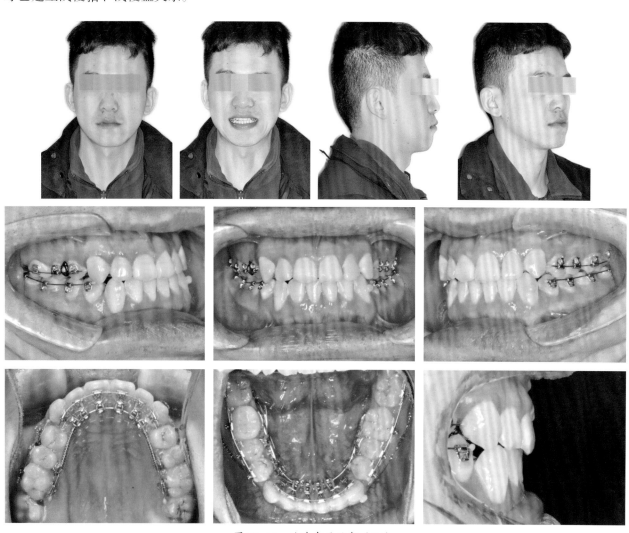

图 27-10　治疗中面𬌗相（四）

矫治要点： 双侧上颌 3 与 5 之间置入推簧，钢丝末端预留长度，双侧 5 用结扎丝扎紧，以免倾斜及扭转。（图 27-11）

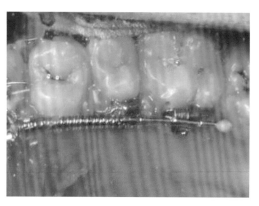

图 27-11　矫治要点细节图（四）

●矫治阶段 5●

复诊可见： 上下牙弓形态协调，下前牙转矩恢复良好，后牙尖窝锁结关系良好，双侧下颌尖牙仍有舌倾。（图 27-12）

临床处理： 14、24 黏结托槽，上颌 3-3 更换通用翼，上颌更换结扎圈，加力关闭间隙。33、34 置入通用翼，继续滑动关闭间隙。

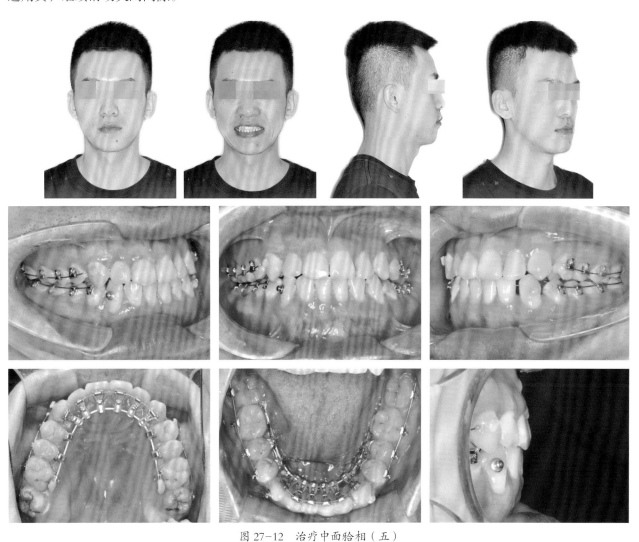

图 27-12　治疗中面殆相（五）

矫治要点： 上颌更换通用翼，减少上前牙的正转矩表达。（图 27-13）

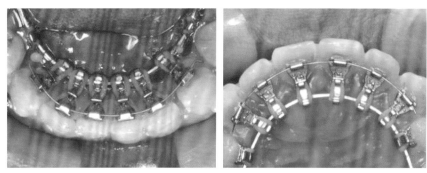

图 27-13　矫治要点细节图（五）

●主动结束矫治●

双侧磨牙尖牙中性关系，后牙区尖窝锁结关系良好，上下中线基本对齐，前牙覆𬌗、覆盖正常，面下 1/3 高度正常，侧貌及下颌左偏状态得到明显改善。（图 27-14，图 27-15，图 27-16）（表 27-2）

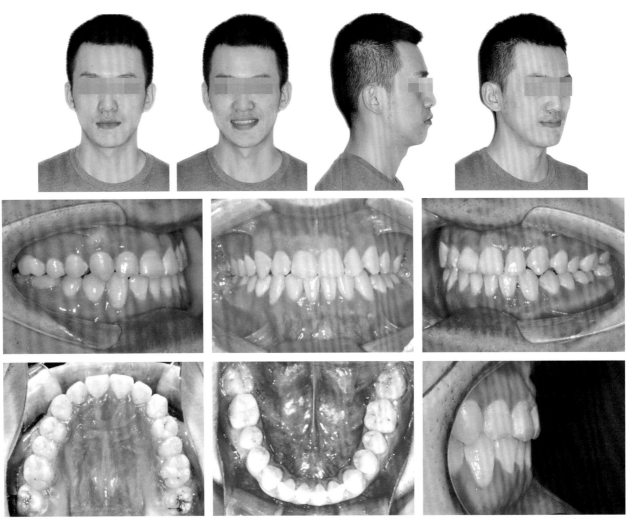

图 27-14　矫治后面𬌗相

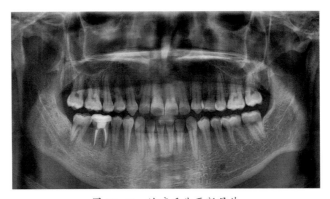

图 27-15　治疗后曲面断层片

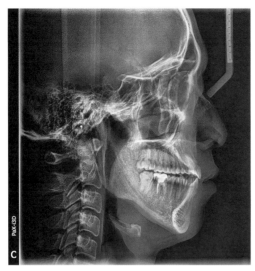
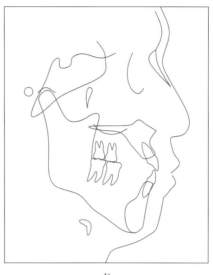

A   B

A. 治疗后头颅侧位片；B. 治疗后头颅侧位片描记图

图 27-16   治疗后头颅侧位片及描记图

表 27-2   矫治后头影测量数据表

序号	项目	治疗前测量值	标准值	标准差
1	ANB（°）	−0.73	3	2
2	FH-Np（°）	91.12	85	3
3	L1-MP（°）	83.51	97	6
4	L1-NB（°）	19.99	30	6
5	L1-NB（mm）	3.78	7	2
6	NA-APo（°）	0.75	6	4
7	Po-NB（mm）	−2.20	4	2
8	SNA（°）	78.81	83	4
9	SNB（°）	79.54	80	4
10	SN-MP（°）	36.95	30	6
11	U1-L1（°）	128.82	124	8
12	U1-NA（°）	31.92	23	5
13	U1-NA（mm）	6.77	5	2
14	U1-SN（°）	110.73	106	6
15	Y-Axis（°）	61.43	64	2

四、矫治前后对比

主动矫治结束，上下弓形趋于协调，上下咬合平面的协调性得到明显改善，前牙覆𬌗、覆盖正常，上下前牙中线基本对齐，唇倾度正常。从头颅侧位片分析，上前牙少量唇倾，下前牙少量内收及部分转矩恢复，下颌少量顺时针旋转，并退至正中关系位。（图 27-17，图 27-18，图 27-19，图 27-20）（表 27-3）

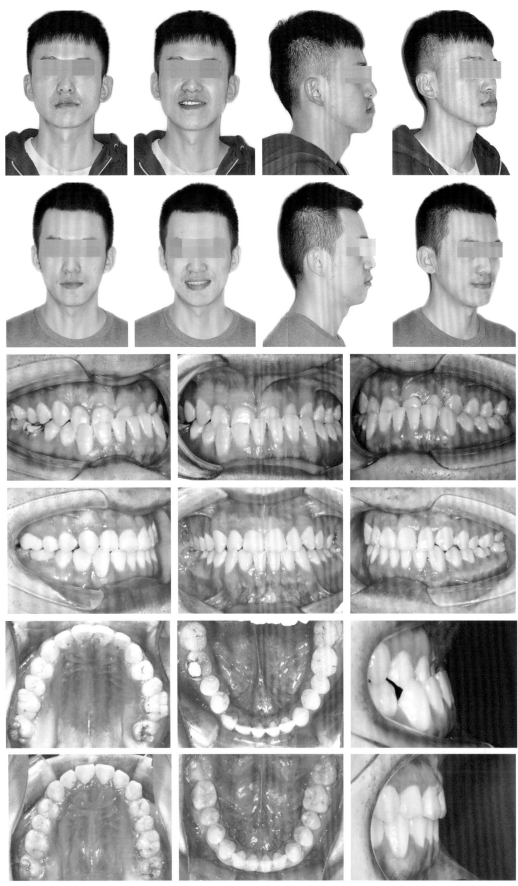

图 27-17　矫治前后面𬌗相对比

——治疗前
——治疗后

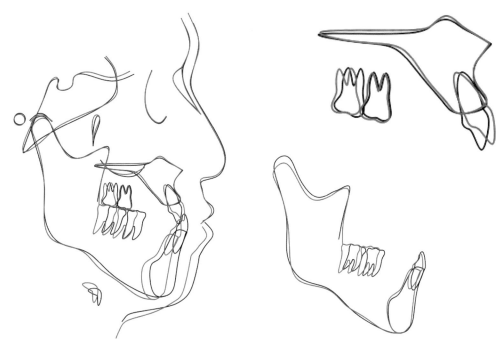

图 27-18　治疗前后重叠图

表 27-3　矫治前后头影测量数据对比

序号	项目	治疗前测量值	治疗后测量值	标准值	标准差
1	ANB（°）	−3.36	−0.73	3	2
2	FH–Np（°）	94.28	91.12	85	3
3	L1–MP（°）	78.62	83.51	97	6
4	L1–NB（°）	13.81	19.99	30	6
5	L1–NB（mm）	2.96	3.78	7	2
6	NA–APo（°）	−5.37	0.75	6	4
7	Po–NB（mm）	−1.73	−2.20	4	2
8	SNA（°）	78.02	78.81	83	4
9	SNB（°）	81.37	79.54	80	4
10	SN–MP（°）	33.82	36.95	30	6
11	U1–L1（°）	150.40	128.82	124	8
12	U1–NA（°）	19.15	31.92	23	5
13	U1–NA（mm）	4.20	6.77	5	2
14	U1–SN（°）	97.17	110.73	106	6
15	Y–Axis（°）	58.16	61.43	64	2

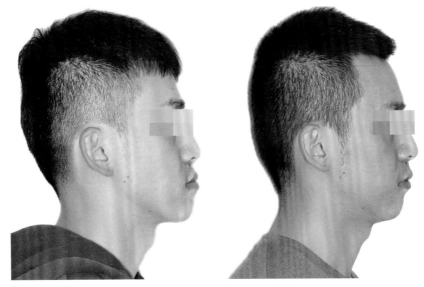

图 27-19　治疗前后侧面相对比

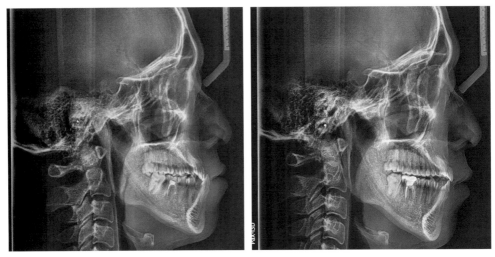

图 27-20　治疗前后头颅侧位片对比

五、小结

这是一例Ⅲ类骨型反𬌗及偏𬌗的病例，上颌骨轻度发育不足，下颌骨突度略大，因患者能部分后退至对刃，垂直向可通过联冠斜导初步解除下颌干扰，让下颌回到正中性关系位，下颌平面部分顺旋，上前牙部分唇向代偿及下前牙的转矩恢复，从而达到前牙的正确稳定的切导关系。

该病例因存在着颏部左偏，通过解除颌干扰使颏部不对称得到一定改善。

该矫治过程中利用了微正畸的辅助结合，稳定平面及弓形，在不影响矫治进程的同时解决了 27 的舌向纠正。

病例完成人：卢卫华